PSICOANALISI E PSICHIATRIA DINAMICA

A mio padre e mia madre,
grazie per il dono della vita

Silvestro Paluzzi

L'APPROCCIO *MULTISETTING*

Psicoterapia *outdoor setting* mediante il gruppo e la metafora

ARMANDO
EDITORE

PALUZZI, Silvestro
L'approccio *multisetting*. Psicoterapia *outdoor setting* mediante il gruppo e la metafora ;
Pres. di Silvia Attanasio Romanini
Roma : Armando, © 2010
336 p. ; 21 cm. (Psicoanalisi e psichiatria dinamica)

ISBN: 978-88-6081-700-6

1. La psicoterapia multisetting
2. Formazione in aula e outdoor
3. La terapia nel gruppo

CDD 150

Viale Trastevere, 236 - 00153 Roma
Direzione - Ufficio Stampa 06/5894525
Direzione editoriale e Redazione 06/5817245
Amministrazione - Ufficio Abbonamenti 06/5806420
Fax 06/5818564
Internet: http://www.armando.it
E-Mail: redazione@armando.it ; segreteria@armando.it

14-01-044

Sommario

Nota tecnica di sollevamento delle responsabilità

Tutte le informazioni contenute nel libro, riferite all'attività escursionistica, di via ferrata o dell'utilizzo del materiale tecnico specifico, non sostituiscono in alcuna maniera la presenza di una persona esperta, o meglio ancora, di una guida per addestrare il neofita che si accinge a effettuare tali attività. Non ci assumiamo alcuna responsabilità per le informazioni tecniche contenute nel presente libro.

Presentazione

SILVIA ATTANASIO ROMANINI*

Il fatto che un'analista transazionale scriva la presentazione di un libro scritto da uno psicoterapeuta cognitivista post-razionalista, che scrive "anche" di Analisi Transazionale, già dall'inizio suggerisce quella che si rivelerà, nel prosieguo della lettura, la cifra del testo e del suo autore. Il filo rosso che li "anima" è il "pensiero della complessità", non semplice amore del complicare ma ricerca anche multidisciplinare, comunque senza scorciatoie, su di una realtà che è un sistema complesso, un campo interattivo di elementi non discreti in continuità relazionale. Questo vale in particolar modo per la realtà umana, la quale è sempre contestualizzata in un campo di ambiente fisico e relazionale. Da questo gusto non intellettualistico di "pescare" in vari ambiti del sapere (anche di escursionismo alpino!) e metterli al servizio dell'operare professionale, l'autore offre spunti di riflessione, condivide il suo sapere, regala la sua esperienza di ricercatore. Propone il suo punto di vista, descrive un metodo, ma parla anche di sé come psicoterapeuta, ed offre allo sguardo di chi legge la possibilità di contemplare un panorama vasto, di essere coinvolti in una circolazione di idee ricca e sentita, di essere fatti parte di una molteplicità di spunti di riflessione, di un dialogo interdisciplinare che rispecchia la cultura di un mondo attorno che si interroga e ricerca, di partecipare ad una linea di indagine che è ricerca del "nuovo" e di un ricco bagaglio di informazioni che non è banale catechismo.

In trasparenza vi è la proposta di una psicoterapia che non dà lezioni a nessuno né pretende di avere l'ultima, indiscutibile parola; di una figura di terapeuta nel quale riscontriamo alcune disposizioni "essenziali" che,

* Psicologa. Psicoterapeuta. Didatta e Supervisore EATA ed ITAA. Direttore della Scuola Superiore Seminari Romani di Analisi Transazionale.

pur senza cadere nell'isomorfismo che assimila il terapeuta ad un genitore, caratterizzano il "buon psicoterapeuta", come il buon genitore, o il buon educatore: interesse, passione, speranza, sensibilità, generosità, coraggio e, "un cuore intelligente" (Bibbia, *Libro dei Re* 3,1-15).

Il concetto di psicoterapia che il lettore troverà non è tanto clinico-sanitario quanto ispirato alla visione umanistica di un percorso di maturazione, un cammino, il raggiungimento di una vetta. Questa dimensione del cammino illustra anche il percorso che lo psicoterapeuta a sua volta percorre con ogni paziente e, nelle parole dell'autore, «è un percorso psicoterapeutico non scontato, nel senso di non riducibile ad un precedente impianto teorico e psicoterapeutico, già tradizionalmente conosciuto».

"La psicoterapia è arte". Personalmente condivido questa posizione dell'autore, anche se taluno può ritenerla banale o, all'opposto, scandalosa ove la si ritenga inconciliabile con una pretesa di scientificità. Di fatto non esistono protocolli, nella formazione umana. La Psicologia è scienza, la Psicoterapia è arte che utilizza gli strumenti della scienza con l'artistico apporto personale. L'artistica creatività dello psicoterapeuta, orientata dall'intuizione empatica, compone di volta in volta un ritratto individuale, guida un processo, una storia interattiva che si muove su diversi scenari (settings): l'incontro individuale, l'incontro con il gruppo, l'incontro con la montagna. In questi spostamenti di scena vi è un graduale aumento della "instabilità", a partire dalla relativa stabilità del "setting indoor" che garantisce e protegge. L'incontro continuo con il cambiamento esterno, che sollecita un cambiamento interiore, è già questo un *cammino, è già un cambiamento.*

L'opera presenta una organizzazione rigorosa che procede dal generale astratto al particolare concreto.

Il primo capitolo è dedicato alla descrizione e al "rationale" della psicoterapia multisetting come nuova strategia di formazione umana. In essa, oltre i settings individuale e di gruppo, familiari alla psicoterapia, viene aggiunto il setting *outdoor,* strategia di formazione di origine non clinica ed ampiamente utilizzata in campo aziendale e della educazione, dei piccoli, dei giovani ed anche degli adulti.

Afferma con grande chiarezza l'autore: «Nel quadro d'insieme dell'intero percorso della psicoterapia multisetting, si tratta di una teoria che applica, nella prassi psicoterapeutica, un tentativo di superamento degli approcci clinici usati in maniera tautologica e autoreferenziale, verso la costruzione di una teoria integrata e, al tempo stesso, complessa».

Nel secondo capitolo l'autore opera una franca operazione di disvelamento dei propri assunti di base.

Scriveva Karl Popper che qualsiasi teoria scientifica poggia su assunti di base, corollari non spiegabili né dimostrabili, ma "dati". Il suo allievo, Dario Antiseri, a sua volta afferma che tali assunti «legano l'indagine scientifica all'inizio, nella scelta del problema ed alla fine, nell'uso che dell'indagine scientifica si fa». Insomma, la ideologia stringe come una morsa, all'inizio ed alla fine, ogni sistema teorico. La scienza è neutrale, non lo scienziato che, quindi, deve accettare, anzi dichiarare la propria non neutralità esplicitando gli assunti di base che costituiranno lo scheletro che percorre e sorregge il proprio discorso.

Scrive anche il nostro autore:

«Nessun modello formativo può essere "a-teoretico" al punto da considerarsi "neutrale" nello studio della realtà umana su cui indaga. Al contrario, c'è sempre una "pre-comprensione" dello psicoterapeuta rispetto al fenomeno analizzato, così che la scelta del campo d'indagine, il modo di condurla ed il significato attribuito agli stessi risultati di indagine acquistano diversa valenza a seconda dei presupposti impliciti ed inevitabili dello studioso».

Uno di tali assunti di base riguarda l'essenza dell'essere umano.

La visione antropologica dell'essere umano che qui viene proposta, di "una persona come tutto in armonia con il suo ambiente di vita", è in piena sintonia con la visione antropologica che mi appartiene, in quanto Analista Transazionale che condivide l'orientamento *personalistico* di una grande studiosa di Analisi Transazionale, M.T. Romanini la quale, a proposito dell'assunto di base della "natura sociale" dell'essere umano scrive:

«L'Analisi Transazionale legge la persona sana come un tutto unico nel mondo culturale di cui è parte, definendola un essere in relazione o, anzi, come un crescere in relazione».

Chi scrive constata inoltre con sollievo che l'autore di questo libro non si lascia catturare dalla fascinazione contemporanea per le "neuroscienze" che, senza togliere loro alcuna dignità né il merito di costituire preziosa fonte di validazione interdisciplinare esterna di alcune affermazioni che la psicologia va facendo, conferendo loro credibilità e togliendole dal sospetto nutrito da alcuni positivisti di essere un cumulo di vaporose e romantiche indimostrabili fole, presentano talora il rischio di scivolare verso uno scientismo che si appiattisce sull'organicismo, un positivismo duro e puro, quasi moderna eco di lombrosiana risonanza.

Per coloro che condividono un innamoramento radicale e riduttivo per le neuroscienze, l'essere umano rischia di ridursi ad una serie di connessioni intersinaptiche, di trasmissione di impulsi nervosi mediati da sostanze biochimiche, di percorsi preferenziali dettati dalla genetica, dalla abituazione o dalla filogenesi, trascurando ciò che dell'essere umano è più proprio, la sua unicità e la sua capacità, entro certi gradi di libertà, di autodeterminarsi, di costruire se stesso a prescindere da alcuni meccanismi ed afferenze.

Questo fa di un uomo un essere la cui natura è umana, una *persona,* unica fra le altre persone.

L'autore indica la propria fonte di riferimento nel "Personalismo ontologicamente fondato" o "sostanzialista"; M.T. Romanini trae ispirazione dalla filosofia personalistica di Edouard Mounier e dalla filosofia dell'educazione di Edith Stein, e concordano entrambi sull'esservi un elemento che, oltre al biologico ed allo psicologico, costituisce lo spessore più caratterizzante la persona, la sua "anima" o "spirito" (inteso non necessariamente in senso religioso, ma che neppure lo esclude) o, come lo denomina Romanini, il suo "nucleo o impronta esistenziale". Questo è richiamato e riconosciuto, sia pure in altri termini, come parte costitutiva dell'essere umano anche da altri, seppure pochi, illustri clinici, fra questi lo psicoanalista James Hillman.

Quello che una categorizzazione tassonomica delle scienze o discipline artificiosamente isola per differenziarne l'ambito di studio, nella totalità della persona umana è parte "essenziale" di quel mondo interiore che la psicologia esplora, anche se questo "qualcosa" che ci percorre e ci anima difficilmente può essere racchiuso all'interno di una definizione. È tuttavia ben percepito dalla persona come fonte di energia vitale e della caratteristica sensazione di sentirsi "essere se stesso".

Da queste premesse antropologiche il concetto di salute e sofferenza, come quello di maturazione, discendono quasi inevitabilmente come conseguenze logiche, e così quello di relazione terapeutica e processo terapeutico. Entro la matrice relazionale della psicoterapia la persona si riconosce e realizza il suo vero Sé, riprende la sua opera di "costruirsi persona", nell'unica edizione che realizza la sua anima.

L'autore esplicita poi le dimensioni epistemologiche, le teorie e gli strumenti concettuali e metodologici, oltre che strategici, che utilizzerà nel prosieguo: l'approccio cognitivo post-razionalista e quello dell'Analisi Transazionale. È evidente, per quanto sinora detto, che l'accostamento di queste due teorie e di alcune loro caratteristiche tecniche di intervento non è operato gratuitamente, per coincidenza, o per decisione pragmatica di unire elementi disomogenei, di forzarli insieme per necessità di collaborazione, ma poiché sono profondamente compatibili negli assunti di base e in alcuni fondamentali aspetti teorici.

«...A volte mi sono trovato a dover scegliere tra una tecnica "ortodossa" o una "intuizione" terapeutica innovativa "fuori coro": la decisione a procedere è sempre stata presa per il bene del paziente... D'altro canto sono contrario ad unire molte tecniche diverse in modo casuale, senza una struttura concettuale metacognitiva unificatrice».

L'autore dichiara di non avere seguito un metodo "ortodosso"; chi legge ritrova nei percorsi che descrive la chiara organizzazione di un processo inteso a facilitare la formazione personale: chiarezza sulle finalità contrattualmente definite, selezione delle esperienze adatte a raggiungere le finalità, pianificazione attenta e competente delle esperienze, predisposizione degli strumenti di elaborazione a verifica e conferma che gli obiettivi e le finalità raggiunte siano "appresi", quindi divenuti parte della consapevolezza di sé della persona.

L'importanza assegnata alla autoconsapevolezza del cambiamento (come processo continuo che accompagna la assimilazione delle esperienze in una costruzione di significati personali) come anche alla riorganizzazione cognitiva ed emotiva (quali si operano nella persona sullo stimolo dell'alternarsi di egodistonie ed egosintonie) definisce la differenza fra l'esperienza emotiva correttiva e l'allargamento del proprio copione in un autoriconoscimento consapevole sintonico al proprio vero Sé (Sé reale).

Il terzo, quarto e quinto capitolo aggiungono una ricca ed aggiornata ricapitolazione di elementi di concettualizzazione teoretica e tecnica riguardo la pratica della psicoterapia in *setting interno individuale* (a proposito del quale si inserisce l'elegante descrizione di un intero processo di una psicoterapia individuale), e del setting gruppale come ambiente di formazione nei due momenti di setting "interno" e successivamente *outdoor setting.*

Lo spostare il setting fuori dalla stanza di terapia rompe i rituali e gli schemi di pensiero e comportamento che fatalmente si costruiscono e si consolidano, divenendo automatici, nelle esperienze ripetute e pone gli individui di fronte a situazioni nuove, impreviste ed imprevedibili nella loro quotidiana mutevolezza. Lo stimolo emotivo che si accompagna all'attività fisica crea una tensione emozionale implicita anche nella percezione, in alcune situazioni, di un pericolo potenziale, benché razionalmente le persone siano consapevoli di trovarsi in situazioni di assoluta sicurezza.

Il forte ancoraggio emotivo sperimentato nel corso delle attività fisiche strutturate producono poi un "precipitato cognitivo" in termini di *autoconsapevolezza nel corso delle successive situazioni di debriefing.* Questo parametro cognitivo è sospeso alla autoconsapevolezza, seppure implicitamente consapevole, durante l'esperienza della attività fisica, che è *metafora* delle situazioni di vita quotidiana. Da questo punto di vista concordo con l'autore che la psicoterapia in *outdoor setting*, pur svolgendosi in ambiente più "naturale" della stanza, e quindi con un maggior grado di "realtà", è anch'essa artificiale, finzione proprio in quanto metafora. E tuttavia:

«Attraverso l'esplorazione della dimensione interna, svolta nel mondo esterno, l'ambiente naturale, si acquisisce una maggiore consapevolezza di sé: ... Alla fine del viaggio non si è più come prima!».

Se anche l'obiettivo finale della psicoterapia ancora non è stato raggiunto, l'esperienza *outdoor* attiva il metabolismo di risorse umane necessario alla prosecuzione della psicoterapia, talora costituendo un potente acceleratore del processo. Viene da pensare che lo psicoterapeuta proponga l'esperienza del gruppo outdoor a coloro che, intuitivamente, coglie in un punto contiguo a quella che Lev Vygotskij chiama *zona prossimale di sviluppo,* che introduce da un livello attuale alla possibilità di compiere un passo che lo avvicina alla sua meta finale, potenzialmente raggiungibile.

Infine l'ultimo capitolo è interamente dedicato all'uso della metafora in psicoterapia e, di fatto, come strumento principe dell'*outdoor setting* dove tutto, le attività diurne e serali, il luogo, le persone sono suscettibili della doppia lettura, letterale ed analogica: i componenti del gruppo sono anche compagni di escursione, gli psicoterapeuti sono anche coordinatori e guide, la montagna è ambiente fisico ed anche...

L'uso della metafora riveste grande rilievo in psicoterapia, ancor più da quando il concetto di inconscio, oltre riferirsi a contenuti conflittuali rimossi a scopo difensivo, è stato inteso anche come qualità di contenuti non conflittuali memorizzati senza autoconsapevolezza, spesso perché vissuti in epoca preverbale e presimbolica. In quanto tali contenuti non possono essere ricordati, ma solo rivissuti. L'obiettivo dell'uso della metafora, che rivela ed interpella, illumina e coinvolge, è indirizzarsi al livello emotivo bypassando le razionalizzazioni. Allorché la metafora è "azzeccata" per la persona cui è rivolta, costituisce un *confronto* implicito molto potente conseguendo un effetto di *decontaminazione* del livello razionale da contenuti di pregiudizio o di pre-sentimento. La comunicazione metaforica, infatti, non è A-A, ma A1-A1, derivante da una sintonizzazione emotivo-empatica fra analista e paziente. Essa infatti, almeno nella mia esperienza, emerge alla mente dell'analista non per un processo logico ma, *total simul*, da una serie di elementi che improvvisamente si compongono nella sua mente, apparentemente senza motivo o sforzo intellettuale. La comprensione che il terapeuta ha del suo paziente deriva, forse principalmente, dalla modalità di percezione intuitivo-empatica con la quale sa andare al di là della sola dimensione del visibile e narrabile, ad incontrare un mondo interno di esperienze più ampio di quello che è consapevole persino al suo protagonista. Questa conoscenza dell'altro, raggiungibile solo con una esplicita disponibilità dell'animo, se non può agire senza sensibilità ed intelligenza non è per questo riconducibile ad esse. Affiora come un corto circuito fra la profondità dell'altro e la nostra, purché abbia la libertà, lo spazio interiore ed interattivo, di un respiro non soffocato dalla tensione di una ricerca intellettuale e razionale, o di un limitarsi ai pattern visibili e descrivibili in formule e grafici.

Con le parole dell'autore, "lo psicoterapeuta opera come un trasformatore di metafore".

Queste, nello spazio dedicato all'attività di *debriefing*, passano dall'agito, al metaforico, al consapevolmente pensato. Questa elaborazione a livello metacognitivo, che sembrerebbe così scontata ed automatica nelle persone di età adulta e sono invece assai difficili per le persone con disturbi di personalità, come sottolinea l'autore alla fine del suo lavoro, è al servizio delle funzioni autoriflessive o di autoriconoscimento del Sé dei pazienti, e costituisce il *Focus* del *debriefing* finale, prima della partenza, nella metabolizzazione ed integrazione dei vissuti dell'intera esperienza.

Per concludere, ritengo che i libri buoni siano non solo quelli che soddisfano il nostro gusto estetico ed intellettuale; sono soprattutto quelli che danno da pensare, che fanno nascere dubbi.

Il dubbio che può accompagnare l'opera dello psicoterapeuta nel modulare il processo psicoterapeutico, ed impedire di "incagliarsi" nelle secche di una inconsapevole dipendenza, consiste nell'interrogarsi, ad esempio, su quanto sia utile prolungare oltre un certo periodo di tempo la psicoterapia individuale. Questa può rischiare di gratificare un individualismo un po' narcisistico che, in un'ottica di psichiatria sociale (così cara a Eric Berne), è da alcuni indicata come la patologia dell'uomo moderno. Tom Wolfe ha coniato la definizione "*the Me Decade*", il decennio dell'Io per descrivere questa epidemia di individualismo che sta indebolendo la solidità dei legami affettivi, sociali, politici.

Nell'ottica individualistica le relazioni sociali, anche le più intime, i bisogni di attaccamento, anche i più fisiologici, sono contaminati da una visione strumentale delle relazioni umane dove il "noi" ha poco spazio. Da questo punto di vista modificare il setting dall'individuale al gruppale è stimolo evolutivo. Tuttavia Eric Berne, fondatore dell'Analisi Transazionale, metteva in guardia dal consentire passivamente alla trasformazione del gruppo in una "serra", dove si contemplano ed accarezzano i reciproci sentimenti o problemi come fiori delicati, in una ritualità di reciproca indulgenza assolutoria.

È importante accompagnare le persone ad oltrepassare quella porta, facendole alzare dal divano o dalle poltrone per andare nel mondo con gli Altri e con le banali e poco poetiche situazioni del vivere quotidiano, nella fatica di un corpo attraverso cui l'anima respira, nell'incontro con le proprie debolezze ed i propri limiti, non più rifiutati e nascosti nella stanza di psicoterapia, ma portati con coraggio e dignità.

Per citare ancora una volta la visione di M.T. Romanini: «Nel complesso si è andata sempre di più chiaramente definendo una interpretazione di "persona umana" auto-costituendosi in continuo movimento di rapporto in se stesso, con l'altro umano e con l'ambiente inanimato».

Per l'autore questo ambiente inanimato è la montagna, più precisamente, le Dolomiti, regine delle Alpi.

Ringraziamenti

Molte persone hanno contribuito, direttamente o indirettamente, alla stesura del libro. Sono grato ai tanti studenti incontrati, sia delle Scuole di Specializzazione che delle Pontificie Università, per avere avuto la possibilità di condividere con loro le idee, le intuizioni contenute in questo libro, l'impegno e la fatica della ricerca intellettuale e scientifica.

Desidero esprimere profonda gratitudine a ciascuno dei miei pazienti; il loro impegno a lottare e a perseguire mete esistenzialmente significative – oltre ad avermi empaticamente emozionato e commosso – mi ha aiutato a comprendere alcune ragioni e processi della natura umana. Purtroppo ho potuto richiamare solo pochi casi e sempre a scopo esemplificativo, tuttavia mi auguro che il mio rispetto per il loro impegno traspaia dalle pagine del libro.

Ringrazio i colleghi della Pontificia Università Urbaniana che, a diverso titolo, mi hanno collegialmente sostenuto per la stesura del libro. In particolare, P. Alberto Trevisiol per aver mostrato apprezzamento per il lavoro che ho svolto in *outddoor setting* con alcuni Seminaristi e per il suo sostegno ai miei progetti formativi sulla *consulenza psicologica* e *pastorale outdoor*.

Sono profondamente grato a Silvia Attanasio Romanini per avermi sostenuto e accordato fiducia nei tanti anni di insegnamento presso la Scuola di Specializzazione di Analisi Transazionale di cui è Direttore: sapere che allora qualcuno credeva nelle mie potenzialità, oggi merita la mia riconoscenza.

Ringrazio Sua Eccellenza Luigi Cantafora, Vescovo di Lamezia Terme, per aver riposto fiducia in me ed in Antonietta nell'affidarci i suoi Seminaristi, dopo tre anni di formazione in sede, ad un *outdoor setting* di orientamento formativo umano sulle Dolomiti: lo ringrazio per la sua testimonianza di pastore.

Un grazie particolare a D. Pino Angotti, Direttore del Centro vocazionale e coordinatore dei Seminaristi nella diocesi di Lamezia Terme, per essere stato servo e testimone con i suoi ragazzi nel "mettersi in gioco" nell'*outdoor*.

Ringrazio Roberto Domanico, compagno di scalate, per avermi pazientemente accompagnato – in qualità di tecnico audio e delle riprese video – nei diversi luoghi dell'*outdoor setting*.

Desidero ringraziare i colleghi e stretti collaboratori del mio studio di psicoterapia "Diakonia Oltrefrontiera". Grazie soprattutto a chi, fra di loro, ha sperimentato e condiviso con me e mia moglie l'esperienza diretta dell'*outdoor setting* sulle Dolomiti.

Ringrazio D. Giuseppe Montano per aver accettato di rivedere con intelligenza e acume i passaggi in cui chiamo in causa tematiche spirituali e di fede nei diversi capitoli.

Un particolare debito di gratitudine è rivolto a Simonetta Antonioni e alla sua accuratezza professionale per essersi assunta ancora una volta, dopo la revisione del mio *Manuale di Psicologia* dieci anni fa, anche la responsabilità della revisione dei capitoli del presente libro.

Sono grato a tutti i maestri che ho avuto nella mia vita, soprattutto i docenti universitari e della Specializzazione, e a tutti i testimoni della fede che mi stanno conducendo ad una più sana e più matura vita di fede, specialmente presbiteri e catechisti.

Ai miei figli Emmanuela, Noemi, Debora e Angelo Maria devo invece delle scuse per avere sottratto il tempo e le meritate attenzioni: non sia che per aiutare i "lontani" mi perda i "vicini".

Un grazie particolare è rivolto a mia figlia Emmanuela, assistente psicologa e fotografa discreta, per aver fissato i momenti più avvincenti e significativi delle nostre escursioni in *outdoor setting* e averli montati pazientemente in filmati DVD.

Ma non avrei mai potuto realizzare questo testo senza l'aiuto e il sostegno di mia moglie Antonietta, che mi ha affiancato nel lavoro co-terapeutico dell'approccio *multisetting*, fino a sperimentarsi sui crinali e sulle vette con me. Senza la sua perseveranza, pazienza e comprensione dubito che avrei potuto completare il libro.

Introduzione

Di tutti i peccati della psicologia,
il più mortale è la sua
indifferenza per la bellezza [...]
La psicologia deve ritrovare la strada
verso la bellezza per non morire.
James Hillman

«"Salire in su per ritrovarsi in sé": è la metafora che ci guiderà in quest'esperienza.

[...] "Salire in su" significa "salire in cima", "arrampicarsi in vetta", "andare in alto", seguire un percorso "in salita" con tutto quello che simbolicamente esso può rappresentare, mentre "ritrovarsi in sé" significa raggiungere dentro di noi una condizione di equilibrio psichico, emotivo, di controllo, di libertà e di maggiore capacità decisionale, ritrovare la strada dell'autenticità attraverso l'esperienza relazionale con gli altri che fanno parte della "cordata della vita".

Quando camminiamo o ci arrampichiamo in cima, in montagna, recuperiamo delle dimensioni assopite del nostro essere, riscopriamo di essere materia e spirito, corpo e psiche ed è un'occasione propizia per rendersene conto e per integrare le parti frammentate di sé.

In altri momenti di quest'esperienza realizziamo il nostro confine, il limite ma, nel contempo, il mistero, l'infinito, lo stupore che ci abita e ci circonda [...].

Silvestro e Antonietta»[1].

[1] Queste righe sono parte di una lettera di invito ai partecipanti all'esperienza della *psicoterapia outdoor setting* svoltasi in alta montagna, sulle Dolomiti, da parte mia e di mia moglie Antonietta Tropea, Analista Transazionale, CTA. Il testo della lettera è stato suggerito da alcune letture di quell'estate, in particolare, dal libro di G. Saglio, C. Zola, *In su e in sé. Alpinismo e psicologia*, Scarmagno (TO), Priuli & Verlucca, 2007.

Ritengo che queste righe iniziali della lettera, inviata ai partecipanti alla *psicoterapia outdoor setting*, esprimano profondamente lo spirito con il quale cerchiamo[2] di vivere e di far sperimentare ai componenti del gruppo la nostra proposta formativa in alta montagna, terzo momento significativo del percorso *psicoterapeutico multisetting*.

Una tappa di maturazione professionale e umana

Per elaborare questo libro ho avuto la necessità di rievocare le personali esperienze passate e le persone che mi hanno lasciato un segno, rielaborare le idee e i concetti clinici a cui avevo aderito e che ho tentato di ridefinire con maggiore profondità. In altre parole, il "raccontarmi" attraverso la stesura del presente lavoro è stato anche il percorso per delineare, tra vicende, fatti e persone, la mia identità umana e professionale[3] e condividere così la mia esperienza con la comunità scientifica e i lettori. Coltivo la speranza di poter essere utile per orientare-formare la scelta di chi desidera intraprendere percorsi autentici di maturazione personale.

Considero la *psicoterapia multisetting* una tappa di maturazione professionale, risultato di molti anni di psicoterapia e di attività clinica svolta nell'incontro con tante persone[4] e numerose forme di disagio e, nel presente lavoro, tenterò di sistematizzare la dimensione esistenziale e scientifica che essa rappresenta per me, al fine di condividere il mio entusiasmo con i lettori.

---

[2] Nel presente lavoro, l'aggettivo "nostro" o i verbi in prima persona plurale si riferiscono alla condivisione personale dell'esperienza *psicoterapeutica multisetting* (Focus 2° e Focus 3°, come avrò modo di illustrare) con la co-terapeuta Antonietta Tropea.

[3] P. Ricoeur, *La componente narrativa della psicoanalisi*, in «Metaxù» 5, 1988, pp. 7-19; G. Salonia, *Quando raccontarsi è terapia*, in «Quaderni di Gestalt» 5, 1987, pp. 119-132; B. Salvarani, *In principio era il racconto*, Bologna, EMI, 2004.

[4] In molti anni di attività ho esercitato la professione di psicologo clinico e psicoterapeuta in differenti contesti: sportello psicologico presso le Scuole di ogni ordine e grado, servizio di consulenza per gli studenti italiani e stranieri presso la Pontificia Università Urbaniana, supervisione degli studenti delle Scuole di Specializzazione; psicoterapia, formazione e consulenza presso: centri clinici privati italiani ed esteri, comunità religiose italiane e multietniche, Seminari diocesani, Associazioni onlus e Parrocchie, per un complessivo di circa 20.000 colloqui in poco più di 15 anni.

Una triplice attenzione formativa

In questi ultimi anni, dedicati soprattutto alla conduzione dei gruppi terapeutici nella *psicoterapia multisetting*, ho riscontrato una validità, nel nostro lavoro di psicologi clinici e psicoterapeuti, nel mantenere una *triplice attenzione formativa*:

– *scientifica*, nel senso metodologico di una scienza umana che si interessa di processi cognitivi, vissuti, dimensioni affettive, modalità relazionali e diagnosi;
– *etica*, nel senso che lo psicoterapeuta si muove in un mondo di *significati* e di *valori*, sia del paziente che di se stesso, e non in un mondo di "segni" e "sintomi" *decontestualizzati* dalla *personalità*, dalla *storia* personale e dalle *aspettative* sulla vita;
– *estetica*, nel senso di una *tonalità* che consente di dimensionare i primi due punti in una cornice *metapsicologica* a forte valenza *artistica*[5].

A tal fine, il contributo che presento in questo volume muove dall'intento di illustrare un percorso terapeutico non scontato, ovvero non riducibile a un preciso impianto teorico e psicoterapeutico, già tradizionalmente conosciuto.

Attenzione formativa scientifica

In particolare, rispetto all'attenzione formativa scientifica, il metodo e la prassi di intervento della *psicoterapia outdoor setting,* che tento di presentare all'interno di una cornice epistemologica di non facile articolazione, provvisoria rispetto al livello di coerenza interna, resta ancorato alle teorie selezionate di riferimento dell'*Analisi Transazionale*[6], dell'*Ana-*

---

[5] Con il termine "artistica", come verrà esplicitato in altre parti del presente lavoro, intendo sottolineare la tensione dialettica che esiste tra arte e scienza nei processi psicoterapeutici e formativi, individuali e di gruppo.

[6] La teoria dell'Analisi Transazionale e le sue applicazioni, nel presente lavoro, saranno affrontate in particolare nei capitoli secondo e terzo.

lisi della domanda[7] e della *psicologia cognitiva post-razionalista*[8], nostri *background* formativi.

I presupposti teorici, antropologici ed epistemologici, e le metodologie applicative ricercate sono un riferimento fondamentale per sostanziare l'intervento della psicoterapia *outdoor setting*.

Rimane, comunque, un'elaborazione epistemologica tuttora aperta, nel senso di una *metariflessione* sull'innegabile evidenza della *complessità* e della *multidimensionalità* della persona e della realtà umana.

Tale esperienza non è riducibile solo a un "fare", inteso come un "saper fare" mediante una strumentazione tecnica, ma è progettata nella direzione della *giustapposizione* e, a volte, dell'*integrazione* dei tre momenti inscindibili per il lavoro di uno psicologo clinico quali la *ricerca*, l'*intervento* e la *formazione*.

Attenzione formativa etica

L'*etica* della psicoterapia *outdoor setting* non vuole essere annoverata tra le "nuove filosofie di vita", quale sincretismo tra "tecnica" e "filosofia", né vuole essere ricondotta all'attualizzazione di una domanda esistenziale che "usa" la tecnica come risposta ai bisogni umanistici o spiritualistici del paziente.

La psicoterapia *outdoor setting* non vuole neppure proporre nuove "visioni del mondo" o presentarsi come uno dei tanti "messianismi psicologici" che assolutizzi, sotto l'egida della dimensione psichica, la dimensione

---

[7] La teoria dell'*Analisi della domanda* e la rilevazione della sua importanza nella prassi psicologico-clinica, come fondamento della competenza psicologica e della dimensione formativa in questo ambito, sono state introdotte da R. Carli intorno alla metà degli anni Ottanta, attraverso un lavoro clinico, formativo e di ricerca che si è sviluppato presso la Sezione di psicologia clinica del Dipartimento di Psicologia dell'Università di Roma "La Sapienza" e l'istituzione della II Scuola di Specializzazione in Psicologia clinica. Carli e i suoi collaboratori hanno trattato l'Analisi della domanda da varie prospettive. In questo lavoro non è possibile presentare e approfondire la teoria dell'*Analisi della domanda*, parte del mio personale *background* formativo clinico, senza per questo diminuirne l'importanza clinica; pertanto rimando il lettore interessato ad alcune fondamentali voci bibliografiche: R. Carli, *L'analisi della domanda*, in «Rivista di Psicologia clinica», 1, 1987a, pp. 38-53; Id., *Psicologia clinica. Introduzione alla teoria e alla tecnica*, Torino, UTET, 1987b; Id. (a cura di), *L'analisi della domanda in psicologia clinica*, Milano, Giuffrè, 1993; Id., *L'analisi della domanda rivisitata*, in «Psicologia clinica», 1, 1997, pp. 5-21.

[8] La teoria della psicologia cognitiva e cognitiva post-razionalista e le loro applicazioni, nel presente lavoro, saranno affrontate in particolare nei capitoli secondo e sesto.

della spiritualità o che soppianti i tradizionali e accreditati sistemi psicologici.

Al contrario, la metodologia è ricercata ed indirizzata ad elaborare dall'interno delle proprie teorie psicogenetiche, soprattutto analitica transazionale e cognitiva post-razionalista, una *metapsicologia* che sia attenta a prendere in considerazione la *persona-personalità*[9] e il contesto culturale di oggi, in una società post-moderna, "liquida"[10] e multiculturale.

In una cultura massmediatica, quella occidentale dominante, con diverse correnti di pensiero dal sapore fortemente *neognostico*, a cui non si sottrae, a volte, né l'area accademica né l'area della psicoterapia, quest'ultima rischia di cedere al supremo riconoscimento che si attribuisce al valore *razionale-verbale,* per esempio nel campo della formazione umana, a discapito delle altre componenti fondamentali della persona umana, trascurate o semplicemente ignorate.

Nella psicoterapia *outdoor setting,* l'*azione* psicoterapeutica, intesa come azione *teleologica*[11] e *trasformante*, usa inevitabilmente sia *concetti*, il simbolico-verbale, sia una comunicazione *metaforica*, cosicché la *parola*, sottratta per così dire temporaneamente al poeta, viene adoperata, in certe fasi della terapia, sia per fornire risposte e sia per porre interrogativi ai partecipanti.

Ma l'*azione* terapeutica nell'*outdoor setting* usa anche il *corpo*, il corpo nello spazio naturale delle Alpi, il corpo in presenza della natura: un'esperienza corporea fatta di entusiasmo, sacrificio, risorsa e limite.

Attenzione formativa estetica

Per certi versi, come avremo modo di analizzare nel presente lavoro, la psicoterapia *outdoor setting* ha un "andamento teatrale", dove lo scenario cambia a seconda del modulo di lavoro: gli psicoterapeuti sono i "registi", i pazienti sono gli "attori" protagonisti; il "setting-scenario" cambia con l'ambiente naturale (le cascate, il fiume, il lago, il rifugio, la vetta, il cielo stellato, la serata artistica).

---

[9] Nel linguaggio dell'*essere* e dell'*avere*, se la "persona" corrisponde all'*essere*, ossia al suo fondamento ontologico, la "personalità" corrisponde all'*avere*, ossia alla "maschera" che indossa la persona, in termini junghiani.

[10] Z. Baumann, *Amore liquido*, Bari, Laterza, 2004.

[11] Dal termine greco *telos*, ossia, azione indirizzata ad un fine, ad una meta.

Le numerose *aree disciplinari* che vengono interessate dalla psicoterapia *outdoor setting* (psicologica, psicoterapeutica, formativa, pastorale, artistica, poetica, musicale, naturalistica, alpinistica, filosofica) mettono in evidenza il carattere interdisciplinare e complesso di un tale approccio.

Infatti, la condizione *etico-estetico-cognitiva* racchiude, come tra le braccia dell'amata, l'esperienza dell'*Io sensoriale* rigenerato attraverso un *Me*[12] che re-interpreta e sigilla la nuova esperienza interiore sperimentata e vissuta nell'*outdoor*.

La psicoterapia *outdoor setting* vuole tentare di tradurre in termini psicoterapeutici la *complessità dei linguaggi psichici* che adotta ogni paziente, nella sua valenza *estetica*, *valoriale*, *affettiva* e *cognitiva*.

È una *complessità* presente e talmente evidente che tutte le tecniche e i metodi psicologici, dai quali non si sottrae neppure la psicoterapia *outdoor setting*, in definitiva, non fanno altro che sollecitare *livelli diversi della persona umana*[13].

Destinatari del testo

Il testo è destinato agli psicoterapeuti, ai counsellors, ai counsellors spirituali, agli studenti, agli specializzandi e a tutti coloro che hanno compiti di formazione e di accompagnamento nell'ambito umano e pastorale, come formatori, operatori pastorali, laici, preti, diaconi permanenti, religiosi, per permettere una riflessione teorica, scientifica e applicativa di un tentativo di integrazione tra psicologia e pastorale, tra terapia e tecnica da una parte e formazione e crescita dall'altra.

In definitiva, il terreno comune delle diverse discipline che scendono in campo è la *vita delle persone*, la loro *storia*, i loro disagi psicologici e i loro drammi esistenziali.

La scelta di focalizzare l'attenzione sulla *psicoterapia "nel" gruppo* (2° e 3° Focus), non entra in contrasto con un approccio terapeutico individuale (1° Focus), in quanto l'assunto metodologico è la *psicoterapia multisetting,* che si realizza mediante il *setting esteso multifocale*, come avrò modo di presentare ampiamente nel libro.

Il ricorso frequente all'esperienza personale, alla presentazione del caso, ai verbali di seduta, ai *testimonial* e alle schede di lavoro è puramen-

---

[12] In riferimento al rapporto tra l'*Io* e il *Me*, si può prendere in considerazione il lavoro di V.F. Guidano, *Il sé nel suo divenire*, Torino, Bollati Boringhieri, 1992.

[13] R. Zazzo, *Où en est la psychologie de l'enfant?*, Paris, Denoel, 1983.

te esemplificativa e non ha lo scopo di fornire schemi di comportamento da applicare di fronte a situazioni simili. Non è mia intenzione scrivere un "vademecum" che risponda alla domanda "cosa fare nel caso in cui...".

La formazione umana non è riducibile a formazione psichica

La *psicoterapia multisetting* è la creazione di un percorso formativo che consente ai pazienti di muovere alcuni passi significativi verso una propria crescita umana sempre più piena.

Nei tre Focus della *psicoterapia multisetting* concentriamo la nostra attenzione sulla *dimensione umana*, solo riduttivamente definita *psichica*, ma rimaniamo sensibili alle molteplici dimensioni interagenti tra loro ed inscindibili: quella spirituale, culturale, intellettuale e pastorale.

La separazione operativa tra queste dimensioni rimane un artificio, anche se necessario, per poter utilizzare gli strumenti specifici atti a far maturare le suddette dimensioni; tuttavia il 3° Focus, quello residenziale della psicoterapia *outdoor setting*, permette ai partecipanti di riconsiderare le varie "parti di sé" in un'esperienza fortemente coinvolgente e di ricerca di significato.

La *psicoterapia multisetting* è un percorso di formazione umana, di tutto l'uomo.

L'equilibrio umano e psichico, ricercato nell'*outdoor setting*, riguarda la persona nella sua *complessità*, a partire dalla sua storia, i suoi valori, la sua prospettiva spirituale, la sua dimensione intellettuale, la sua tensione etica e il suo orizzonte di senso.

Sul piano etico siamo stati testimoni che per alcuni dei nostri pazienti, nel passaggio da una posizione esistenziale all'altra, da una cornice valoriale all'altra, non vi è stata alcuna necessità di continuità e di progressione logica, almeno in apparenza.

Ritengo che il "passaggio" sia sempre frutto di una *scelta* e, in accordo con quanto afferma Diana[14], questo va a confermare un'intuizione di tipo junghiana, secondo la quale il processo di individuazione di sé è qualcosa di naturale ma, insieme, qualcosa che implica una *responsabilità* e una *decisione* coraggiosa della persona, qualora venga messa in una condizione di consapevolezza e di disinganno.

---

[14] M. Diana, *Le forme della religiosità. Dinamiche e modelli psicologici della maturità religiosa*, Bologna, EDB, 2006.

Articolazione dei capitoli

Le tre parti che compongono il testo, epistemologica, metodologica e strumentale, hanno lo scopo di presentare l'itinerario dell'approccio *multisetting* senza escludere però, all'interno di ogni singola parte, la ripresa, l'approfondimento e l'osservazione congiunta teorica, clinica e applicativa dei temi trattati da altri e diversi punti di vista (operazione epistemologica dialettica tra *giustapposizione* e *integrazione*).

Dopo l'Introduzione, nella Parte Prima – Epistemologia e antropologia –, al capitolo primo, viene effettuata una breve rassegna delle ragioni teoriche e applicative dello spostamento dalla formazione *indoor* alla formazione *outdoor*, quale base parziale per l'innesto e lo sviluppo della *psicoterapia multisetting*. Si prosegue poi a presentare la procedura di lavoro della *psicoterapia outdoor setting*, attraverso le definizioni e in una visione d'insieme, per illustrare, di seguito, il contesto naturale di alta montagna nel quale svolgiamo prevalentemente la nostra attività. Conclude il capitolo una riflessione sull'*outdoor setting*, come situazione esperienziale di relazione dialettica tra arte e scienza.

Nel capitolo secondo viene fornita una visione epistemologica ed antropologica presente alla base del complesso lavoro della *psicoterapia multisetting*. Alla luce delle riflessioni offerte dal *paradigma della complessità*, è sempre presente nello psicoterapeuta un'antropologia implicita ed esplicita nelle scelte cliniche: solo chi si appoggia ad una *epistemologia ingenua*, riduttiva o dogmatica, non si rende conto di una tale influenza nella relazione terapeutica e nella prassi di intervento. Nel quadro delle riflessioni aperte dalla *nozione di complessità*, la psicoterapia *outdoor setting* si qualifica come prassi scientifica, nella misura in cui *esplicita* gli assunti teorici, metodologici, antropologici ed epistemologici. Vengono presentati, in particolare, l'approccio psicoterapeutico dell'Analisi Transazionale (A.T.) e della psicoterapia cognitiva post-razionalista. Il capitolo si conclude con alcune valutazioni diagnostiche, delle testimonianze ricavate dal *debriefing* e una riflessione sull'importanza, oltre alla tecnica, della relazione che "ha cura" dell'altro, per l'efficacia del trattamento terapeutico.

Nella Parte Seconda – Metodologia –, al capitolo terzo, quando il lettore ha già preso confidenza con un certo linguaggio tecnico, viene presentato un caso clinico trattato in psicoterapia individuale (1° Focus/setting); si tratta di un caso seguito anche in co-terapia di gruppo (2° Focus/setting) e affrontato nell'*outdoor setting* (3° Focus/setting). Nell'esposizione del caso (circoscritto al 1° Focus/setting) viene tenuta presente sia la dimensione clinica che quella formativa e didattica, per offrire uno strumento metodologico utile alla comprensione degli aspetti evolutivi di un trattamento psicoterapeutico individuale in Analisi Transazionale. L'approfondimento è guidato sul percorso diagnostico, sulla diagnosi differenziale e sulle implicazioni terapeutiche.

Nel capitolo quarto si affrontano e si approfondiscono le tematiche e le fasi che interessano il percorso interno alla *psicoterapia outdoor setting*, 3° Focus della *psicoterapia multisetting*, soprattutto dal punto di vista del trattamento terapeutico. In una visione d'insieme vengono sviluppati i punti che si riferiscono alla progettazione, agli obiettivi, ai ruoli dei pazienti e degli psicoterapeuti, ai modelli di apprendimento e al clima generale. Vengono presentate le attività condotte all'aperto, in ambiente naturalistico, e quelle condotte al chiuso, come la serata artistica con le sue manifestazioni e i suoi prodotti di valore etico ed estetico. Prima della conclusione, si evidenzia di nuovo il valore dell'*alleanza terapeutica*, come elemento determinante per l'efficacia e l'incisività dell'intervento psicoterapeutico. Infine il capitolo si conclude con una riflessione sull'importanza del *debriefing* e la raccolta di alcune testimonianze dei pazienti rispetto agli obiettivi con loro concordati.

Nella Parte Terza – Strumenti di intervento psicoterapeutico –, al capitolo quinto, la riflessione si sposta sul *gruppo* come strumento di trattamento terapeutico del 2° e 3° Focus della *psicoterapia multisetting*. Viene presentata una riflessione sulla metodologia di trattamento "nel" gruppo, mediante uno spaccato del nostro lavoro clinico. In particolare, ci si sofferma su: l'inquadramento tipologico del gruppo in sede (2° Focus), la presentazione grafica della presenza dei componenti del gruppo in una seduta, l'inquadramento diagnostico di due pazienti, il contratto di seduta, la trascrizione di una cassetta audio e il processo di seduta. Si passa poi a una differenziazione teorica dell'identità dell'*outdoor setting* da altre forme di gruppo. Nella seconda parte del capitolo, dopo avere illustrato un modello di sviluppo del gruppo "a tempo limitato", in quattro fasi, si prendono in considerazione l'importanza che assumono le *ri-decisioni* del paziente all'interno di una forte alleanza terapeutica, per i propri obiettivi di cambiamento.

Il capitolo sesto, infine, è dedicato all'uso della *comunicazione metaforica* come strumento di condivisione e di trasformazione. Nell'*outdoor setting*, durante le sessioni in ambiente naturale, con gli esercizi, le escursioni e i moduli di lavoro del *debriefing*, il sistema di ragionamento metaforico del paziente si arricchisce di nuovi elementi che tendono a modificare l'iniziale connessione tra la metafora patogena e la nuova metafora. Il capitolo si conclude con una riflessione sulle funzioni metacognitive o metarappresentative del paziente, che assumono un ruolo fondamentale sia nella costruzione della relazione terapeutica che nell'andamento del complessivo processo terapeutico.

Al testo è stato aggiunto un Glossario di termini specialistici per agevolare la comprensione anche ai lettori meno introdotti nella conoscenza del settore psicoterapeutico.

Silvestro Paluzzi

Parte prima

EPISTEMOLOGIA E ANTROPOLOGIA

Capitolo primo

L'approccio *multisetting*: nuove strategie per la formazione umana

Sei fermo. Di fronte a te il monte.
I suoi fianchi aspri, la sua cima elevata.
E più in alto ancora, soltanto il cielo infinito.
Segui l'impulso che ti spinge oltre
gli augusti confini della pseudo logica.
Realizza che la terra
sulla quale siamo stati
chiamati a vivere, con le sue
stupende bellezze che concretano l'esistenza di Dio,
non è solo per noi una patria in cui il caso
ci ha catapultato, ma la base dalla quale
dobbiamo innalzarci con lo spirito.

Spiro Dalla Porta Xidias

1. Premessa

In questo primo capitolo ritengo utile presentare un breve *excursus* dell'itinerario riflessivo che mi ha condotto alla messa a punto di questa singolare prassi psicoterapeutica. Tale esperienza si avvale di molti contributi attinti sia dalla letteratura sulla formazione, sia dal mio ambito formativo didattico, pastorale e accademico, ma è soprattutto alla luce della nostra[1] esperienza clinica che essa è stata "creata" e vissuta.

[1] Nella *psicoterapia outdoor setting*, l'esperienza di co-terapia con un'Analista Transazionale, Antonietta Tropea, permette di sperimentare l'Analisi Transazionale e le sue tecniche in una "conoscenza condivisa" (B. Bara (a cura di), *Manuale di Psicoterapia cognitiva*, Torino, Bollati Boringhieri, 1996) con i costrutti del Cognitivismo clinico. In sostanza ritengo che durante il trattamento psicoterapeutico di gruppo, operando in co-terapia

Tecnicamente e in prima approssimazione, potrei definire la *psicoterapia outdoor setting* come *lo spostamento strategico e provvisorio del setting terapeutico all'esterno della stanza di terapia*: è il 3° Focus della *psicoterapia multisetting*.

Si tratta di una prima definizione che tiene principalmente conto dell'elemento "spaziale" della collocazione dell'incontro. Ed è proprio da questo "spostamento" che vorrei descrivere i primi passi della formazione che sono stati compiuti, in letteratura, nell'espansione dalla formazione "in aula" alla formazione *outdoor* ("fuori aula"). Dopo aver illustrato i primi accenni teorici alla formazione, vorrei di seguito condurre il lettore nell'ambiente naturale delle Alpi e introdurlo ai "significati" che tale contesto assume per la nostra esperienza psicoterapeutica.

1.1. Le nuove formazioni

Da più parti si assiste ad un profondo mutamento delle nuove forme di diffusione della conoscenza e del sapere[2] che hanno un impatto notevole sulle *metodologie formative* tradizionali. Pur consapevoli delle potenzialità pedagogiche, terapeutiche ed *euristiche* delle nuove vie di formazione, riteniamo che tali mutamenti, se sapientemente pensati per *integrarsi*, piuttosto che soppiantare la formazione tradizionale ("in aula", ossia il setting "interno"), conferiscano all'ambito formativo nuove identità e nuove funzioni, in risposta allo spirito del tempo.

E dal momento che non c'è limite alla potenza creatrice della mente, si assiste ad una galassia di *nuove vie formative* che possono ritenersi "trasgressive" rispetto alla formazione tradizionale, ma "geniali" in quanto ad intuizione anche se, alcune di loro, non ancora del tutto "strutturate" in una sistematica rielaborazione metodologica e strumentale.

---

con un'Analista Transazionale, siamo entrambi chiamati a sviluppare non solo una *base epistemologica dialettica ed integrativa tra i due approcci* ma, in quanto persone, anche un *coordinamento interpersonale su "base relazionale"* e su *"stati mentali condivisi e condivisibili"* per offrire il migliore servizio ai nostri pazienti.

[2] Esiste un'ampia letteratura specialistica di nuovi metodi, tecniche e di epistemologia delle strategie, di cui indico solo i più conosciuti: regie attive, laboratori teatrali, percorsi esperenziali, corsi all'aperto, percorsi autobiografici, laboratori tematici, *business games*, *T-group*, psicodramma, *coaching*, *mentoring*, *role playing*, analogia letteraria, *blending formativo*, *e-learning*, *forum on line*, istruzione programmata, mappatura delle competenze, intelligenze multiple, approccio etnografico, casi di studio, *in basket*, ecc. (M. Rotondi, *Facilitare l'apprendere. Modi e percorsi per una formazione di qualità,* Milano, Franco Angeli, 2002).

La conseguenza diretta delle nuove vie di formazione possiamo ritrovarla, forse, in uno sbilanciamento e in un eccesso di zelo di una formazione spostata sul piano *pragmatico,* cui però non viene meno l'intrinseco valore, data l'inevitabile successiva fase della teorizzazione e della riflessione metodologica *post facto* sulla prassi formativa svolta.

L'obiettivo strategico di questo lavoro è tentare di aprire nuove strade, sicuramente non uniche, ma che siano *verificabili* e proponibili a quanti, operatori del settore, ritengono importante lo sviluppo ragionato delle competenze in ambito terapeutico.

1.2. La formazione tradizionale "in aula"

Alla parola formazione "in aula" si associa immediatamente l'idea di "un corso da fare", di un docente e argomenti teorici da ascoltare, staccati dalla realtà operativa, magari noiosi e utopistici. Una definizione che, in tal senso, sembra essere particolarmente efficace e concreta è quella proposta da Muzzarelli[3]:

> Fare formazione significa insegnare/imparare a fare bene ciò che occorre fare in presenza dei vincoli di risorse, tempo e cultura propri del contesto.

L'autore mette in guardia dai rischi e dagli errori a cui si può esporre il formatore nella formazione "in aula":

1. dare per scontato la volontà/capacità delle persone di attrezzare la mente per comprendere e applicare, non presidiando il processo di cognizione e il travaso pragmatico;
2. non promuovere in modo continuo il *coinvolgimento psicomotorio* dei partecipanti, ottenendo scarse performance attentive e di memorizzazione;
3. non progettare il training legando finemente l'obiettivo didattico con le tecniche didattiche, correndo il rischio di fare "sempre troppa teoria" o "sempre troppa pratica";
4. confidare troppo nel manuale-dispensa-testo-diapositive di supporto.

[3] F. Muzzarelli, *Guidare l'apprendimento. Metodologie e tecniche di formazione in azienda*, Milano, Franco Angeli, 2007, p. 27.

A fronte di questi rischi, Muzzarelli[4] propone un *back to basic* didattico che aiuti sia i docenti che i discenti a padroneggiare il processo di apprendimento in modo concreto, finalizzato e consapevole, in particolare curando:

a) la produzione attiva di senso;
b) la riflessione sui processi mentali;
c) l'abilità di scoperta di legami significativi fra fattori diversi;
d) il trasferimento/acquisizione della capacità di percorrere autonomamente nuovi percorsi mentali.

Nella fenomenologia clinica, il lavoro di formazione di Muzzarelli si traduce in una serie di concetti, come quelli riferiti alla *metacognizione*[5], che hanno una lunga tradizione nella Psicoterapia cognitiva[6]. Basti ricordare l'approccio *metacognitivo* nel trattamento dei pazienti e dei pazienti gravi da parte di Perris[7], che è un esempio di lavoro di ripensamento di un intero assetto della terapia, tenendo conto, rispetto a dei *deficit metacognitivi* del paziente, di una modificazione delle componenti relazionali e tecniche nel trattamento terapeutico.

1.3. Dalla formazione "in aula" alla formazione "outdoor"

Probabilmente le nuove vie della formazione, come la formazione "outdoor" (o formazione "fuori dalla stanza"), sono il "sintomo" sociale di un bisogno profondo, insito nella coscienza collettiva, di cambiare le logiche

---

4 F. Muzzarelli, *op. cit.*, p. 26.

5 Il tema della "metacognizione" è sviluppato nel capitolo sesto.

6 La Psicoterapia cognitiva è un tipo di psicoterapia fondata sui principi e i processi della psicologia cognitiva e del neocomportamentismo clinico. Al momento attuale è una delle più diffuse forme di psicoterapia, applicata per il trattamento di molti tipi di disturbi psicologici e psichiatrici (Disturbi d'Ansia, Disturbi dell'Umore, Psicosi ed altre forme sindromiche). Per un approfondimento della storia della psicologia cognitiva in riferimento ad altre Scuole psicologiche si veda: S. Paluzzi, *Manuale di Psicologia*, Città del Vaticano, Urbaniana University Press, 1999; per un approfondimento dell'ambito clinico e patologico si veda: B. Bara, *op. cit.*; Id (a cura di), *Nuovo Manuale di Psicoterapia cognitiva*, vol. III – Patologie, Torino, Bollati Boringhieri, 2006.

7 C. Perris, *Terapia cognitiva con i pazienti schizofrenici*, Torino, Bollati Boringhieri, 1996.

e gli approcci di una pedagogia tradizionale attraverso nuovi paradigmi[8]. In tale direzione va la proposta della formazione "outdoor".

1.3.1. Definizione di formazione "outdoor"

Secondo Rotondi[9], per *formazione outdoor si intende un programma di sviluppo personale e professionale che utilizza il supporto di situazioni reali concrete, create in sessioni prolungate nel mezzo della natura, per far emergere il comportamento di una persona o di un gruppo.*

La diffusione di questa metodologia formativa ha portato ad una crescente differenziazione della tipologia di esperienze[10], di cui, di seguito, ne illustrerò brevemente le principali.

1.3.2. Corsi o campi di sopravvivenza

Queste esperienze non si possono considerare azioni formative vere e proprie. Le situazioni proposte sono "estreme" (hanno una forte componente di pericolo reale) e di lunga durata; l'attenzione è posta sulla performance sportiva, sul vincere la sfida e riuscire a sopravvivere, l'attività fisica in sé è il fine; vengono organizzati da centri sportivi, organizzazioni turistiche o aziende pubblicitarie (Camel Trophy, Merit Cup, ecc.).

1.3.3. Corsi di adventure training

Tali corsi vengono realizzati da tecnici, sportivi e allenatori provenienti dalle attività descritte nel punto precedente. Incominciano ad acquisire una dimensione, seppur minimale, di sviluppo d'apprendimento, magari legato solo all'educazione alla natura o al vincere la paura; vengono svolti in campi appositamente attrezzati per condurre alcune esercitazioni standard come il muro, il salto dal palo, la ragnatela di corde; talvolta vi possono essere brevi spazi dedicati alla riflessione.

---

[8] Un "paradigma" è la matrice disciplinare di una comunità di ricercatori, cioè l'insieme delle concezioni che portano alla scelta di determinate soluzioni dei problemi scientifici (i modelli prevalenti). Il progresso scientifico rende, a volte, necessari i cambiamenti di paradigmi.

[9] M. Rotondi, *op. cit.*, pp. 152-163.

[10] M. Rotondi, *Outdoor management training: la formazione fuori dalle mura*, in P.L. Amietta (a cura di), *I luoghi dell'apprendimento. Metodi, strumenti e casi di eccellenza delle nuove formazioni*, Milano, Franco Angeli, 2000, pp. 209-249.

1.3.4. Outdoor training

L'*outdoor training* è anche chiamato *outdoor education* o *adventure education*; nasce ufficialmente nel 1941 con il nome di "*outward bound*" ad opera del pedagogista tedesco K. Hahn[11] come metodo di formazione degli adulti per la *Scuola di formazione accelerata del carattere*. La Scuola insegnava operazioni di salvataggio in mare a giovani aristocratici, con l'obiettivo di svilupparne un carattere forte e moralmente corretto. Con un allenamento in situazioni stressanti in mare, le persone erano educate a *non lasciare soli i compagni di squadra* e a pensare non individualmente, ma a salvaguardare l'integrità e la funzionalità della propria squadra, ossia a salvare vite umane in pericolo.

Questo apprendimento si otteneva creando legami affettivi tramite sentimenti di lealtà, che si sviluppavano durante attività complesse e stressanti, come le esercitazioni di salvataggio in mare e creando nei compagni di squadra un sempre più forte spirito di appartenenza al gruppo.

Tale metodologia ha poi cominciato a svilupparsi negli Stati Uniti negli anni '80 sia per scuole di manager e sia per facilitare l'integrazione fra gruppi di etnie diverse. Oggi, l'*outdoor training* è molto utilizzato in ambito aziendale per ottenere in tempi brevi l'integrazione di lavoratori in squadre di lavoro[12]. L'outdoor training consiste in percorsi strutturati in un susseguirsi di proposte per far evolvere i partecipanti lungo un percorso di apprendimento progettato. Dopo lo svolgimento di ogni esperienza, i partecipanti confrontano i propri vissuti fra loro e con il feedback fornito dal trainer, che ha vissuto-osservato con loro l'esperienza.

Nell'outdoor training, in un campo appositamente attrezzato, possono essere organizzate, mediante pali collegati da cavi d'acciaio, una serie di attività fisiche, quali: 1) *Power Pole*; 2) *Giant Swing*; 3) *Birman Bridge*; 4) *Cat Walk* ed altre.

Tutte le attività fisiche e i diversi esercizi hanno una specifica *metafora*, come ad esempio: 1) *Power Pole*: l'esercizio è svolto da una persona alla volta, ma richiede la collaborazione di tutto il gruppo. La *metafora* è quella di lasciar cadere scalino dopo scalino le cose che di noi non ci piacciono e, una volta arrivati alla sommità della scala, lanciarsi verso la nuova identità che si decide di assumere. Questa attività rappresenta, inoltre, una forte esperienza di *Team Building* e di comunicazione efficace con il gruppo; 2)

---

[11] Cit. in M. Rotondi, *Facilitare l'apprendere. Modi e percorsi per una formazione di qualità*, cit., p. 159.

[12] Ivi, p. 160.

Giant Swing: l'esercizio è come il Power Pole, individuale, ma per realizzarlo è necessario che tutti collaborino alternando i ruoli, con la funzione di sviluppare la fiducia e il supporto del gruppo. I conduttori di questi programmi in genere provengono dalla tradizionale formazione "in aula" e privilegiano la ricerca di tecniche innovative, per poter incidere meglio sui comportamenti delle persone, nonché lo sviluppo di collaborazioni efficaci con tecnici di varie specialità. Nell'attuale approccio dell'outdoor training sono stati assimilati diversi contributi della psicologia, come la relazione d'aiuto di C. Rogers[13], le teorie percettive della Gestalt[14], le tecniche comunicative di PNL[15] (Programmazione Neuro Linguistica) e l'Analisi Transazionale[16].

1.3.5. Outdoor management training

L'*outdoor management training* rappresenta un'evoluzione della tipologia precedente, in cui si è voluto accentuare la finalizzazione dell'apprendimento. I programmi di *outdoor management training* possono essere un fatto formativo a sé stante o essere progettati all'interno di un piano forma-

---

[13] C. Rogers (1902-1987) viene considerato uno dei maggiori esponenti della psicologia umanistica. Sulla base delle sue osservazioni cliniche, rifiutò la concezione psicoanalitica del conflitto di natura sessuale a favore di una concezione positiva dell'individuo. Il terapeuta, secondo Rogers, si accosta alla dimensione profonda dei vissuti del paziente, alle sue paure, ai suoi sentimenti, alle sue emozioni, mediante la *comprensione empatica*, che è lo strumento mediante il quale il terapeuta può aiutare il paziente a vivere più coraggiosamente la sua esperienza, a ricercare i significati della sua storia, ad attivare un processo di crescita (cfr. S. Paluzzi, *Manuale di psicologia*, cit., pp. 130-133).

[14] La psicologia della Gestalt è conosciuta in Italia anche come psicologia della Forma: *Gestalt* è il termine tedesco che significa "forma", "figura", "configurazione", intendendo l'aspetto di organizzazione della forma, soprattutto in riferimento alle leggi della percezione visiva. Il concetto fondamentale della psicologia della Gestalt è l'aforisma "il tutto è più della somma delle parti". La Gestalt può essere considerata come la risposta opposta all'elementismo di Wundt e a tutte le Scuole elementiste (ivi, pp. 65-70).

[15] La Programmazione Neuro Linguistica (PNL) è una metodologia di sviluppo personale proposta nei primi anni Settanta. Si tratta di un modello applicativo capace di facilitare il cambiamento, tramite un insieme di tecniche e strumenti relativi alla comunicazione, alla percezione e all'esperienza soggettiva. L'idea portante della PNL è che i pensieri, i gesti e le parole della persona interagiscono tra loro nel creare la percezione del mondo. Modificando la propria visione, detta "mappa del mondo", la persona può potenziare le proprie percezioni, migliorare le proprie azioni e le proprie prestazioni. La PNL insegna a sviluppare abitudini/reazioni di successo, amplificando i comportamenti facilitanti/efficaci e diminuendo quelli indesiderati/limitanti (R. Dilts, *Creare modelli con la PNL*, Roma, Astrolabio, 2009).

[16] L'Analisi Transazionale verrà ampiamente trattata nei capitoli secondo e terzo.

tivo favorendo lo sviluppo delle capacità e della voglia di apprendere delle persone. Tali programmi creano, inoltre, l'occasione per fare sperimentare ai partecipanti comportamenti nuovi, per osservare in modo più preciso se stessi e gli altri, per scambiare feedback e per avviare un'autoriflessione in modo da potenziare i propri comportamenti.

In definitiva, scopo della *formazione outdoor* non è quello di trasformare i partecipanti in "eroi" o in altrettanti "Rambo", ma quello di *accelerare* il normale processo di apprendimento e, in particolare, la capacità di *apprendere dall'esperienza*.

1.4. La psicoterapia *outdoor setting*: un "innesto" della psicoterapia sulle esperienze formative "*outdoor*" di frontiera

La *psicoterapia outdoor setting*[17], come mi accingo a spiegare nel presente lavoro, non è da confondere con i *corsi di sopravvivenza*, né con i corsi di *adventure training* e neppure con l'*outdoor training*, da cui comunque trae ispirazione, insieme alle esperienze di trattamento più proprie delle psicoterapie brevi.

La psicoterapia *outdoor setting M.A.C.R.O.* è il termine personalmente coniato per denominare la nostra esperienza specifica con i gruppi terapeutici, quando sono condotti in regime di *residenzialità*, per un *certo numero di giorni* e con le caratteristiche peculiari (moduli o sessioni di lavoro) del nostro *setting esteso multifocale*.

1.4.1. Definizione di "setting esteso multifocale"

Per "setting esteso multifocale" si intende un trattamento terapeutico che consiste di più *setting*[18], intesi come *Focus* di lavoro differenziati nello

[17] Nel presente lavoro vengono indistintamente usati i termini *psicoterapia outdoor setting*, *outdoor setting*, *psicoterapia outdoor setting M.A.C.R.O.*, *G.T. M.A.C.R.O.*, *G.T. Paluzzi* e *Out.Se.T.*, riferendoci alla medesima realtà.

L'acronimo M.A.C.R.O. significa: M-Metafora, A-Azione, C-Coinvolgimento, R-Riflessione, O-Operatività. La spiegazione dell'acronimo è sviluppata nei paragrafi successivi. La sigla G.T. significa: G-Gruppo, T-Terapeutico; la sigla Out.Se.T. significa: Out-Outdoor, Se-Setting, T-Terapia. La psicoterapia *outdoor setting* è un'esperienza che nasce dal lavoro *psicoterapeutico multisetting* condotto da diversi anni in co-terapia con mia moglie, Antonietta Tropea. Per questo motivo i nostri pazienti ci denominarono simpaticamente in qualità di coppia di co-terapeuti, con l'appellativo di "psico-niugi" o "psi-coniugi".

[18] Nella tradizione psicoanalitica, J. Bleger, definendo il *setting*, distingue un aspetto denominato setting-istituzione, che include gli elementi meno dinamici della situazione

spazio e nel *tempo* e *integrati* nell'*unico* percorso/processo di accompagnamento psicoterapeutico dei Paluzzi, denominato *psicoterapia multisetting o psicoterapia multifocale*.

Il *setting esteso multifocale* consta di: a) *1° Focus*: psicoterapia individuale; b) *2° Focus*: terapia di gruppo in co-terapia (coniugi Paluzzi); c) *3° Focus*: psicoterapia *outdoor setting*, in alta quota[19].

1.4.2. Definizione di "psicoterapia outdoor setting"

La *psicoterapia outdoor setting* è il 3° Focus del percorso *psicoterapeutico multisetting*[20] che si sposta (*shifting*[21]), per un determinato tempo, dalla *stanza* della *psicoterapia individuale* (1° Focus/setting) e dalla *stanza* della *terapia di gruppo* (2° Focus/setting), allo *spazio ambientalistico e residenziale* di alta quota[22] (3° Focus/setting). Tale definizione tiene conto prioritariamente della dimensione spazio-temporale.

Il programma di attività terapeutica all'*aperto,* in alta montagna, è progettato per mettere i pazienti di fronte a delle *situazioni complesse reali*, al loro *superamento* e, soprattutto alla loro *rielaborazione*, durante l'esperienza, subito dopo o a distanza di tempo (*debriefing*[23]), con continui richiami (sia all'esperienza che alla metafora-guida) per tutto il proseguo del trattamento terapeutico.

---

analitica (la stanza, l'orario, l'onorario, la programmazione delle ferie, il ruolo dell'analista), da un secondo aspetto, denominato setting-processo, costituito da una serie di regole e procedure capaci di attivare le emozioni presenti nel paziente. Il setting, comunque, può essere definito come la cornice all'interno della quale si svolge il processo terapeutico (J. Bleger, *Psicoanalisi del setting psicoanalitico*, in C. Genovese (a cura di), *Setting e processo psicoanalitico*, Milano, Raffaello Cortina Editore, 1988, pp. 243-256).

[19] Il 3° Focus può essere anche l'esperienza di un percorso formativo espressivo, di tipo teatrale o musicale, al massimo semestrale, come abbiamo sperimentato negli ultimi anni, e che avremo modo di descrivere in un prossimo lavoro.

[20] *Psicoterapia multisetting* e *setting esteso multifocale*, pur con due diverse denominazioni esprimono la medesima realtà di trattamento. Il primo termine viene utilizzato con maggior riferimento alla teoria, mentre il secondo termine viene utilizzato per l'elemento strumentale e metodologico.

[21] Il termine inglese *shifting*, dal verbo *to shift*, significa "spostamento", "traslazione". Concettualmente, il termine "spostamento" è compreso nella definizione di "estensione" del "setting *esteso* multifocale".

[22] In una forma simpatica, i partecipanti al gruppo diedero la denominazione "Gruppoterapeutico. Puntoaltamontagna" alla nostra prima esperienza di *outdoor setting* in alta quota sulle Dolomiti.

[23]Il termine inglese *debriefing* significa, nel linguaggio tecnico, "lettura" di quello che è avvenuto dopo ogni esercizio o attività. Verranno dedicate delle spiegazioni, relative all'attività di *debriefing* nell'*outdoor setting,* nei paragrafi successivi.

Nella *psicoterapia outdoor setting* ad alta quota, miriamo ad un *cambiamento* che, attraverso l'esperienza concreta di una progressiva (e sotto controllo) "temerarietà", sviluppi la coesione del gruppo "in cordata", il senso di solidarietà, l'adattabilità ai cambiamenti, lo sviluppo dell'iniziativa, la fiducia in se stessi e negli altri.

Vista la gradualità con la quale esponiamo alle difficoltà i nostri pazienti, non mettiamo tanto l'accento sul *reale livello di difficoltà* da affrontare, quanto sull'attivazione del *pieno coinvolgimento corporeo ed emotivo* dei pazienti, affinché mobilitino e mettano in gioco tutte le loro energie adulte e vitali disponibili, congiuntamente alle loro capacità cognitive e *metacognitive*[24], per realizzare i cambiamenti terapeutici contrattati e auspicati.

La psicoterapia *outdoor setting* è un tentativo scientifico di espansione del vago concetto di *unitarietà* corpo-mente, spesso abusato in letteratura filosofica, mediante delle fasi terapeutiche progettate di *analisi* (a partire fin dal 1° Focus), *disintegrazione/destrutturazione* e *integrazione/ristrutturazione*, con le quali il paziente arriva a sperimentare la propria *unitarietà*, pur nelle differenze di tutti gli elementi che lo costituiscono (emozioni, corpo, posture, movimenti, forza, tono muscolare, respirazione, pensieri, fantasie, ricordi, desideri, valori, motivazioni, ecc.) e, attraverso le decisioni, direzionare i propri progetti di vita.

Il presupposto epistemologico, come avremo modo di approfondire nel capitolo secondo, è che il modo di funzionamento della persona è di tipo "circolare" e tutti gli elementi sopra citati contribuiscono alla complessa organizzazione della sua personalità. Nel quadro d'insieme dell'intero percorso della *psicoterapia multisetting*, si tratta di una teoria che applica, nella pratica psicoterapeutica, un tentativo di superamento degli approcci clinici usati in maniera tautologica e autoreferenziale, verso la costruzione di una teoria integrata e, al tempo stesso, complessa.

Una sintesi dello stile di partecipazione all'*outdoor setting* in alta quota

---

[24] Alcuni modelli psicoterapeutici lavorano prendendo in considerazione solo l'aspetto emotivo e corporeo e non quello cognitivo: la critica è che tali modelli non portano a cambiamenti duraturi nel tempo. Altri modelli tengono presente solo l'aspetto cognitivo e interpretativo dell'esperienza, privando il paziente del sentire corporeo e della ricerca di nuove possibilità di comportamento. La *psicoterapia multisetting*, in particolare nel 3° Focus dell'*outdoor setting*, si muove su più livelli della realtà: emozionale, cognitivo, comportamentale-corporeo e intuitivo-creativo e, modificando il mondo interno del paziente, lo porta ad attuare dei cambiamenti concreti nella vita quotidiana. Ma per stimolare le modalità di espressione cognitivo-emozionale è necessario sollecitare il livello immaginativo e intuitivo dell'esperienza, il cui linguaggio privilegiato è la "metafora", come avremo modo di approfondire nel capitolo sesto.

può essere esemplificato da alcune parti della lettera di invito ai pazienti di una delle nostre esperienze sulle Alpi (Dolomiti Bellunesi):

> Carissimi Alessia, Angela, Marta, Bruna, Cecilia, Carlo, Dario, Manuele, Tommaso, Gianna, Liliana, Nello, Mario, siamo arrivati a poco meno di un mese dalla nostra esperienza montana:
> "salire in su per ritrovarsi in sé",
> è la metafora che ci guiderà in quest'esperienza.
>
> [...] Per ritrovarsi "in sé", è necessario muoversi dal punto "zero", il "qui ed ora", intraprendere un viaggio di scoperta dello spazio incognito interno ed esterno. Attraverso l'esplorazione della dimensione interna, svolta nel mondo esterno, l'ambiente naturale, si acquisisce una maggiore consapevolezza di sé, tale da creare i presupposti per un nuovo avvicinamento, progressivo, al proprio mondo interno. Alla fine del viaggio non si è più come prima! Pensate al personaggio di Ulisse e il suo ritorno ad Itaca o il viaggio di Abramo verso una terra promessa, paradigmi del cammino dell'uomo.
>
> Abbiamo nella mente e nel cuore di farvi vivere un'esperienza unica; ci mettiamo in gioco con voi! I rimandi metaforici al mondo delle montagne, alle Alpi, alle Dolomiti e alle loro linee verticali, alla vertigine dell'abisso, ai camminamenti sulla cresta, alle arrampicate per arrivare in vetta, alle modalità di valutazione delle difficoltà e alla soluzione dei problemi, sono parte dell'esperienza del nostro vivere quotidiano.
>
> Nei nostri percorsi interiori, come se fossimo montagne da scalare o cime da raggiungere, ci arrampichiamo per esistere, per gridare la nostra presenza esistenziale nel mondo, per preservare la nostra psiche dalle insidie della mediocrità imperante, per potenziare quel nostro sé creativo, per liberare il nostro "Bambino" dagli attacchi del conformismo e dalla piattezza della cultura della banalità e dell'effimero, per rinnovare i fini e le mete dell'agire e della propria esistenza, per cercare, in una parola, il senso della vita [...].

Come avremo modo di approfondire in più parti del presente lavoro, nel processo della cura terapeutica sono implicati i "fattori soggettivi", ossia gli elementi che si riferiscono alla persona dello psicoterapeuta (il suo funzionamento psichico, la qualità del suo benessere emozionale) nonché l'interesse che egli prova nei confronti del paziente, tutti fattori che emergono come correlati al buon esito dei trattamenti[25]. E l'interesse non può essere solo meramente economico.

---

[25] M. Di Blasi, G. Lo Verso, *La psicologia clinica*, in «Rivista di psicologia clinica. Teorie e metodi dell'intervento», 1, 2006, pp. 8-12.

1.5. La psicoterapia *multisetting*

Nella *psicoterapia multisetting*, l'*estensione spazio-temporale del setting*[26], che andiamo proponendo nel *setting esteso multifocale*, come una *dinamica di cerchi concentrici in allargamento progressivo verso l'esterno*, contrasta con l'idea tradizionale del "setting", per lo più psicoanalitica, che vorrebbe che l'incontro sia riservato *solo* nello spazio dello "studio" e che, inoltre, tale spazio rimanga sempre uguale a se stesso e non subisca radicali trasformazioni: si pensi all'arredo, ai giorni, agli orari, ecc., sempre uguali.

In letteratura troviamo una strategia terapeutica, denominata "terapia multifocale" che, per la simile terminologia, può richiamare la *psicoterapia multisetting* e viene usata dallo psicoanalista P. Jeammet[27] con gli adolescenti e nel campo delle tossicodipendenze. Egli afferma che, se il funzionamento mentale del soggetto non può sopportare il rapporto psicoterapeutico "duale" (paziente-terapeuta), si può evitare tale relazione duale offrendo relazioni differenziate, mettendo in atto cioè una strategia terapeutica con due o più fuochi, per rendere sopportabile il legame terapeutico. Il giovane si confronta così con operatori diversi, quali il terapeuta individuale, il terapeuta di gruppo, il medico del Servizio per le tossicodipendenze.

A differenza della "terapia multifocale" di Jeammet, nella *psicoterapia multisetting*, invece, lo psicoterapeuta rimane sempre lo stesso e accompagna il paziente in una relazione "duale" (1° Focus), "di piccolo gruppo"

---

[26] Nell'ambito cognitivo, più confacente all'approccio della *psicoterapia multisetting*, oltre alla gestione dello spazio, fa parte del "setting" anche il *contesto collaborativo* che caratterizza la relazione, concettualizzato con tre diversi tipi di metafore: la metafora del ricercatore come supervisore alla ricerca (G.A. Kelly, *The Psychology of Personal Constructs,* New York, Norton, 1955), la metafora dello psicoterapeuta come strategicamente orientato (V.F. Guidano, *La complessità del Sé: un approccio sistemico-processuale alla psicopatologia e alla terapia cognitiva*, Torino, Bollati Boringhieri, 1988) e la metafora dello psicoterapeuta come base sicura (J.E. Bowlby, *Una base sicura. Applicazioni cliniche della teoria dell'attaccamento*, Milano, Raffaello Cortina Editore, 1988). Metafore che, partendo da presupposti teorici parzialmente differenziati, possono facilmente integrarsi nella prassi clinica (L. Cionini, *L'assessment*, in B. Bara (a cura di), *Nuovo Manuale di Psicoterapia cognitiva, vol. III – Patologie*, cit., pp. 15-81) e operativamente vengono resi tali nel percorso della *psicoterapia multisetting*.

[27] P. Jeammet, *La thérapie bifocale*, in *Adolescence* (Psychothérapie 2), Tomo 10, 2, pp. 371-383; cfr. A. Lo Russo, *Evoluzione dei Servizi per le tossicodipendenze: quando l'equipe diventa terapeutica*, in V. Sava, E. La Rosa (a cura di), *Lo spazio dei limiti. Prospettive psicoanalitiche nella psicoterapia delle tossicodipendenze*, Milano, Franco Angeli, 2006.

(2° Focus), "di grande gruppo" (3° Focus), utilizzando gli strumenti propri della psicoterapia e attivando sempre la dimensione metacognitiva per tutto il percorso terapeutico.

Ricordiamo che il *setting* terapeutico non esiste in natura, ma è un contesto relazionale artificiale, una costruzione culturale e concettuale. Il setting rende possibile la creazione, nel paziente, di uno spazio mentale all'interno del quale vengono vissute e condivise vicende psichiche e relazionali significative e profonde[28]. Il setting è, dunque, un campo mentale duale, di piccolo gruppo e di grande gruppo che si costruisce e si condivide nel rapporto tra paziente e psicoterapeuta.

Volendo essere radicali ed estremizzando il concetto di *setting esteso multifocale*, si può affermare che possiamo scegliere un qualsiasi "spazio vuoto" e chiamarlo *setting*; il paziente vive nel *qui ed ora* questo spazio da protagonista e il terapeuta, con il suo bagaglio di esperienza clinica e di competenze, lo vive e si espone con lui: questo è quanto serve affinché abbia inizio un'*azione terapeutica*. Il resto, per "riempire" lo spazio, lo fa il mondo emozionale ed immaginativo non solo del paziente, ma anche dello psicoterapeuta, insieme alle sue competenze tecniche, *onticamente* coinvolto con lui nella relazione terapeutica[29].

1.5.1. L'intenzionalità terapeutica

All'interno di una psicoterapia *outdoor setting*, l'esperienza di indurre uno *scompenso* ad un paziente per vincere delle sue ansie fobiche, riferite al suo senso di incapacità o di inadeguatezza, è quella di permettergli di verificare in *outdoor setting* alcuni *schemi cognitivo-emotivi* connessi con la sua identità.

---

[28] S. Di Nuovo, G. Lo Verso, M. Di Blasi, F. Giannone, *Valutare le psicoterapie: la ricerca italiana*, Milano, Franco Angeli, 1998; S. Di Nuovo, G. Lo Verso, *La cura relazionale*, Milano, Raffaello Cortina Editore, 2006.

[29] S. Paluzzi, *Manuale di psicologia*, cit., p. 283. Considero il colloquio psicologico «una *relazione ontica* all'interno della quale si costruisce un processo di conversazione guidata, caratterizzata dall'attiva interazione dei partecipanti e durante la quale due persone scambiano opinioni, informazioni, emozioni, per raggiungere degli obiettivi concordati o da concordare» (p. 283). Con la specificazione del termine "relazione ontica", nella definizione generale di colloquio, intendo recuperare, sia nella prassi clinica che nella formazione, una maggiore attenzione, da parte dell'operatore, a quella tensione etica del proprio stare-nella-relazione con l'utente, spesso sottovalutata a motivo di una polarizzazione eccessiva sulle "tecniche" da adottare e del "dover fare", che rischia di cadere nel "tecnicismo": l'utente non è un "oggetto" da esaminare, ma una persona da accogliere (ivi, pp. 283-284).

Tali schemi sono già stati presi in considerazione nel *setting* dello studio e, nell'*outdoor setting*, *l'intenzione terapeutica* è quella di attivare un riordinamento complessivo nella direzione di una *ristrutturazione positiva della sua identità*, magari, dopo averli affrontati nel *qui ed ora* dell'*esperienza diretta* su una parete di montagna. È possibile riorganizzare l'esperienza effettuata nel dopo esperienza, mediante lo strumento del *feedback collettivo* nel *debriefing serale* o *conclusivo*.

Sarà il paziente stesso che dovrà *effettuare la ricostruzione* delle conoscenze relative a sé. Compito del terapeuta è aiutarlo ed accompagnarlo nel percorso di autoconoscenza, sostenendolo nei momenti emotivamente più difficili o cognitivamente conflittuali (*metodo socratico*)[30].

---

[30] Nella psicoterapia cognitiva, per favorire la collaborazione con i pazienti e accrescere l'osservazione di se stessi, si dà grande importanza all'uso di domande: questo approccio è denominato "metodo socratico" (A.T. Beck, G. Emery, *L'ansia e le fobie*, Roma, Astrolabio, 1988; V.F. Guidano, G. Liotti, *Cognitive processes and emotional disorders: A structural approach to psychotherapy*, New York, Guilford, 1983) o "metodo maieutico" (L. Cionini, *La psicoterapia cognitivo-costruttivista*, in O. Codispoti, C. Clementel (a cura di), *Psicologia clinica. Modelli, metodi, trattamenti,* Roma, Carocci Editore, 2005, pp. 387-399). "Maieutica" è il termine che definisce il metodo utilizzato da Socrate per aiutare i suoi discepoli a "partorire la verità". La metodologia maieutica utilizzata in psicoterapia cognitiva corrisponde, nei suoi aspetti generali, all'approccio socratico, intendendo per "verità" quella soggettiva e non quella ontologica. L'obiettivo terapeutico è aiutare il paziente a prendere coscienza delle proprie strutture di conoscenza automatiche ed inconsce esprimibili verbalmente e delle relazioni intercorrenti tra esse. L'analisi è condotta mediante un processo prevalentemente inferenziale, inducendo il paziente ad osservarsi, assumendo il punto di vista di un osservatore esterno. È fondamentale che lo psicoterapeuta, nel condurre questo lavoro, metta da parte sia i propri personali processi logici, sia i principi generali di una logica astrattamente razionale, per calarsi nella "logica" del paziente, limitandosi ad accompagnarlo durante il processo di ricostruzione interna. Lo psicoterapeuta, assumendo provvisoriamente come valida qualsiasi asserzione del paziente e gli assunti via via identificati, si limita ad aiutarlo a verificarne la verità interna (la non contraddittorietà rispetto ad altre parti del suo sistema di conoscenza) e, di fronte all'emergere di incoerenze, lo aiuta a ricostruirne un possibile significato. Il presupposto di base di questo metodo terapeutico è che qualsiasi sistema conoscitivo presenta una propria logica interna strettamente coerente. Le contraddizioni che emergono risultano sempre interpretabili e risolvibili quando si colgono i principi sovraordinati che garantiscono la coerenza complessiva dell'intero sistema. Di fronte ad un'incoerenza, lo psicoterapeuta sottolinea come qualsiasi convinzione o schema apparentemente irrazionale, se presente nel suo sistema, ha una sua ragione d'essere, nel senso che è funzionale a qualche obiettivo personale, anche se non evidente. In tal senso, lo psicoterapeuta invece di indurre il paziente a "combattere" le sue costruzioni irrazionali, lo stimola a comprendere gli scopi, i desideri, i bisogni affettivi cui corrispondono (ivi, p. 395). L'uso del metodo socratico richiede tempo e ha una sua efficacia per spiegare le più comuni *distorsioni cognitive* del paziente e guidarlo, dopo una loro comprensione, verso la loro correzione (C. Perris, *Terapia cognitiva con i pazienti schizofrenici*, cit.).

1.5.2. Facilitatori del passaggio dal "capire" al "sentire"

L'acquisizione di nuove conoscenze su di sé non può essere esclusivamente razionale, ma deve essere sentito e vissuto emotivamente. Un paziente può comprendere razionalmente molte cose relative al modo in cui funzionano i propri processi psichici, senza che questo induca cambiamenti interni significativi.

Si tratta di riattivare e rivivere nell'*outdoor setting* le sensazioni di paura o di abbandono che non sono mai state espresse e sono state, quindi, inibite o mascherate. Per facilitare il paziente nel passaggio dal *capire* al *sentire* possono essere utilizzate tecniche specifiche di lavoro sulle emozioni ed un uso differenziato del setting.

Ritengo che in un "setting" (*indoor* o *outdoor*) e all'interno di una "relazione terapeutica" *individuale* o di *gruppo*, lo psicoterapeuta è un "accelleratore" dei processi mentali e un supervisore dell'"ordinamento auto-organizzato" del paziente, oltre che, come direbbe Guidano[31], "un perturbatore strategicamente orientato".

Nel setting individuale dello studio, terapeuta e paziente interagiscono stando seduti uno di fronte all'altro. Tale *posizione frontale*, privilegiando la comunicazione verbale, presenta dei limiti quando ci si propone di lavorare più direttamente sul piano delle emozioni[32].

Ritengo che la *psicoterapia multisetting* presenti una maggiore flessibilità e funzionalità rispetto agli obiettivi terapeutici perseguiti solo durante il trattamento nello studio terapeutico.

---

[31] V.F. Guidano, *La complessità del Sé: un approccio sistemico-processuale alla psicopatologia e alla terapia cognitiva,* cit.

[32] F. Perls (F. Perls, *L'approccio della Gestalt. Testimone oculare della terapia*, Roma, Astrolabio, 1977) è convinto che ogni individuo cerca la propria *Gestalt*, ossia la propria "buona forma" intesa come equilibrio tra la realizzazione di sé, l'espressione delle proprie risorse e la comunicazione con gli altri. In termini di psicologia della percezione, egli afferma che per conseguire tale armonia non è sufficiente una tecnica colloquiale, sia pure molto rispettosa dell'altro, perché occorre coinvolgere tutto l'organismo come corpo, emozioni e pensiero in un progetto di crescita complessiva. È soprattutto con l'attenzione al *piano delle emozioni*, come cerniera tra la mente e il corpo, che si mira ad aiutare la persona a correggere quelle abitudini che nella nostra cultura possono indurlo a sottovalutare i segnali corporei. Ascoltare un'emozione significa prima di tutto percepire come si respira, come batte il proprio cuore, come cambia la temperatura del corpo e come i muscoli si contraggono o si rilassano: può succedere che la persona si "accorga di essere emozionato", ancora prima di capire cosa stia succedendo e perché si sia emozionato (P. Cundo, *Le psicoterapie umanistiche,* in O. Codispoti, C. Clementel (a cura di), *Psicologia clinica. Modelli, metodi, trattamenti*, cit., pp. 401-412). Questa esperienza "dell'ascolto delle emozioni" è uno degli strumenti privilegiati che utilizziamo nella psicoterapia *outdoor setting* in alta quota.

Creare delle condizioni in cui è necessario fare attenzione ai propri segnali corporei o alle proprie sensazioni emozionali, incrementare le sensazioni di vicinanza e di comunicazione emotiva con il terapeuta, può permettere al paziente di rivivere nel *qui ed ora,* nel setting esteso dell'*outdoor setting,* situazioni reali o immaginative connotate da un'intensa valenza emotiva.

In alcune fasi del processo terapeutico, durante un'*outdoor setting,* è più opportuno ricorrere a procedure *non verbali* che permettano al paziente di *entrare in contatto* con le sue sensazioni, facendogli rivivere nel *qui ed ora* del *setting esteso multifocale* le emozioni sulle quali si sta lavorando, in modo che egli possa calarvisi dentro, concentrarsi su ciò che sta provando ed eventualmente tentare di esprimerlo (v. la tecnica delle "fantasie guidate"[33], la tecnica delle "due sedie"[34] e la tecnica della "moviola"[35]) affidando ad un momento successivo, nel *Focus* della terapia *nel* gruppo, la rielaborazione dell'esperienza mediante il *feed-back*[36] e il *debriefing* (v. paragrafi successivi).

Alla fine della specifica esperienza, si torna a "parlare di emozioni" per riflettere su ciò che è avvenuto, ricostruirlo in termini di *significato* e integrarlo, nel *reframing* (v. paragrafi successivi), con la propria autoconoscenza verbalizzabile e consapevole[37].

---

[33] La tecnica delle *fantasie guidate* viene utilizzata dallo psicoterapeuta per potenziare nel paziente la consapevolezza e l'ascolto di sé, mediante la scoperta della propria sensibilità e del proprio mondo interno. Durante l'esercizio occorre istruire il paziente a sospendere l'atteggiamento di autocritica, perché questo può inibire il suo "fluire emotivo". Quando l'esercizio delle fantasie guidate viene proposto nel gruppo, si procede a realizzare la condivisione del proprio vissuto nel gruppo stesso, sollecitando ogni componente a porsi le seguenti domande: 1) cosa scopro di me stesso; 2) cosa mi fa ricordare questa esperienza; 3) dove vi riconosco alcune parti della mia vita. Un'applicazione di questo esercizio viene presentata nel capitolo quarto, al paragrafo: "le attività all'aperto" (cfr. M. BIAVATI, *La relazione che cura*, Bologna, EDB, 2006, pp. 33-35).

[34] Questa tecnica verrà spiegata nella nota del capitolo quinto par. 5.1.

[35] Tale tecnica verrà spiegata nel capitolo secondo par. 2.4.6.

[36] Al termine di diverse esperienze condotte con i pazienti, intese come sessioni di lavoro sia all'aperto che al chiuso, viene suggerito loro, da noi psicoterapeuti, di comunicare il loro vissuto con dei *feedback,* al fine di favorire nei componenti del gruppo l'espressione di cosa si è provato durante l'esperienza e quali reazioni si sono avute nei confronti degli altri. Il *feedback,* per chi lo comunica e per chi lo ascolta, non può essere né un giudizio né un'interpretazione, ma può essere espresso attraverso *sensazioni, emozioni* e *immagini* verso l'altro. Noi psicoterapeuti "orchestriamo" i feedback dei partecipanti vigilando affinché siano espletati secondo le modalità descritte.

[37] V.F. GUIDANO, *Il Sé nel suo divenire: verso una terapia cognitiva post-razionalista,* cit.

1.6. Il "setting esteso multifocale": una procedura metodologica di lavoro

Come già illustrato, in generale, la *psicoterapia multisetting* utilizza un "setting esteso multifocale" di questo tipo: a) *1° Focus*: la psicoterapia individuale; b) *2° Focus*: la terapia *nel* gruppo in co-terapia (coniugi Paluzzi); c) *3° Focus*: psicoterapia *outdoor setting* M.A.C.R.O.

1.6.1. 1° Focus/setting

Specificando ulteriormente, con riferimento al 1° Focus, i pazienti, che partecipano al programma terapeutico della *psicoterapia multisetting*, sono tutti seguiti individualmente (settimanalmente o quindicinalmente).

In tale trattamento psicoterapeutico, nella prima fase di valutazione clinica, i pazienti vengono invitati a sottoporsi ad indagine psicodiagnostica, mediante una batteria di test (questionari di personalità autovalutativi e test proiettivi), somministrati da uno degli psicodiagnosti collaboratori del Centro Clinico. Il referto viene restituito e commentato con il paziente in una seduta successiva, in un clima di aperta confrontazione, rispetto alle note cliniche e valutative riscontrate.

A volte, i pazienti che sono stati valutati come portatori di *disturbi clinici* (Asse I del DSM-IV-TR)[38], tali da richiedere un supporto farmacologico, sono stati inviati per un consulto ad uno psichiatra di loro conoscenza o, su loro richiesta, ad uno dei colleghi, che operano in strutture pubbliche o private. Nel caso in cui abbiano necessitato della cura farmacologica, mantengono con loro il rapporto medico per il trattamento farmacologico stesso (*4° Focus-extra*).

Questo 1° Focus, punto importante di partenza della *psicoterapia multisetting*, verrà approfondito analiticamente nel capitolo terzo.

1.6.2. 2° Focus/setting

Con riferimento al *2° Focus*, i pazienti seguiti individualmente vengono inseriti nella terapia *nel* gruppo, condotta in co-terapia (con frequenza quindicinale), alternando settimanalmente il lavoro individuale con quello di gruppo. Da specificare che l'inserimento del paziente nel gruppo avvie-

---

[38] American Psychiatric Association, *Manuale Diagnostico e Statistico dei Disturbi Mentali* (DSM-IV-TR), tr. it. Milano, Masson, 2000.

ne solo dopo che ha maturato un congruo tempo nel lavoro individuale, variabile da persona a persona, in dipendenza sia del tipo di problematica presentata e sia della costruzione di una fiduciosa *alleanza terapeutica*[39].

1.6.3. 3° Focus/setting

Il *3° Focus* è la *psicoterapia outdoor setting*: è l'opportunità che viene offerta ai componenti del gruppo per produrre cambiamento e "ridecisioni"[40], con lo scopo di raggiungere gli obiettivi che sono elencati nei paragrafi successivi.

1.6.3.1. La psicoterapia outdoor setting: dal setting "interno" al setting "outdoor" dell'ambiente naturale

In letteratura, la dimensione del *setting* è stata affrontata da varie prospettive psicologiche, ma quasi sempre di derivazione psicoanalitica[41].

Ricordando la concezione di Freud sul *setting*, l'autore utilizza la *metafora* delle condizioni di "sterilizzazione" ambientale ed emotiva che rendono possibile al chirurgo portare a compimento il proprio operato in uno *spazio* e in un *tempo* definito.

Questa e molte altre definizioni, basate su una concezione di stampo medico o psicoanalitico, hanno avuto un *effetto riduttivo* sulle potenzialità inerenti a quella dimensione terapeutica che viene definita *setting.*

Di norma, in letteratura riscontriamo che il *luogo fisico,* in cui avviene la consultazione psicologica, è una *stanza* sufficientemente comoda (*setting interno*), in cui si possa stare tranquilli, senza essere disturbati né interrotti e in cui sia favorita un'adeguata concentrazione[42].

Tradizionalmente, lo psicoterapeuta istituisce uno *spazio*, all'interno

---

[39] V. Lingiardi, *L'alleanza terapeutica. Teoria, clinica, ricerca*, Milano, Raffaello Cortina Editore, 2002.

[40] M. Goulding, R. Goulding, *Il cambiamento di vita nella terapia ridecisionale*, Roma, Astrolabio, 1983.

[41] A.A. Semi, *Tecnica del colloquio*, Milano, Raffaello Cortina Editore, 1985.

[42] Come per lo spazio, anche a proposito del *tempo*, nell'ambito di un *modello psicodinamico*, la garanzia di un tempo ben definito e delimitato in cui collocare la richiesta, normalmente circa un'ora per il colloquio, sembra essere una condizione fondamentale dell'accoglienza dell'altro. Volendo precisare meglio, esiste un *tempo della relazione terapeutica*, che è il tempo dedicato complessivamente al trattamento psicoterapeutico; un *tempo del paziente*, ossia il tempo per elaborare quanto avviene all'interno della seduta, tra una seduta e l'altra; un *tempo del terapeuta*, per pensare a quanto è avvenuto nella seduta, rielaborare i dati per andare nella direzione degli obiettivi terapeutici.

del quale si svolge un *processo relazionale*, e un *tempo*, finito, che contiene lo stesso *svolgersi relazionale*.

In altre parole, lo psicoterapeuta definisce una serie di *coordinate spazio-temporali*, che definiamo *universo terapeutico* o *mosaico terapeutico*, contenitore della dinamica interazionale terapeuta-paziente e della loro *alleanza terapeutica*. L'incontro tra psicoterapeuta e paziente, fin dal primo momento, non è un incontro qualsiasi, ma il terapeuta affronta, continuamente, dall'inizio della relazione con lui, le problematiche poste dal richiedente. Ossia, lo psicoterapeuta sarà sintonizzato in un *dialogo interno* a se stesso (*metacognizione*) e in un *dialogo relazionale*, comunicazionale e *meta-comunicazionale*, sempre in funzione degli obiettivi terapeutici concordati o da concordare con il paziente[43].

Alcuni autori sostengono che, per garantire un setting adeguato, è fondamentale che all'interno della *relazione terapeutica* il paziente sperimenti una condizione di sicurezza e di stabilità, ossia che sia possibile sperimentare un sentimento di fiducia di fondo, chiari confini interpersonali, sostegno al *contatto con la realtà* e forte sensazione di ricevere un appoggio e un contenimento appropriati[44].

Nella *psicoterapia outdoor setting*, l'*esperienza residenziale* permette al paziente di poter vivere e sperimentare quanto sopradetto.

Infatti, lo stare a contatto con *l'umanità* della persona dello psicoterapeuta[45], sia nelle sessioni di lavoro di gruppo (che evocano e danno continuità all'esperienza di gruppo condotta in sede), sia nelle sessioni di escursione ambientalistica (scalate, ferrate, ecc.) che in tanti altri momenti della giornata (i pasti, le pause di relax, la serata artistica, ecc.), permette al paziente quell'esperienza di *contatto con la realtà* che accelera il venir meno di aspettative, proiezioni e idealizzazioni. Queste componenti, in una fase avanzata della psicoterapia, si auspica diventino oggetto di *metacomunicazione*, per produrre un cambiamento nella direzione di aumentare le capacità cognitive e *metacognitive* del paziente. A titolo di esempio, riporto alcuni commenti dei pazienti dal *debriefing a distanza*, rispetto ai concetti sopra esposti:

---

43 S. Paluzzi, *Manuale di psicologia*, cit.

44 A.A. Semi, *op. cit.*

45 Gli psicoterapeuti cognitivi non condannano l'uso dell'*autosvelamento* nel contatto con i loro pazienti (parlare di se stessi, della propria famiglia o di episodi della propria vita quotidiana); anzi, l'*autosvelamento* è un modo efficace e indiretto di proporsi come esempio e stabilire una relazione di umanità (C. Perris, *Terapia cognitiva con i pazienti schizofrenici*, cit.).

«A)[46] Personalmente, ho vissuto la persona di S. come capo guida nelle escursioni, come punto di riferimento, oltre ad A., durante gli esercizi psicoterapeutici.

Questo viaggio mi ha permesso di conoscere S. oltre che da psicologo, anche come persona; ho sentito questo, soprattutto, quando S. ha voluto parlare un po' della sua storia[47]. Ha parlato di accettare l'altro come via per liberare i "lacci" che ci impediscono di arrivare in vetta, ed è stato, quindi, tramite la descrizione delle sue esperienze, un esempio per me. Ritornata a valle, ho messo in pratica questo consiglio, ed ho osservato che veramente è vero».

«B) Questo viaggio mi ha permesso di conoscere A. al di fuori delle sedute psicoterapeutiche; anche lei, come S., ha voluto parlare un po' di sé, mettendosi in gioco; questo l'ho apprezzato tanto perché ho capito che A. ha un rapporto profondo con i pazienti, ho visto un grande amore verso le persone.

Un altro momento in cui sono stata felice è stato quando A. ha condiviso con me un momento di commozione subito dopo aver "gridato" verso la valle.

Inoltre mi ha colpito la sua perseveranza poiché, nonostante le difficoltà fisiche, ci ha seguito in tutte le scalate, questo mi ha fatto vedere in lei una grande forza».

«C-D) Penso che durante gli esercizi psicoterapeutici S. e A. si siano completati a vicenda. Sono stati anche esempio per me come coppia alternativa a quelle che conosco».

Alessia

«C) È una coppia molto bella e illuminata, sia dal punto di vista professionale, che familiare. Il bello sta nel fatto che fuori dalla terapia si comportano come tutte le coppie familiari (incomprensioni, educazione dei figli, amore tra loro, ecc.); questo rende testimonianza al fatto che la terapia è uno strumento di aiuto a coloro che hanno delle difficoltà personali e non una forma di alienazione o perfezione della "persona", frainteso molto spesso».

«A) Una sera che stavamo andando a prendere un caffè, fuori dell'albergo, con S. e il mio *tween* F. prima della serata artistica, ho avvertito in S.

[46] Le lettere maiuscole contrassegnate con A), B), C), C-D), ecc. si riferiscono al questionario di *debriefing a distanza*, proposto ai pazienti partecipanti, su cui scrivono le loro risposte, in prospettiva del lavoro terapeutico successivo al periodo residenziale all'*outdoor setting.*

[47] Questa espressione va riferita al concetto di "autosvelamento".

un senso di protezione. Nel senso che, siccome stava piovendo, lui teneva l'ombrello al centro e ci teneva sottobraccio e scherzavamo; lì ho sentito un amico che mi voleva bene».

«B) A. è una sicurezza! Con un ginocchio malandato è stata capace di affrontare escursioni e ferrate. Non ho altro da aggiungere, ma posso dire che a livello di volontà è da prendere come esempio».

Mauro

In altre parole, mentre continua ad avvenire l'inevitabile processo di proiezione del paziente sulla persona dello psicoterapeuta (con le caratteristiche proprie dei diversi tratti di personalità dei pazienti), avviato soprattutto nel 1° e nel 2° Focus, contemporaneamente, nel 3° Focus della *psicoterapia outdoor setting*, si dà strategicamente la possibilità alla *relazione terapeutica* di introdurre elementi depotenzianti le illusioni e le idealizzazioni. In linea con la psicoterapia cognitivista costruttivista[48], esse

[48] A livello epistemologico è possibile riscontrare una differenziazione ampiamente diffusa tra terapie cognitive *razionaliste* e quelle *costruttiviste* (M.J. Mahoney, *Human change processes. The scientific foundations of psychotherapy*, New York, Basic Books, 1991). Secondo Chiari e Nuzzo (G. Chiari, M.L. Nuzzo, *Le basi epistemologiche delle psicoterapie cognitive*, in B. Bara (a cura di), *Manuale di psicoterapia cognitiva*, cit., pp. 21-40), nello sviluppare il tema delle basi epistemologiche delle psicoterapie cognitive, la *visione razionalista* si basa sul realismo, cioè sull'assunto che esista un'unica realtà esterna all'osservatore. Sul piano epistemologico, tale realtà si rivela attraverso gli organi di senso e, in linea con il razionalismo filosofico, la conoscenza che ne deriva può essere considerata valida (cioè corrispondente al mondo reale) grazie all'uso della logica e della ragione. La *visione costruttivista,* fondandosi sul paradigma della complessità, abbandona invece l'idea che esista un'unica realtà, a favore di un relativismo che ammette l'esistenza di tante realtà quante sono le costruzioni individuali di ordinamento dell'esperienza. Rispetto alla nozione di "causalità" (connessa alla spiegazione dell'apprendimento, dello sviluppo e del cambiamento) la *visione razionalista* aderisce alla concezione tipica dell'associazionismo, che implica la concatenazione lineare di eventi discreti, mentre la *visione costruttivista* considera lo sviluppo una trasformazione delle strutture cognitive nella direzione di un aumento della complessità del sistema. A proposito della natura delle "rappresentazioni", nella *visione costruttivista* le rappresentazioni sono "costruzioni prevalentemente tacite di ordinamento", mentre nella *visione razionalista* esse sono copie accurate che corrispondono al mondo "reale". In tal senso, la supremazia del cervello sul corpo e la supremazia della ragione (processi intellettivi superiori) sulle sensazioni e sulle azioni, proprie della *visione razionalista*, vengono sostituite, nella *visione costruttivista*, da un'inseparabilità strutturale e funzionale tra pensiero, sensazione e azione. Di conseguenza, sul piano del trattamento terapeutico, laddove le emozioni intense e negative vengono considerate come problemi nelle *teorie razionaliste* (e come tali da controllare e da eliminare), le stesse vengono viste, nelle *teorie costruttiviste*, come importanti processi di conoscenza e di sviluppo della persona (L. Cionini, *La psicoterapia cognitivo-costruttivista*, in O. Codispoti, C. Clementel (a cura di), *Psicologia clinica. Modelli, metodi, trattamenti,* cit., pp. 387-399). Altri appro-

produrranno il loro *equilibrio autorganizzante* quando il paziente avrà le risorse *metacognitive* per poter costruire sia la realtà terapeutica sia la realtà relazionale sociale su nuovi parametri, ulteriormente da calibrare nel *debriefing* e nella psicoterapia in sede (1° e 2° Focus).

In definitiva, nella *psicoterapia outdoor setting* in montagna, ricerchiamo uno *spazio costituito dall'ambiente naturale*, pertanto si organizzano all'aria aperta diverse *sessioni di lavoro terapeutico*: sul lago, lungo i ruscelli, sulle creste, nelle gole, in cima. Tali situazioni variegate richiedono un impegno globale dei pazienti a livello fisico, emozionale e intellettuale, a contatto diretto con la natura e con lo sforzo dei compagni di escursione.

Un ambiente naturale costituito da boschi, pascoli e versanti rocciosi viene da noi ricercato come uno degli strumenti importanti per il successo del lavoro terapeutico. L'ambientazione naturale deve rappresentare un *contrasto stimolante alla vita quotidiana* dei pazienti, per favorire la coesione tra loro, l'iniziativa, la curiosità, la responsabilità, l'autonomia e il cambiamento.

Per esemplificare quanto detto, riporto il caso di una giornata di escursione in montagna, come nella ferrata Ivano Dibona sul Monte Cristallo, in alta quota (oltre i 3000 metri), in cui noi psicoterapeuti ci apprestiamo a vivere con i pazienti l'esperienza di rimanere "appesi" con moschettoni e corde sui dirupi rocciosi.

Dai resoconti dei nostri pazienti, abbiamo constatato che il contatto emotivo, la vicinanza fisica in una situazione di potenziale pericolo e i nostri incoraggiamenti su quanto stanno "osando" in quel momento, fanno affiorare in loro *nuove esperienze emotive* e *nuovi toni al proprio sentire* e al proprio vissuto della *relazione terapeutica* con noi. Tali esperienze verranno ri-organizzate successivamente, immediatamente dopo l'esperienza, nella riflessione finale collettiva (*debriefing finale*) o alla "moviola" (nel 1° e 2° Focus, in sede a Roma).

Dagli *Appunti di viaggio e Note tecniche*[49]:

---

fondimenti dello sviluppo della psicoterapia cognitiva sono riportati nel capitolo secondo del presente lavoro.

[49] Ho preso l'abitudine di portare con me, oltre ai quaderni di lavoro, i piccoli blocchetti *Moleskine* su cui appunto pensieri, intuizioni, brevi resoconti, disegni, durante e dopo le esperienze di viaggio, come mio patrimonio personale. Nella stesura del presente lavoro si farà riferimento a questo materiale ogni volta che si citerà "Appunti di viaggio e Note tecniche".

Alessia, di ritorno da una ferrata sul Monte Cristallo, rivedendosi nella videoregistrazione, ci confessò che non avrebbe mai pensato di riuscire a fare quello che stava facendo. Mentre vedevamo la videoripresa disse: "Ma sono proprio io che sto scalando questa parete! Non ci avrei mai potuto credere!... Comunque, se non era per te che mi stavi vicino [riferito allo psicoterapeuta] ... che pazienza che hai avuto ... però, hai visto che risultato!".

1.6.3.2. La psicoterapia outdoor setting: sulle Alpi "cattedrali della terra"

Il contesto di alta montagna nel quale svolgiamo prevalentemente la nostra attività della psicoterapia *outdoor setting* è costituito dalla magnifica corona delle Alpi.

John Ruskin (1819-1900), esploratore e studioso inglese, ha usato per esse l'espressione "le cattedrali della terra". Un'immagine ispirata dalle grandi masse che si elevano torreggiando, con il loro slancio verticale e con le loro guglie, e che suggeriscono le forme innalzate delle chiese gotiche[50].

Dagli *Appunti di viaggio e Note tecniche*:

> Oggi ho la sensazione di trovarmi di fronte alle guglie di un'immensa cattedrale gotica. I Cadini di Misurina, visti da sud-est e dal sentiero verso il lago Sorapiss evocano la maestà di una chiesa eretta al centro di estese valli boschive: immagino ogni abete una persona, una folla di abeti, un'umanità intera si reca composta al suo interno per celebrare con il medesimo canto di ingresso una lode al suo Creatore.

Le Alpi furono per Ruskin un paradigma di maestosità e di bellezza. Egli le volle conoscere, studiare, descrivere, disegnare e dipingere in tutti i loro aspetti geologici, climatici, botanici, umani, nelle loro forme, nei loro colori, nei loro cieli e nelle loro luci.

Nei secoli passati, le alte montagne hanno suscitato sentimenti diversi, legati in un modo o nell'altro all'*esperienza religiosa*. Come afferma Castelnuovo[51], senza risalire necessariamente all'Olimpo, sede degli dèi, si possono ricordare i tempi in cui le loro deserte, inospitali, minacciose solitudini erano viste negativamente, dal popolo della valle e della pianura, come se fossero un castigo della divinità.

---

[50] E. Castelnuovo, *Il profeta delle Alpi*, in M. Ferrazza, *Cattedrali della terra. John Ruskin sulle Alpi*, Torino, CDA & VIVALDA Editori, 2008, pp. 5-13.

[51] Ivi, p. 5.

Questa era l'opinione prevalente nel mondo anglosassone, almeno fino a quando il reverendo Thomas Burnet, alla fine del Seicento, scrive un libro emozionante, misto di stupore, terrore e ammirazione, ispirato al paesaggio delle Alpi.

Le parole con cui Burnet evoca il paesaggio alpino sembrano ricercate per provocare meraviglia e ammirazione mista alla paura; egli scrive:

> Immaginiamo che un uomo addormentatosi in un paese di pianura sia trasportato sulle Alpi e lasciato qui sulla cima della più alta montagna, quando si sveglierà e si guarderà intorno penserà di essere in un luogo incantato, in un altro mondo. Ogni cosa gli apparirà diversa, vedrà da ogni lato una moltitudine di corpi grandiosi gettati insieme nella confusione ... ai suoi piedi si aprono profonde valli ... udirà il tuono giungergli dal basso e nuvole nere sospese sotto di lui. Non gli sarà facile convincersi di trovarsi sulla medesima terra[52].

Nel Settecento, pittori come Caspar Wolf, illustrano i diversi aspetti delle Alpi, in cui coesistono la bellezza dell'irregolarità, presente nelle montagne così come nell'architettura gotica, e l'afflato religioso che le circonda.

Anche il poeta Thomas Gray, nello stesso secolo di Wolf, a proposito dei paesaggi alpini, scrive:

> Non c'è precipizio, torrente o rupe che non sia pregno di religione e di poesia, sono spettacoli che spingerebbero un ateo alla fede senza bisogno di altri argomenti[53].

Con tali richiami al sentimento religioso e all'architettura gotica, siamo già sulla via della definizione di Ruskin, nell'Ottocento, delle Alpi come "cattedrali della terra".

Nella prima metà dell'Ottocento, epoca di vita di Ruskin, gli album illustrati con vedute dei Paesi europei hanno un notevole successo fra la borghesia inglese che si sta affermando, come classe di élite, sul finire della rivoluzione industriale. Questo genere di costose pubblicazioni, insieme alla poesia romantica, è un potente stimolo che fa scattare in tanti inglesi benestanti la voglia di partire e visitare di persona i luoghi descritti.

---

[52] Cit. in E. Castelnuovo, *op. cit.*, pp. 6-7.
[53] Ivi, p. 7.

I poeti romantici privilegiano nei loro versi i grandi scenari naturali in cui acqua, terra, cielo e vegetazione si incontrano[54]. I romantici favoriscono il formarsi di una nuova sensibilità nei confronti del paesaggio e un cambiamento notevole nelle abitudini dei viaggiatori.

Molti cacciatori e cercatori di cristalli si trasformano in *guide alpine*; nascono i primi alberghi e i turisti accorrono sempre più numerosi ai piedi delle Alpi, soprattutto del Monte Bianco.

Per i poeti di questo periodo (Lord Byron, Shelley, ed altri) le montagne non sono un semplice sfondo davanti al quale si svolgono i drammi dei protagonisti, ma sono elementi centrali nell'economia delle loro opere, importanti quanto i personaggi ed essenziali nella definizione dell'estetica romantica[55].

Specialmente in Gran Bretagna, nel corso del XVIII e nella prima metà del XIX secolo, molti sono gli artisti che, lavorando nel rapporto tra arte e natura, si muovono nell'ambito della tradizione estetica romantica. L'artista, per poter rendere la natura, deve fuggire da ogni generalizzazione ed essere capace di trasformarsi in scienziato per penetrare i segreti delle nuvole, delle rocce, dell'acqua e delle foglie. Secondo Ferrazza[56], ad esempio, non c'è contraddizione fra il Ruskin geologo e il Ruskin pittore o critico d'arte; anzi, proprio l'attenzione agli aspetti scientifici e di classificazione acuiscono in lui la capacità di osservazione, capacità, che a suo giudizio, non deve mancare a ogni buon poeta o pittore.

Ma l'artista non deve tendere all'*imitazione* della natura, al contrario, deve *sapere osservarla* e *reinterpretarla* con umiltà e onestà, deve *sapersi emozionare*, ritrovando la propria identità e la propria innocenza. A tal proposito, Ruskin, nel 1844 scrive:

> Vedere le montagne come tanti cumuli di terra l'uno uguale all'altro, le rocce come tanti agglomerati di materia l'uno uguale all'altro, gli alberi come cumuli di foglie l'uno uguale all'altro, non sono questi certamente i sintomi di una profonda sensibilità ed intelligenza. La nostra conoscenza si accresce, si accresce la sensibilità e proporzionalmente aumenta la capacità di cogliere le differenze; ma le differenze servono per raggiungere una più perfetta unità. Nei pensieri del contadino le pietre gettate su un campo sono come sono, una uguale all'altra, senza alcun rapporto che le unisca.

---

[54] M. Ferrazza, *Cattedrali della terra. John Ruskin sulle Alpi*, cit., p. 23.
[55] Ivi, p. 25.
[56] Ivi, p. 105.

Il geologo coglie le differenze tra l'una e l'altra e le pone così in relazione tra loro[57].

Parlare dei cieli per Ruskin vuol dire parlare delle nuvole, degli infiniti modi con cui le nuvole si compongono nel cielo. Ruskin, nella sua opera *Modern Painters*, accompagna il lettore sulla cima di una montagna, lo fa sedere accanto a sé per ventiquattro ore e gli racconta come cambia il cielo ora per ora, e come il pittore Turner, suo amico, lo avrebbe disegnato e dipinto; lo fa utilizzando frasi piene di *metafore*, come quando scrive:

> Osservate i bianchi ghiacciai ardere lungo tutte le ambagi che descrivono tra le montagne, come immani serpenti ricoperti di ignee scaglie; osservate i picchi solitari coperti di neve, bianche colonne che si accendono dall'alto verso il basso, un abisso dopo l'altro, e in ciascuno splende un nuovo mattino; le lunghe valanghe distese in precipiti torrenti più luminosi del lampo, che inviano ciascuna il proprio tributo di neve al cielo, come incenso; mentre la luce rosata delle loro silenti cupole arrossa il cielo intorno e al di sopra di esse, trapassando con una luce pura i banchi purpurei di nuvole, irradiando d'un fresco splendore ogni vapore che trascorre, finché tutto il cielo, un'unica calotta scarlatta, si intrecci con un tetto di fiamma viva, e sussulti tutto intero, come scosso dal vento delle ali spiegate di molte schiere angeliche: allora, quando non riuscite più a pensare alla gioia, e siete schiacciati dal timore e dall'amore per il Creatore e Fattore di tutto questo, ditemi voi chi meglio consegnò agli uomini questo suo messaggio[58].

Da questi brevi brani tratti dall'opera di Ruskin si evince che egli, pur usando un linguaggio immaginifico e poco scientifico, riesce a rendere con grande plasticità la sua passione verso i luoghi alpini. I suoi scritti ne fanno uno dei più rappresentativi ed eclettici intellettuali dell'Inghilterra vittoriana e nel mondo dell'alpinismo è ricordato per molte importanti pagine sull'estetica e la bellezza delle montagne. Personalmente, ritengo di doverlo citare per l'insegnamento che egli dona nella passione con cui ammira le Alpi, ma anche per la critica ad un tipo di escursionismo fatto di grandi exploit fisici, tale da portare i "consumatori" a "conquistare e vincere" la montagna, piuttosto che a "comprenderla" e a "contemplarla".

---

[57] Ruskin J., *Pittori moderni. Prefazione-1844*, § 32, 29; *Works*, vol. 4, 37, cit. in M. Ferrazza, *Cattedrali della terra. John Ruskin sulle Alpi*, cit., p. 104.

[58] Ruskin J., *Pittori moderni*, II, sez. II, cap. IV, §§ 31-34, 342-345; *Works*, vol. 3, 415-419, cit. in M. Ferrazza, *Cattedrali della terra. John Ruskin sulle Alpi*, cit., p. 108.

1.7. Metafisica della montagna

Un autore contemporaneo, Spiro Dalla Porta Xidias[59], alpinista, scrive:

> L'intera esistenza dell'uomo è caratterizzata dalla ricerca. Dalla necessità di conferire una risposta alle innumerevoli domande che la vita e l'universo ci pongono.
>
> Dall'infinito a quelle spicciole riguardanti gli atti del nostro esistere. Proprio tale questua contraddistingue l'essere umano che altrimenti vegeterebbe senza lasciare traccia. Non vivrebbe, ripeto: vegeterebbe. Allora di fronte a certe espressioni, scalata in particolare, che ad un esame superficiale può sembrare paradigma di inutilità, gioco di uomini non cresciuti e rimasti bambini, mi pare doveroso chiarire una funzione più che vitale, perché sfora in una dimensione superiore. E affermare così la metafisica dell'alpinismo.

La passione per le montagne non muore con i romantici o con l'epoca di Ruskin, ma autori contemporanei, come il sopra citato Spiro Dalla Porta Xidias, rifiutando il riduzionismo materialistico, raggiungono in montagna le "altezze della verità" attraverso l'entusiasmo, l'ardore e il coinvolgimento.

Nel rapporto tra natura e spirito, leggiamo ancora sul libro di Spiro Dalla Porta Xidias[60]:

> L'uomo è composto da materia e spirito. Questo tende all'elevazione che si concretizza nella fede e nella tendenza all'alto. E l'alpinismo propone nel suo atto, cioè l'ascesa, l'integrazione tra materia ed etica, in quanto tende a portare in alto anche il corpo oltre allo spirito. In questo senso, dunque, alpinismo è cultura nel significato di conoscenza.
>
> In quanto si uniforma ai principi dell'arte, *estendendoli* oltre che all'ideale anche al fisico. O meglio servendosi del fisico per conseguire l'ideale.
>
> [...] Sulla vetta incontri la trascendenza.
>
> Salendo una montagna, ti accosti alla Divinità.

---

[59] S. Dalla Porta Xidias, *Metafisica della montagna*, Milano, Club Alpino Italiano, 2008, p. 11.

[60] *Ibidem*.

Con queste citazioni riportate, non voglio certo affermare che l'alpinismo sia una religione, anche se qualcuno ne fa una ragione di vita, ma se la montagna è "simbolo", l'atto di scalare costituisce la concretizzazione di tale simbolo e ricerca umana di elevazione.

Con la *psicoterapia outdoor setting* in alta montagna proponiamo un'attività *etica* che possa coinvolgerci totalmente, al di là di ogni dimensione egoistica e materiale, in un progetto formativo globale della persona/personalità. Riteniamo fondamentale, nella proposta di questa esperienza, un ritorno alle "origini", alla natura, alla sua essenza simbolica, alla incomparabile bellezza della montagna. Le cime dei monti offrono non solo l'isolamento più assoluto dal rumore esteriore, ma anche dal "rumore" dell'anima, dalla idolatria che infervora dentro e fuori di noi:

> La vetta offre solitudine, silenzio, fattori primi di serenità, base indispensabile per la meditazione metafisica[61].

Le Alpi continuano, dunque, a colpire e ad attirare l'escursionista più distratto dai "rumori interni ed esterni". Rimangono indescrivibili le emozioni che vediamo impresse sui volti dei nostri pazienti dell'*outdoor setting*, soprattutto su coloro che ammirano le Alpi per la prima volta nella loro vita e muovono i "primi passi" sui sentieri dei versanti boschivi e sui crinali.

1.8. Le Dolomiti: "Regine delle Alpi"

Di tutta la catena delle Alpi, l'area geografica nella quale principalmente svolgiamo la nostra attività di *psicoterapia outdoor setting* è quella orientale delle Dolomiti Ampezzane (nel Parco Naturale delle Dolomiti d'Ampezzo e nel Gruppo del Cristallo), delle Dolomiti di Sesto, nel sottogruppo dei Cadini, del Gruppo del Sorapiss e del Gruppo di Fanes.

Passo a descrivere, brevemente, gli elementi che ritengo caratteristici dell'ambiente naturale nel quale svolgiamo l'attività della *psicoterapia outdoor setting.*

Il Parco Naturale delle Dolomiti d'Ampezzo si estende a nord di Cortina, al confine del Veneto con l'Alto Adige, nel cuore delle Dolomiti orientali. Nell'area protetta del Parco sono compresi i gruppi montuosi della Tofana, Fanes, Col Bechei, Croda Rossa d'Ampezzo e Cristallo, rispetti-

---

[61] Ivi, p. 36.

vamente divisi dalla val Travenanzes, val di Fanes, alta valle del Boite e val Felizon. Le valli sono strette e incassate verso la comune confluenza, in corrispondenza della quale è situata l'entrata principale del Parco, mentre si aprono vasti altopiani pascolivi verso le quote più alte.

Il Monte Cristallo è uno dei giganti di questa area e si erge a nord-est sopra Cortina d'Ampezzo. Il Gruppo del Sorapiss, imponente massiccio a forma di semicerchio, si apre verso nord-est e, al suo centro, a sud, si trova la Punta Sorapiss, 3205 m., una delle sette vette delle Dolomiti orientali che superano i 3200 m. (conquistata per la prima volta nel 1864). I ghiacciai del gruppo, con le loro acque di disgelo, alimentano il piccolo Lago di Sorapiss, centrale rispetto alle Tre Sorelle e al picco del Dito di Dio, una tra le mete più incantevoli tra quelle che proponiamo ai nostri pazienti. Sui versanti e sulle cime di tutti questi massicci si svolsero negli anni 1915-18 aspre battaglie.

Le Dolomiti sono le "perle delle Alpi" e vengono chiamate le "Regine delle Alpi" per le loro forme bizzarre e frastagliate. Le Dolomiti devono il loro nome al geologo francese Déodat Gratet de Dolomieu, che nella seconda metà del XVIII sec. scoprì la composizione chimica della *dolomite*, costituita da carbonato di calcio e di magnesio.

1.8.1. Le rocce

Il continuo alternarsi di calcare, dolomite, tufi scuri, marne chiare, arenarie di color rosso mattone e lave scure, crea atmosfere di tonalità armoniche che costituiscono il fascino di queste montagne. Anche dal punto di vista geologico, la struttura delle Dolomiti è costituita da massicci bastioni rocciosi che elevano le loro particolari forme su antiche scogliere coralline e calcaree, formatesi nelle acque periferiche del cosiddetto mare Mediterraneo mesozoico (i resti di roccia residua si depositarono sul fondo marino). La lava fuoriuscita dai vulcani sottomarini si solidificò in porfido di augite. I tufi, formatisi durante il periodo triassico, si unirono a questi flussi di lava fino a quando (anche durante il Triassico) l'imponente zoccolo, costituito dagli strati nel frattempo solidificati, venne elevato al di sopra del livello marino da forze gigantesche. Gli strati rocciosi delle scogliere massicce, sedimentati in profondità, vennero così esposti all'azione di agenti disgregatori. La scomparsa della vegetazione, il sole, il gelo, l'acqua corrente e l'atmosfera corrosero le scogliere emergenti di oltre 1000 metri sul mare, le frastagliarono e ne scomposero gli strati, formando così gole e valli[62].

---

[62] Molte informazioni geografiche sono reperibili sulla *Guida Kompass*, n. 617.

Il paesaggio e la natura di oggi, risultato della genesi e dello sviluppo di una formazione triassica, ci offrono una bellezza alpina di indimenticabile esperienza.

1.8.2. La vegetazione

La vegetazione è rappresentata estesamente dalle foreste di conifere: fa eccezione la val Travenanzes, completamente priva di boschi di alto fusto a causa dell'asprezza dei versanti. I fitti arbusteti di pino mugo (*Pinus mugo*) si sostituiscono alle foreste sulle pendici rocciose e detritiche soggette a fenomeni franosi e valanghivi.

Dagli *Appunti di viaggio e Note tecniche*:

> Una delle soste più "calde" è stata l'aver gustato, dopo un piatto unico di polenta e formaggio alla piastra, un bicchierino di liquore di grappa al pino mugo. Il suo gusto resinoso e profumato, abilmente reso tale dal gestore del Rifugio, è stato condiviso con alcuni del gruppo che, insieme con me, avevano preso la pioggia, il vento e un po' di grandine dopo circa quattro ore di escursione... ma l'entusiasmo che circolava tra di noi, visibile nei loro volti provati ma sorridenti era molto gratificante per noi terapeuti, bagnati zuppi ma soddisfatti per questa prima tappa dell'*outdoor setting*.

La specie predominante nelle foreste del piano montano e subalpino è l'abete rosso (*Picea abies*), che forma delle stupende peccete nelle zone di Ra Stua ed Antruiles. Fra le peccete del piano montano sono presenti alcuni lembi di faggeta (*Fagus Sylvatica*) in cui alligna qualche sporadica pianta di tasso (*Taxus baccata*), mentre l'abete bianco (*Abies Alba*) è relegato nei recessi a microclima più oceanico. Le ghiaie stabilizzate delle pendici più aride (versanti meridionali della Croda Rossa e della Croda de r'Ancona), sono invece colonizzate dal pino silvestre (*Pinus sylvestris*), che forma boschi molto radi e di scarsa statura, ma ricchi di sottobosco e di rare specie di orchidee. Dove la vegetazione arborea sfuma gradualmente verso i pascoli dell'orizzonte alpino, il larice (*Larix decidua*) ed il pino cembro (*Pinus cembra*) formano magnifici popolamenti infraperti di alta quota, caratterizzati da piante secolari. I larici, cembreti di Lerósa, Gótres, Padeón e Ròzes, possono essere considerati dei monumenti naturali di inestimabile valore ambientale e naturalistico.

1.8.3. La fauna

La varietà di ambienti boschivi, pascolivi, rocciosi ed acquatici che caratterizza i territori delle Dolomiti d'Ampezzo, determina una ricchezza di nicchie ecologiche altrettanto diversificate, che ospitano un gran numero di specie animali.

Da quanto rilevano gli esperti, il patrimonio faunistico delle Dolomiti d'Ampezzo annovera 82 specie di uccelli, fra passeriformi, galliformi e rapaci e 35 specie di mammiferi, compresi roditori e chirotteri; il totale dei vertebrati, compresi anfibi, rettili e pesci, ammonta a 133 specie.

Nelle foreste e nelle radure del fondovalle è presente un discreto numero di caprioli (*Capreolus capreolus*), molto sensibili ai rigori dell'inverno, alla presenza dei cani liberi, nonché all'attraversamento delle strade statali nel loro habitat naturale.

Negli ultimi anni si è moltiplicata la presenza del cervo (*Cervus elaphus*), il quale sverna a fondovalle, penetra in estate nelle valli alte e, percorrendo giornalmente grandi distanze, si sposta spesso dalla Valle del Boite alle valli limitrofe, lungo tragitti fissi segnati da profondi solchi nel terreno. Gli uccelli più tipici del Parco Naturale delle Dolomiti d'Ampezzo sono i picchi e le civette. Fra i predatori, ritroviamo la volpe (*Vulpes vulpes*) e la donnola (*Mustela nivalis*), che frequentano tutti gli ambienti di fondovalle fino alle quote più alte, e la martora (*Martes martes*). Altri tre grandi mammiferi sono di recente ricomparsi nelle Dolomiti d'Ampezzo: l'orso (*Ursus arctos*), la lince (*Felis lynx*) e lo sciacallo dorato (*Canis aureus*), che sono stati avvistati ripetutamente. L'ungulato più rappresentativo delle Dolomiti Ampezzane è il camoscio (*Rupicapra rupicapra*) la cui densità di popolazione aveva raggiunto alla fine del Millennio livelli molto elevati (più di 1500 capi); una grave epidemia di rogna sarcoptica l'ha colpito in anni recenti ed ha causato un' alta mortalità, decimandone la popolazione. Le poche centinaia di camosci sopravvissuti stanno gradualmente ripopolando l'ambiente.

Ai pascoli di alta quota sono legate la marmotta (*Marmota marmota*), che forma delle nutrite colonie nelle zone di Lerósa, Fòses e Ròzes e la pernice bianca (*Lagopus mutus*), caratteristica per la muta stagionale del piumaggio, come l'ermellino (*Mustela erminea*) per la muta del mantello. Dove c'è la marmotta non può mancare l'aquila reale (*Aquila chrisaetos*), suo principale predatore; tre coppie di questo rapace nidificano nel Parco e in zone limitrofe.

Dagli *Appunti di viaggio e Note tecniche*:

Quando ormai non speravo più di incontrare le marmotte, sulla via di ritorno dal Piccolo Lagazuoi, si ode forte il verso squillante e penetrante di una marmotta. Pochi secondi per orientare lo sguardo verso le rocce di provenienza ed eccola là, su una roccia cubica, in piedi, con il muso rivolto di traverso a noi. Ero contento per i miei pazienti, che potevano "vedere" le marmotte, oltre che averne sentito parlare. Mauro mi ha detto che non è la stessa cosa sapere che ci sono le marmotte rispetto alla possibilità di farne un incontro personale... non ha tutti i torti... e si sono messi giù a scattare una carrellata di fotografie con zoom e senza zoom, avvicinandosi il più possibile alla marmotta per immortalare quel bel ricordo.

1.9. Il sentimento della vetta

Rocce, vegetazione, fauna, sono semplici elementi del paesaggio naturalistico, ma è soprattutto *l'ascensione*, anche quella più facile, che, da atto apparentemente fisico-corporeo, costituisce in realtà una pura esigenza *etica*. Sulla cima "guadagnata", ti aspetta una sensazione di gioia particolare: quella che gli alpinisti provano e che definiscono "sentimento della vetta".

Scrive Spiro Dalla Porta Xidias[63]:

> Un' impressione di felicità, di bontà, certamente assai superiore a quella che alla semplice logica verrebbe di concederti per l'azione compiuta. Perché il *sentimento della vetta*, come la scalata stessa, è dimensione *oltre la logica* e corrisponde in modo totale al bisogno di elevazione insito nell'essere umano.

Il "sentimento della vetta" non è oggettivamente dato, ma solo soggettivamente percepito e vissuto, in funzione delle sensibilità personali e dei significati attribuiti alla propria impresa. Scrive Spiro Della Porta Xidias[64] sul *sentimento della vetta*, quasi a voler far cogliere la specifica processualità:

> Ancora un breve tratto. La parete non dà requie fino all'ultimo metro, oppone sempre ostacoli. Impostare il corpo, non lasciarsi prendere dall'ansia, rimanere concentrato, lucido, come lo è stato per tutta la salita. In alto

[63] S. Dalla Porta Xidias, *Metafisica della montagna*, cit., p. 39.

[64] Ivi, pp. 40-41.

un appiglio per la destra; alzare prima un piede, poi l'altro; ecco il bordo dell'ultimo risalto su cui può aggrapparsi. Un innalzamento, l'ultimo, ed è su, in cima. In cima. Meta accarezzata come un sogno per tutta la durissima scalata, lo scopo dell'ascensione vagheggiata. La tensione si scioglie: pericoli, dubbi, paure, sembrano abbandonarlo, come una cappa che scivoli giù lungo il corpo. Sente una strana euforia. No, non euforia: qualcosa di pacato, sereno, e insieme pregnante: ondata di felicità magica, così intensa, da non poterla specificare. Che sembra quasi fusa con l'altezza toccata: la piccola piattaforma tra terra e cielo… il *sentimento della vetta*.

La cima rappresenta, spesso, il coronamento di sforzi e fatiche, talvolta anche pericoli affrontati e superati nel caso dell'ascensione. Fattori che corrispondono psicologicamente a concentrazione, volontà, paure e che si sciolgono velocemente nell'attimo in cui la vetta viene raggiunta.

Probabilmente, il processo descritto da Spiro Dalla Porta Xidias, che coincide con quello di numerosi altri scalatori, è frutto di una *catarsi* avvenuta in vetta, sospeso nell'aria e vicino a quel cielo cui simbolicamente lo spirito tende.

1.10. "Ricostruzione estetica" e "riorganizzazione complessa": la psicoterapia *outdoor setting* tra arte e scienza

Quella illustrata nei paragrafi precedenti è una descrizione doverosa da rendere ai lettori per una prima collocazione storica, ambientale e naturale nella quale si svolge il nostro lavoro di psicoterapeuti, alle prese con "gradi di difficoltà", "labirinti", "vette", "torri", "ghiacciai", "ascensioni", "battaglie", che sia metaforicamente che fuori metafora, rappresenta il lavoro clinico e mentale con i nostri pazienti.

Si tratta di un lavoro psicoterapeutico che oscilla dialetticamente tra l'arte e la scienza, tra la "ricostruzione estetica" degli elementi ambientalistici in gioco e la "riorganizzazione complessa" degli elementi scientifici, in un quadro d'insieme permeato di estetica ed etica (*lógos*).

Aspetti tutti che contribuiscono a rendere ragione dell'ineluttabile percorso della persona verso quell'uomo "nuovo" a cui ognuno anela nel profondo, per divenire ciò che si è capaci di diventare, alla luce dell'*ethos*.

Come concertare tutto questo e in armonia? Sicuramente, per portare avanti le sedute di gruppo, quelle individuali, le escursioni, le metafore, la catarsi, le ferrate, gli esercizi, la serata artistica, le relazioni verso una “integrazione”, intesa come “unità complessa”, occorre un “ritmo” interiore, quello che crediamo debba essere posseduto tra i talenti naturali degli psicoterapeuti e affinato con l’esperienza professionale.

1.10.1. Il ritmo

Nei giorni dell’*outdoor setting*, il movimento durante le escursioni, gli esercizi, l’arrampicata in vetta o le altre attività contemplate dal programma, procede, nelle nostre intenzioni di psicoterapeuti, secondo un “ritmo interno” come quello musicale: “andante”, “andante e poco mosso”, “moderato”, “allegretto”, “allegro”, “adagio”, “piano”, “forte”, “marcia”, “lento”, “andantino”, “poco lento e grazioso”, “adagio e sostenuto”, “andante tranquillo”. Ognuno dei pazienti si accorda sul proprio ritmo. Tutti i ritmi fanno parte dell’unica sinfonia della *psicoterapia outdoor setting*.

Tuttavia, nell’*outdoor setting*, il *ritmo dell’azione* a cui portiamo i nostri pazienti e il nostro procedere terapeutico, esige un “ordine”: la psicoterapia ha un ordine, il ritmo musicale ha un ordine.

Il “disordine organizzato” dei nostri singoli pazienti viene “accordato” sulla base degli stimoli proposti, ognuno “risuona” sullo stimolo più congeniale a sé. L’azione, la parola, la metafora, l’emozione sono le note con le quali essi compongono il proprio “spartito musicale” e tutti i pazienti, man mano che si susseguono i giorni dell’*outdoor setting,* si rendono conto che fanno parte di una grande orchestra, dove nessuno è solista, a meno che non decida di essere tale, ma ormai non può evitare di prendere coscienza che l’essere solista è una sua “decisione”, forse di “copione” e che, “se vuole”, può iniziare a prendere in considerazione il proprio cambiamento.

Per costruire tali percorsi occorre attingere a tutte le proprie dimensioni e a quelle della persona del paziente.

Anche quando non vengono nominate direttamente le dimensioni di anima, spirito e corpo, esse sono sostanzialmente presenti nella loro inscindibilità ontologica.

Nel lavoro terapeutico si cerca di mostrare alcuni punti di convergenza tra queste dimensioni, affinché l’altro possa liberamente tenerne conto. Accompagnare l’altro a vedersi come “persona intera”, in cui le diverse dimensioni possano confrontarsi (*giustapposizione-complessità*), ma non con-fondersi (*sincretismo-integrismo*) o dividersi (*frammentazione-scissione*), è uno dei compiti terapeutici più impegnativi e di più grande responsabilità dell’intero percorso della *psicoterapia multisetting*.

1.10.2. L'arte della psicoterapia

Mi limito a proporre, di seguito, alcune considerazioni che possono aiutare a definire il profilo della *psicoterapia outdoor setting* come "prodotto/opera" scientifico ed estetico verso la conquista di un "ben-essere" dell'umanità della persona in gioco.

Ars è un termine latino che significa "saper fare", ossia indica un'abilità pratica: allontanarsi dal caos o dalla spontaneità per "costruire", in modo ordinato, in direzione di un *telos*, un *fine*, assunto consapevolmente, un operare che prima non c'era[65]. *Tékne epistéme* è ciò che i greci definiscono un "sapere destinato all'operare", ossia un saper fare e un fare che realizza "un'ulteriore conoscenza".

Alla luce di queste definizioni, l'arte della psicoterapia, per noi, procede da una conoscenza che attinge ad un'intuizione profonda, psichica, spirituale, e non deriva semplicemente da una conoscenza speculativa e pratica. Di conseguenza, l'opera dell'artista, come quella dello psicoterapeuta, costituisce un'esperienza *ontica* e spirituale in cui egli tende a riconoscersi profondamente, in grado di creare, con il fruitore dell'opera, una sostanziale "consonanza". Forse non è esagerato affermare che "tutte le forme di psicoterapia sono una combinazione di arte e di scienza"[66].

Personalmente, non mi definisco un artista, almeno non nel senso "accademico" del termine, ma ritengo di avere uno "sguardo", nel particolare modo di rapportarmi alle cose del creato, che osserva la realtà, la coglie nelle sue articolazioni e nelle sue associazioni e, nel contempo, elabora, analizza selettivamente, "distorce cognitivamente" sapendo di distorcere, interpreta gli "oggetti" e li trasferisce in una "realtà diversa", una realtà interna, che crea "nuovi significati" prima "non esistenti", forse "dormienti", sia nelle proprie rappresentazioni mentali, sia nella scelta espressiva del mezzo artistico e scientifico.

Forse, se non è troppo azzardato affermarlo, lo *psicoterapeuta creativo* è colui che non solo sa "guardare" per sé, ma è colui che "sa far guardare gli altri" dallo spiraglio di questa dimensione: una sorta di "diacono dello sguardo", ossia, "servitore per uno sguardo nuovo sulle cose di sé e del mondo".

L'*arte della psicoterapia*, diventa così quel "processo metaforico" che crea spazi di significato, per sé e per gli altri.

---

[65] I greci chiamavano *poiesis* questa pratica.

[66] M.H. Stone, *Pazienti trattabili e non trattabili. I disturbi di personalità*, Milano, Raffaello Cortina Editore, 2007, p. VII.

Nella *psicoterapia outdoor setting*, la linea della cresta, i colori del bosco, le ombre, i giochi di luce, le forme, le linee, gli odori, le parole, i fonemi, le sillabe, i suoni entrano nel "cerchio creativo" del "sentire artistico" e producono forme di conoscenza inedite, nuovi saperi intorno alle cose, "visioni" dai confini "liberi" e, nello stesso tempo, "vincolati"; metafora della dialettica tra gli orientamenti della "tradizione" e le intuizioni della "innovazione", tra i richiami che pone la "realtà" e la "trascendenza" rispetto ad essa.

L'arte in genere, così come la scienza umana, può nutrirsi di tanti e tali percorsi intellettivi e "portare vita" all'artista come allo scienziato, entrambi "soggetti creativi" della conoscenza, nonché ai suoi fruitori.

La psicoterapia *outdoor setting* è una realtà e nello stesso tempo è *finzione*.

Tuttavia è un'esperienza che, attraverso l'azione, i pensieri, le emozioni, i comportamenti e la comunicazione metaforica, è in vista della "realtà" quotidiana, vero "scenario naturale" della vita.

1.11. Note conclusive

Con la proposta della *psicoterapia multisetting* intendo offrire il personale contributo scientifico nell'ampio panorama delle scienze umane, sia per riflettere in modo profondo sull'inevitabile interdisciplinarità[67] del "sistema terapeutico" e sia sui metodi dei percorsi di accompagnamento dell'umanità ferita, che anela al "ben-essere" della propria esistenza, in un orizzonte ermeneutico che tenga conto del sistema di valori del paziente e anche della fede del paziente.

La *psicoterapia outdoor setting*, definita come il 3° Focus del *setting esteso multisetting*, opta per un impianto metodologico a partire da una esplicita premessa antropologica, che verrà meglio definita nel prossimo capitolo.

L'insieme degli interventi psicoterapeutici, che vengono svolti nei *tre Focus* della psicoterapia multisetting, intendono sostenere e permettere lo sviluppo *integrale* della persona, rinunciando a rischiosi *integrismi* o *scissioni* sul piano epistemologico.

---

[67] Come scritto nell'Introduzione, nella *psicoterapia multisetting* vengono interessate numerose aree disciplinari, non solo quella riduttivamente "psicologica", bensì l'area formativa, artistica, naturalistica, poetica, pastorale, filosofica, musicale, che evidenziano la complessità della persona umana e del suo trattamento.

Allo stesso modo, neppure si vuole sostenere un processo formativo umano, all'interno di un percorso psicoterapeutico, che sia modello di un *autosviluppo illimitato*, immagine di *un uomo costruttore di sé*, autocentrato. Forse, è da ricercarsi nel mondo dell'Illuminismo e del Romanticismo tedesco l'origine del significato del termine "formazione" come "coltivazione di sé", "cultura dello spirito". Nel significato tedesco di "spirito" (*der Geist*) sono racchiuse intellettualità, eticità, religiosità, esteticità e la loro armonica composizione personale[68].

Questo ideale di *umanità armonica*, probabilmente, resta nella tradizione umanistica di ogni tempo, anche se l'accento sull'*auto-costruttività* può arrivare ad esasperare le persone, sovraccaricandole del mito dell'*autorealizzazione*, per buona parte dell'arco di vita.

Come è stato descritto nei paragrafi precedenti, il contesto naturale delle Dolomiti, nella *psicoterapia outdoor setting*, ci proietta in un'*estensione del setting*, che coinvolge noi e coloro che condividono con noi lo spazio "oltre lo spazio". La vegetazione, la fauna e le rocce sono gli elementi che ci avvolgono nell'esperienza residenziale e il linguaggio alpino, usato come *metafora*, ci permette quell'azione terapeutica, in funzione degli obiettivi terapeutici concordati con i pazienti, su cui indirizziamo le risorse formative umane.

---

[68] C. Nanni, *Antropologia della relazione e formazione*, in L. Meddi (a cura di), *Formazione e comunità cristiana. Un contributo al futuro itinerario*, Città del Vaticano, Urbaniana University Press, 2006, pp. 65-84.

Capitolo secondo

Teorie di riferimento della psicoterapia *outdoor setting*

Andavo per il bosco
così, per mio conto,
non cercare nulla
era il mio intento.
Quando vidi nell'ombra
un piccolo fiore,
lucente come stella,
bello come gli occhi.
J.W. Goethe

2. Premessa

Lo scopo di questo capitolo è quello di fornire una visione epistemologica ed antropologica presente dietro l'impegno psicoterapeutico richiesto nella conduzione delle sedute della psicoterapia *outdoor setting* in alta quota, sulle Dolomiti.

Nell'*outdoor setting*, il lavoro clinico riguarda la persona nella sua *totalità* relazionale, ossia vengono presi in considerazione sia il livello *intrapsichico* e sia quello *interpsichico*, adattando i criteri teorici e le metodologie tipiche dei nostri approcci psicoterapeutici di riferimento.

Per il paziente, l'esperienza dell'*outdoor setting* in alta montagna non è una dimensione a sé stante, ma l'*esito* di una serie di passaggi e trasformazioni avviate nel percorso psicoterapeutico in sede (individuale e di gruppo, 1° Focus e 2° Focus), così come l'*inizio* di una *riorganizzazione* di un certo ordine di fenomeni interni, mediante le intuizioni, le scoperte, le *metacognizioni* necessarie per la costruzione della conoscenza su di sé e sul mondo.

E sono proprio le *capacità metacognitive*[1] che intendiamo attivare e promuovere nei nostri pazienti per produrre il cambiamento desiderato.

Per questi aspetti, in linea con la tradizione *cognitivista costruttivista*, riteniamo che sia possibile, mediante un *setting esteso multifocale*, mettere il paziente in grado di interrompere quei circuiti perpetuanti di rinforzo di disfunzionamento mentale che lo espongono alla psicopatologia.

2.1. La cornice epistemologica della psicoterapia *multisetting*

Riprendendo quanto è stato esposto nel capitolo primo[2], in relazione al paradigma della complessità, la spiegazione deterministica e lineare dei fenomeni umani non rende ragione della complessità del fenomeno "uomo". La persona umana continua ad essere un "mistero" non confinabile in nessuno dei modelli che la scienza psicologica propone; è necessaria un'epistemologia che tenga in debito conto tutti i fattori che caratterizzano la persona nella sua esistenza e storicità.

Occorre abbandonare il "mito" della "conoscenza oggettiva" con cui un certo ideale neopositivista ha tentato di articolare il sapere, in favore di un'epistemologia del confronto e del dialogo. Non è ancora superata ogni forma di riduzionismo, il cui tentativo "scientista" è quello di ridurre i fenomeni psichici a processi biologici e chimici, i fenomeni religiosi a processi psichici e di retaggio superstizioso.

È altresì innegabile constatare che in psicologia la complessità della realtà umana e l'esigenza specialistica del conoscere hanno portato lo studioso alla necessità di "scindere" e "separare". Queste operazioni, indispensabili alla ricerca positiva, hanno comportato l'illusione che si possa separare il fisico, lo psichico e lo spirituale della persona. Lo "scindere" è una modalità scientifica di avvicinamento alla realtà, ma il rischio che ne consegue è la scomparsa della *complessità* della realtà stessa[3].

La psicodinamica dello "scindere" può portare alla scomparsa delle caratteristiche della persona nel suo insieme; ossia a non avere più davanti la persona con un nome proprio, ma quella persona che ci siamo "costruiti" scientificamente con il ricorso ad una precisa etichetta diagnostica (borderline, schizoide, narcisista, ecc.) e a trattarla come tale a conferma della "verità dell'etichetta".

---

[1] G. DIMAGGIO, A. SEMERARI (a cura di), *I Disturbi di Personalità. Modelli e trattamento. Stati mentali, metarappresentazione, cicli interpersonali*, Bari, Laterza, 2007.

[2] Si veda il paragrafo 1.6.3.1. e le rispettive note del capitolo primo.

[3] S. PALUZZI, *Manuale di psicologia*, cit., pp. 243-248.

Nella psicoterapia multisetting, con la *giustapposizione* e l'*integrazione* dei *tre Focus*, si procede considerando l'intervento nella sua *complessità*: ogni Focus non è un evento terapeutico isolato e scisso, ma è l'espressione di livelli diversi della persona sostenuti in una continuità temporale, mediante la *metacognizione* e all'interno di una *relazione* che accoglie.

Superando ogni forma di riduzionismo e di epistemologie elementistiche, è allora auspicabile un'*epistemologia della complessità*, a superamento dei dualismi antropologici. Sottolineiamo che, alla luce di una *concezione costruttivista* di scienza[4], nessun modello formativo può essere "a-teoretico" al punto da considerarsi "neutrale" nello studio della realtà umana su cui indaga. Al contrario, c'è sempre una *pre-comprensione* dello psicoterapeuta rispetto al fenomeno analizzato, così che la scelta del campo d'indagine, il modo di condurla e il significato attribuito agli stessi risultati dell'indagine, acquistano diversa valenza a seconda dei presupposti impliciti e inevitabili dello studioso[5].

Anche sul piano dei *valori*, in un approccio psicologico, il modo di porre un problema, la scelta dei metodi e le interpretazioni dei risultati "suppongono" un qualche tipo di orientamento[6].

Da quanto esposto, ritengo che ogni psicoterapeuta abbia una sua pregiudiziale visione dell'uomo, ossia una premessa ancora prima di pianificare il lavoro. Anche colui che sostiene di non avere pre-giudizi, conferma che il "non avere pregiudizi" è esattamente un pre-giudizio che ha un peso e un'influenza sulla prassi clinica, di cui non valuta la portata. I presupposti epistemologici, antropologici, religiosi e spirituali dello psicoterapeuta concorrono implicitamente all'orientamento della scienza psicologica e del mondo in cui vive; ne costituisce un esempio il presente lavoro che, in quanto prodotto scientifico, non si sottrae a quanto appena affermato[7].

---

[4] L. Cionini, *Dalla prospettiva comportamentale a quella costruttivista*, in O. Codispoti, C. Clementel (a cura di), *Psicologia clinica. Modelli, metodi, trattamenti,* cit., pp. 53-71.

[5] S. Paluzzi, *Metodica del colloquio clinico*, in C. Del Miglio (a cura di), *Manuale di psicologia generale*, Roma, Borla, 1997, pp. 125-150; Id., *Verso quale psicologia della personalità? L'antropologia dello psicologo nella "costruzione" del mondo,* in AA.VV., *Antropologia e Bioetica. Ricerca interdisciplinare sull'enigma uomo* (Atti del XVI Convegno nazionale dell'ADIF, 6-8 settembre, Manoppello 1996), Milano, Massimo Editore, 1997b, pp. 230-242.

[6] H. Zollner, *Fede cristiana e psicologia*, in «La Civiltà Cattolica», I, 2004, pp. 456-469.

[7] Qualora lo psicoterapeuta sia un cattolico, rimane implicito che condivida una visione dell'uomo secondo la prospettiva antropologica cristiana: cioè, potrà guardare molti dei fatti che si verificano nella storia delle persone che incontra nel suo quotidiano con gli occhi

La *psicoterapia multisetting* è un trattamento psicoterapeutico e ciò implica, nella sua dinamica, un intrinseco *progetto formativo* che va comunque definito insieme alla persona che si rivolge alle nostre cure, nel rispetto del suo sistema valoriale.

Con riferimento a tale progetto formativo, si tratta di una formazione umana che, sullo sfondo, promuove autonomamente lo sviluppo *globale* della persona nella tridimensionalità indivisibile che la caratterizza (corpo, psiche e spirito), attraverso un approccio epistemologico *costruttivista.*

Il tipo di lavoro che proponiamo è esplicitamente di natura psicologica, tuttavia ricerchiamo e stimoliamo nei pazienti anche nessi associativi tra contenuti tradizionalmente separati: filosofici, antropologici, psicologici e teologici. La prassi dell'intervento, in una visione epistemologica "complessa", vede la persona come un tutto, in armonia con il suo ambiente di vita. Si sostituisce al concetto di paziente/individuo quello di sistema (sistema terapeutico duale, sistema terapeutico di piccolo gruppo, sistema terapeutico di grande gruppo), con la conseguenza di intervenire non più su pazienti singoli, ma su sistemi complessi, cioè sistemi composti organizzati in una struttura nella quale gli elementi in interazione tra di loro (paziente-terapeuta, paziente-coterapeuti, paziente-pazienti) costituiscono, di volta in volta, un'entità globale, in un vasto processo di adattamento del singolo paziente agli eventi esterni a sé, proposti dai tre Focus della psicoterapia multisetting.

---

della fede, ma questo non significa in alcun modo che debba utilizzare gli strumenti della Chiesa (preghiera, dottrina, sacramenti) per rispondere alla richiesta di aiuto psicologico da parte del paziente. Nella pratica privata dell'attività psicoterapeutica riscontriamo che, nella maggior parte dei casi, il paziente "cattolico praticante", la religiosa o il prete, scelgono lo psicoterapeuta sulla base di informazioni previe raccolte su di lui o sul Centro clinico in cui opera (come ad esempio: il sistema di valori, l'appartenenza ecclesiale o meno), oltre alle competenze auspicabili che dovrebbe avere. Sottolineo che *non esiste una psicologia cristiana* (cfr. S. Paluzzi, *Manuale di psicologia,* cit., pp. 406-416); pensare che dei saperi umani possano identificarsi con il cristianesimo è un non senso logico, oltre che un errore epistemologico (cfr. G. Salonia, *Odòs la Via della Vita. Genesi e guarigione dei legami fraterni*, Bologna, EDB, 2007, p. 14). Il Vangelo non è sapienza umana: esso è un dono di Dio dato per mezzo della Chiesa e affidato alla libertà responsabile dell'uomo (cfr. ivi, p. 14). La base insostituibile del cristianesimo è l'annuncio del *kerygma*, la vita nuova in Cristo Gesù, promessa che la Parola annunciata arriva a compiersi in quanti l'accolgono, gratuitamente.

Per uno psicoterapeuta, affermare di credere in una dimensione trascendente dell'uomo, non significa che debba formularne necessariamente una teoria clinica o che debba "spiritualizzare" la terapia con il suo paziente (S. Paluzzi, *Manuale di psicologia*, cit., pp. 409-411).

2.2. Antropologia della psicoterapia *multisetting* e dello psicoterapeuta "*multisetting*"

Ritengo fondamentale esplicitare anche alcune nostre premesse di tipo *antropologico* sulla *psicoterapia multisetting*, affinché il lettore si possa riconoscere e/o differenziare rispetto alla nostra cornice culturale di riferimento.

Alla nostra impostazione convengono, sostanzialmente, quanti, tra psicoterapeuti e pazienti, si riconoscono in una concezione antropologica non riduttiva, cioè non materialista, né immanentista, ma rispondente alla realtà corporeo-spirituale dell'uomo e aperta alla *trascendenza*[8].

Rispetto all'antropologia dello psicoterapeuta, considero il lavoro di psicoterapeuta: a) *vocazione* e luogo di crescita umana e professionale; b) *professione*, definita nel suo esercizio dal codice deontologico dell'Ordine degli Psicologi e dall'iscrizione all'Albo Speciale degli Psicoterapeuti della Regione di appartenenza; c) *a servizio della dignità dell'uomo* in tutti gli stadi della sua esistenza, in modo che la psicologia e la psicoterapia siano sempre e solo al servizio della vita; d) che si eserciti nel *rispetto del sistema di valori del paziente*, credente o meno, che si affida alle nostre cure.

Come affermato nel paragrafo precedente, l'*agire psicologico clinico* (valutazione, diagnosi, trattamento) chiama in causa *scelte etiche* dello psicoterapeuta, a seconda del "modello di uomo" che questi ha in mente, ma anche, nello specifico clinico, dell'idea di malattia o meno, di curabilità o meno, di ausilii farmacologici o meno, dei riferimenti scientifici della propria Scuola di formazione riguardo al trattamento o meno, ed altro ancora. Alla luce del *costruttivismo*[9], si può quindi affermare che è presente costantemente un'epistemologia ed un'antropologia esplicita ed implicita nelle scelte cliniche dello psicoterapeuta, il quale non sempre ne è consapevole, ma necessita quanto prima di diventarne tale.

Di fronte alla richiesta di aiuto, si constata che il più delle volte essa è "ricerca di senso" riguardante la propria vita. In alcuni ambienti, si danno

---

[8] Dal punto di vista antropologico-filosofico una premessa del nostro approccio si può ritrovare in quella del *personalismo ontologicamente fondato* o approccio *sostanzialista*, ossia nella concezione secondo cui la persona ha sempre un valore assoluto "ontologico" per il suo stesso *essere* e per la sua stessa *natura umana* (I. Carrasco De Paula, *Il concetto di persona e la sua rilevanza assiologica: i principi della bioetica personalista*, in «Medicina e morale», 2, 2004, pp. 269-280; E. Sgreccia, L.M. Di Pietro, *Persona. Approccio etico-giuridico*, in G. Cinà, E. Locci, C. Rocchetta, L. Sandrin (a cura di), *Dizionario di Teologia Pastorale Sanitaria*, Torino, Edizioni Camilliane, 1997, pp. 902-911).

[9] Si veda il paragrafo 1.6.3.1. e le rispettive note del capitolo primo.

risposte di "guarigione" che spesso consistono in una confusione tra orientamento psicologico e orientamento spirituale. Si assimilano religione e psicologia creando degli ibridi di sincretismo psico-religioso che oscillano tra una *psicologia religiosa* ed una *religione psicologica*, tra il sapere misticheggiante e quello neognostico, con la promessa della felicità immediata e, a volte, perfino dell'autoredenzione[10]. Si tratta di trattamenti spesso confusi, che sfociano in spiritualismi integralisti (tentativi di "cristoterapia") o in integrazioni affrettate[11].

In conclusione, gli aspetti *epistemologici* ed *antropologici* presentati, pur essendo impliciti nei confronti del paziente, costruiscono la *relazione terapeutica* e la influenzano.

Questo è il motivo per il quale il *colloquio psicologico*, all'interno del primo, secondo e terzo Focus, prima di essere uno strumento tecnico è una *relazione ontica*, tra due essere umani che vivono, sperano e amano.

2.2.1. La relazione che ha cura dell'altro

Ritengo che la relazione *ontica* nella psicoterapia, ai fini del cambiamento personale del paziente, si traduca operativamente nell'assunto secondo cui non sia solo la "tecnica" che "cura" l'altro, ma sia soprattutto la "relazione" che "ha cura" dell'altro e, pertanto, "cura l'altro". In tal senso, una relazione terapeutica può essere riparatrice del passato, se lo psicoterapeuta sa sostenere il paziente nella riscoperta dei propri aspetti "in ombra". Una tale relazione terapeutica, secondo Biavati[12], deve portare il paziente a esprimersi liberamente, a sentirsi compreso, rispettato; se questo non avviene non vi è nessuna qualità curante e sanante. La qualità della "relazione terapeutica" costituisce l'ingrediente più importante in tutte le forme di terapia e con tutti i tipi di pazienti[13]. Non c'è cura se non dentro la relazione interpersonale della relazione terapeutica: la relazione "è" la cura. La relazione è la cura, perché dà la sicurezza al paziente di non essere più solo di fronte a "qualcosa" che fa paura: la relazione terapeutica è la possibilità offerta al paziente di avere una "seconda opportunità" di fidarsi di un altro, lo psicoterapeuta, che contribuisce al processo di "rigenitorizzazione". La relazione terapeutica è un buon contenitore se veicola l'*autenticità*, per-

---

[10] S. Paluzzi, *Manuale di psicologia*, cit., p. 411.

[11] G. Salonia, *Odòs la Via della vita. Genesi e guarigione dei legami fraterni*, cit., p. 14.

[12] M. Biavati, *La relazione che cura*, cit.

[13] C. Perris, *Terapia cognitiva con i pazienti schizofrenici*, cit.

mettendo anche alle componenti più ostili del paziente di emergere senza esplodere nella distruttività.

In questa direzione è particolarmente importante la costruzione della cosiddetta "alleanza terapeutica" quando si lavora con pazienti con disturbi di personalità, che spesso presentano comportamenti disturbati di relazioni interpersonali.

L'approccio e la tecnica del trattamento, sia all'interno della stessa cornice teorica che nell'uso di differenti approcci teorici, devono essere flessibili, in modo che gli interventi terapeutici possano essere adattati allo stile individuale del paziente[14].

2.3. Alcuni elementi di psicoterapia

Il lavoro psicoterapeutico, che svolgiamo nella psicoterapia *outdoor setting,* non va inteso come lavoro di una Scuola particolare (intendendo una Scuola di Specializzazione in Psicoterapia), ma come lavoro *strategico metacognitivo* che opera in funzione del paziente. Si interviene su due versanti: quello più propriamente *clinico*, il cui obiettivo è la guarigione (remissione dei sintomi) e il cui procedimento è la *psicoterapia* e le sue *tecniche* e quello di tipo *esistenziale*, il cui obiettivo è l'*autonomia*, che si ha quando il paziente arriva a essere in grado di esercitare la propria *consapevolezza*, la propria *spontaneità*, la propria *intimità* e la propria *eticità*[15].

In questo senso, l'*epistemologia della complessità,* come paradigma interpretativo della realtà, contiene delle proposizioni concettuali che ci aiutano a tener conto della dimensione della conoscenza come quella di un sapere evolutivo rispetto a eventi continuamente e dinamicamente mutevoli.

---

[14] D.S. Bender, *Alleanza terapeutica*, in J.M. Oldham, A.E. Skodol, D.S. Bender (a cura di), *Trattato dei Disturbi di Personalità*, Torino, Bollati Boringhieri, 2008, pp. 645-670.

[15] C. Moiso considera: la *consapevolezza*, come la capacità della persona di rendersi conto della natura dei propri processi mentali attraverso i quali definisce la realtà, non confondendo tra mondo interno e mondo esterno; la *spontaneità*, come l'agire per proprio libero impulso, senza costrizioni o sollecitazioni da parte degli altri; l'*intimità*, come la capacità di aprire il proprio cuore all'altro, cioè condividere i propri progetti, aspirazioni, valori e affettività; l'*eticità*, come capacità di guidare le proprie scelte, con l'aderenza ai valori e ai principi nel rispetto della convivenza sociale (C. Moiso, *Etica e narcisismo sociale*, in *Patologie limite e narcisismo nella teoria e nella pratica transazionale*, Napoli, Marotta, 1991; Id, *Il setting in psicoterapia di gruppo*, in M. Novellino (a cura di), *L'approccio clinico dell'analisi transazionale*, Milano, Franco Angeli, 1998, pp. 66-87).

2.3.1. L'Analisi Transazionale (A.T.)[16]

I cenni sull'Analisi Transazionale (A.T.) che presento in questi paragrafi, rappresentano il *corpus centrale* della teoria A.T., oggi esistente e ampiamente accettata, un approfondimento della quale viene proposto nel terzo capitolo, quando descriviamo il caso clinico in trattamento individuale (1° Focus), con la finalità di argomentare il complesso processo psicoterapeutico sia dal punto di vista teorico che di costruzione della relazione terapeutica.

L'A.T. è una teoria della personalità e una psicoterapia sistematica ai fini della crescita e del cambiamento della persona: questa ne è la definizione proposta dall'ITAA – Associazione Internazionale di Analisi Transazionale –, che ritroviamo in ciascun numero del «Transactional Analysis Journal» (T.A.J.).

In quanto teoria della personalità, l'A.T. fornisce un quadro di riferimento per definire la *struttura di personalità* dal punto di vista psicologico. A questo fine utilizza il *modello degli stati dell'Io* (Genitore, Adulto, Bambino[17]).

L'A.T. fornisce anche una *teoria della comunicazione*, che può essere estesa fino a delineare un *metodo di analisi dei sistemi e delle organizzazioni*.

L'A.T. offre, inoltre, una *teoria dello sviluppo infantile*, in cui trova collocazione il concetto di *copione,* che spiega come gli schemi di vita attuali abbiano origine nell'infanzia.

Rispetto al concetto di "copione", l'A.T. elabora la spiegazione di come nella vita dell'adulto continuamente si ripropongono delle strategie infantili, anche quando queste generano risultati autolesionisti e disfunzionali; in tal senso, l'A.T. propone una *teoria della psicopatologia*[18].

L'A.T. può essere utilizzata in qualsiasi campo in cui vi sia la necessità di comprendere le persone, le dinamiche e la comunicazione tra di loro.

---

[16] L'Analisi Transazionale (A.T.) verrà presentata in modo didatticamente approfondito, correlata da note e voci bibliografiche, nel capitolo terzo, in concomitanza alla discussione clinica; in questi paragrafi del capitolo secondo, mi limito a fornire al lettore le voci bibliografiche principali per permettere un primo approccio e delle coordinate di orientamento nei confronti della teoria dell'A.T.

[17] Le lettere maiuscole alle parole Genitore, Adulto e Bambino si riferiscono agli *stati dell'Io.*

[18] I. Stewart, V. Joines, *L'Analisi Transazionale. Guida alla psicologia dei rapporti umani*, Firenze, Garzanti, 2000.

2.3.2. Assunti antropologici dell'Analisi Transazionale

L'A.T. è una scuola che nasce negli Stati Uniti d'America, negli anni Cinquanta, con Eric Berne, psichiatra e psicoanalista.

L'Analisi Transazionale rientra nel filone della corrente *umanistica* (Maslow, Rogers), anche se è stata classificata dall'Associazione Psichiatrica Americana come una psicoterapia *neopsicoanalitica.* Secondo l'approccio umanistico, la persona è portatrice di "valori" ed è interessata a realizzare "valori".

Secondo Franta[19], il processo umano ha il suo principio fondamentale nell'*autorealizzazione*, cioè nel *divenire sempre di più ciò che si è e nel divenire tutto ciò che si è capaci di divenire.*

Invece, dal punto di vista neofreudiano, l'A.T., partendo da una concettualizzazione iniziale derivata dalla *psicologia dell'Io*, si è avvicinata alle posizioni della teoria neopsicoanalitica delle *relazioni oggettuali.*

Dopo la morte di E. Berne, avvenuta nel 1970, l'A.T. viene approfondita dal contributo di numerosi suoi collaboratori.

Pur nel rispetto di un patrimonio comune, nascono delle scuole che accentuano l'uno o l'altro aspetto, a seconda dei *destinatari* ai quali si rivolgono e delle *tecniche* impiegate per il trattamento. Ad esempio, la scuola di J. Dusay[20] (*egogrammi*) e S. Karpman[21] (*triangolo drammatico*), con l'introduzione di determinati elementi teorici e metodologici, si è interessata a procedure più spostate sul piano comportamentale.

M. e R. Goulding[22] si sono concentrati sul lavoro della risoluzione delle "impasse", *integrando* diverse tecniche della Gestalt (scuola della "ridecisione"). Infine A. e J. Schiff[23], approfondendo il concetto di "simbiosi", si sono orientati alla cura degli schizofrenici (scuola di "rigenitorizzazione").

2.3.3. Concetti fondamentali dell'Analisi Transazionale: l'analisi strutturale

Per comprendere il comportamento di una persona, occorre essere consapevoli di ciò che succede al suo interno. Berne eseguì questa analisi di-

---

[19] H. Franta, *Individualità e formazione integrale*, Roma, LAS, 1983.

[20] J. Dusay, *Egogrammi*, in «AT», 4 (7), 1984, pp. 7-12.

[21] S. Karpman, *Options*, in «AT», 1, 1, pp. 79-87.

[22] M. Goulding, R. Goulding, *Il cambiamento di vita nella terapia ridecisionale*, cit.

[23] J.L. Schiff, *Analisi transazionale e cura delle psicosi*, Roma, Astrolabio, 1980.

videndo la personalità in tre parti, consistente ciascuna in una struttura integrata di comportamenti, di pensieri e di emozioni, a cui vengono dati il nome di *"stati dell'Io"*. I modi con i quali ciascuno si *comporta*, *pensa* e *sente* possono essere ricondotti a tre grandi categorie: Genitore, Adulto e Bambino. Lo stato dell'"Io Genitore" è un insieme di atteggiamenti, pensieri, comportamenti ed emozioni che la persona ha incorporato (*introiettato*) dalle fonti esterne (genitori o altre figure sostitutive) nei primi cinque anni di vita. Il Genitore ha due funzioni operative: il *"Genitore Normativo"*, che si manifesta con un insieme di atteggiamenti o messaggi di natura imperativa e proibitiva, il *"Genitore Affettivo"* che si manifesta con una serie di messaggi o atteggiamenti di natura permissiva.

Lo stato dell' "Io Adulto" è costituito da un insieme autonomo di pensieri, sentimenti, atteggiamenti che sono adeguati alla realtà (elabora le informazioni esterne e interne per fare un esame della realtà). L'Adulto è orientato ad esperire nel "qui ed ora" la realtà facendo affermazioni logiche.

Lo stato dell' "Io Bambino" è un insieme di sentimenti, pensieri, modelli di comportamento che risalgono all'infanzia. Il Bambino ha due *funzioni operative*: il "Bambino *Adattato*", che si manifesta con l'adeguamento alle regole, alla specificità dei contesti, il "Bambino *Naturale*", che esprime la creatività e la spontaneità.

2.3.4. L'analisi delle transazioni

Il terapeuta si occupa, dunque, di descrivere e valutare gli scambi di comunicazione (stimoli e risposte) tra il paziente e le persone che interagiscono con lui; la "transazione" viene considerata l'*unità fondamentale del discorso sociale*. Compito degli psicoterapeuti è aiutare i pazienti a comprendere e a meglio relazionarsi con gli altri.

L'A.T. distingue vari tipi di transazioni: le *transazioni complementari*, che sono semplici, dirette e ben identificabili. Sono quelle transazioni in cui lo stato dell'Io a cui ci si rivolge è lo stesso che risponde; in tal caso si dice che il livello verbale e non verbale del messaggio sono congruenti tra loro. Le *transazioni incrociate* sono comunicazioni indirette in cui un interlocutore si esprime con uno specifico stato dell'Io e l'altro interlocutore con uno stato dell'Io differente. Si ha una transazione incrociata quando a rispondere non è lo stesso stato dell'Io a cui è stato inviato lo stimolo e la risposta è indirizzata ad uno stato dell'Io diverso da quello che ha emesso lo stimolo. Le *transazioni ulteriori* sono le più complesse poiché la loro caratteristica è l'invio di due messaggi contemporanei, un messaggio "sociale" che è *manifesto* ed un messaggio "psicologico" che è *latente,* ma molto coinvolgente e stimolatore di intense reazioni emotive. Quando le sensazioni che provano gli interlocutori sono il nervosismo, la collera o la stanchezza, siamo alle prese con questo tipo di *transazione ulteriore.*

Lo psicoterapeuta dovrà far acquisire al paziente la consapevolezza dell'effetto pragmatico che hanno le transazioni sull'altro. Una tale consapevolezza potrà aiutare il paziente a scegliere quale sia la migliore da utilizzare rispetto alla specificità di un contesto, ed uscire così da transazioni apprese nel tempo, ma ormai disfunzionali per il benessere della persona e il suo adattamento alla realtà nel qui ed ora.

2.3.5. L'analisi dei giochi psicologici

Il *gioco*, in A.T., può essere definito come una serie di transazioni ulteriori complementari, rivolte ad un risultato ben definito e prevedibile, caratterizzato da un improvviso stravolgimento della relazione transazionale con conseguente stato d'animo negativo, in entrambi i soggetti della relazione, che rinforza le loro convinzioni di copione.

I giochi si presentano con alcune caratteristiche:

- *i giochi sono ripetitivi*: ogni persona gioca il suo gioco preferito più volte nel tempo. Gli altri "giocatori" e le circostanze possono cambiare, ma lo schema del gioco rimane lo stesso;
- *i giochi sono giocati al di fuori della consapevolezza dell'Adulto*: malgrado il fatto che la persona ripeta i giochi più volte, vive ciascuna proposizione del suo gioco senza essere consapevole di farlo;
- *i giochi terminano sempre con i soggetti della relazione che provano un'emozione spiacevole* e di disagio;
- *i giochi comportano uno scambio di transazioni ulteriori tra i soggetti della relazione*. In ogni gioco c'è qualcosa che succede a livello psicologico diverso da ciò che sembra succedere a livello sociale. Ciò si riscontra dal fatto che la persona ripete i propri giochi più volte, trovando altre persone in cui i giochi si "incastrano" bene con il suo;
- *i giochi comportano sempre un momento di sorpresa o di confusione*: la persona ("il giocatore") ha la sensazione che sia successo qualcosa di inaspettato.

I giochi hanno diverse funzioni: sono gratificanti, in quanto assicurano dei riconoscimenti, anche se dolorosi e disfunzionali; assolvono ad una funzione difensiva, nel senso che proteggono da sentimenti e comportamenti spontanei che hanno provocato, nelle prime fasi della vita, esperienze dolorose e portatrici d'ansia; servono a confermare il proprio copione di vita.

Quindi, i giochi sono riproposizioni di strategie infantili non più adatte al qui ed ora della persona adulta e, nel lavoro psicoterapeutico, vanno resi evidenti al paziente affinché la consapevolezza lo metta nella condizione di ridecidere per il cambiamento.

2.3.6. L'analisi del copione

Berne[24] ha definito il *copione*: «Un piano di vita che si basa su di una decisione presa durante l'infanzia, rinforzata dai genitori, giustificata dagli avvenimenti successivi e che culmina in una scelta decisiva».

Analizzando questa definizione, troviamo che:

a) *il copione è un piano di vita*, nel senso che il bambino redige un piano specifico della propria vita, non semplicemente una visione del mondo in senso generico. Il concetto centrale, che gli schemi di vita degli adulti siano influenzati dalle esperienze infantili, è un tema centrale non solo per l'A.T., ma anche per molti altri approcci psicologici;
b) *il copione è diretto verso un tornaconto*: la teoria dell'A.T. afferma che il piano di vita culmina in una *scena decisiva*. La scena finale viene chiamata il *tornaconto* del copione;
c) *il copione è decisionale*, nel senso che il bambino decide quale sarà il suo piano di vita. Egli decide cosa essere e cosa non essere, cosa fare e cosa non fare, sulla base dei messaggi genitoriali che riceve. Le decisioni di copione del bambino non sono prese nel modo riflessivo deliberato che prende l'adulto. Le prime decisioni derivano da emozioni e vengono prese in età infantile;
d) *il copione è rinforzato dai genitori*, nel senso che, benché non siano in grado di determinare le decisioni di copione di un bambino, essi possono esercitare una forte influenza su di esse. Fin dai primi giorni di vita di un bambino, i genitori gli inviano messaggi sulla base dei quali egli forma delle conclusioni su se stesso, sugli altri e sul mondo. Questi messaggi di copione sono sia verbali che non verbali. Costituiscono la struttura di riferimento in risposta alla quale vengo-

[24] E. Berne, *Ciao!... E poi?*, Milano, Bompiani, 1979, p. 272.

no prese le principali decisioni di copione del bambino. Il copione è fuori della propria consapevolezza, a meno che non ci sia data la possibilità di scoprirlo. Si è inconsapevoli delle prime decisioni prese, anche se sono vissute all'interno del proprio comportamento.

Sul perché si prendano delle decisioni infantili su se stessi, sugli altri e sul mondo e a quali funzioni esse assolvano, la teoria dell'A.T. individua due motivazioni[25]: 1) le decisioni di copione rappresentano la migliore strategia che ha il bambino per sopravvivere in un mondo che spesso sembra ostile, quando non minaccioso per la sua vita; 2) le decisioni di copione sono prese sulla base delle emozioni e dell'esame di realtà del bambino.

La nozione di copione, per i non addetti ai lavori, può dar adito a delle conclusioni affrettate, ossia che nell'A.T. sia presente una visione "meccanicistica" e "deterministica" della natura umana. Sicuramente nell'A.T. si considerano le influenze della vita infantile, soprattutto delle relazioni primarie genitoriali, che contribuiscono alla formazione della personalità dell'adulto, ma questo non si interpreta nei termini di condizionamenti deterministici o di irreversibilità di atteggiamenti della persona di fronte all'esistenza. La sfida, nel nostro lavoro psicoterapeutico, consiste nel condurre la persona, attraverso la sua coscienza del "qui ed ora", alla consapevolezza (cognitiva ed emotiva) di voler cambiare, e nel guidarla a "ridecidersi", su basi attuali, verso il progetto di vita e la "costruzione" della sua realtà desiderata.

Questa specificazione mette in luce che, oltre alla presenza del copione, nel corso dello sviluppo della persona esiste anche una *base costituzionale* (una predisposizione costituzionale), così come le *circostanze specifiche* della vita soggettiva, cioè l'insieme di avvenimenti, episodi, che si verificano e che influenzano l'esistenza della persona. Ed infine, ci sono i *desideri*, le aspirazioni, la forza propulsiva dell'autorealizzazione. Tutte queste condizioni costituiscono una *multicausalità* sul modo con il quale si può sfuggire al "determinismo" coercitivo di un copione "impostato" in età infantile.

La psicoterapia è la possibilità di sperimentare nuove vie che nel copione di vita, a volte, neanche compaiono all'orizzonte. Si può affermare che la psicoterapia sia un processo di crescita centrato sulla "guarigione" dalla staticità del copione[26].

---

[25] I. Stewart, V. Joines, *L'Analisi Transazionale. Guida alla psicologia dei rapporti umani*, cit.

[26] Sarebbe interessante approfondire la complementarietà tra la prospettiva della guarigione clinico-psicologica e la guarigione e novità di vita apportata da Cristo.

2.3.7. Copioni vincitori, perdenti e non vincitori

Berne definisce "vincitore" quella persona che realizza il suo obiettivo dichiarato e lo raggiunge agevolmente. All'opposto, un "perdente" significa una persona che non realizza l'obiettivo dichiarato. Berne è stato attento a definire *vincitore* non solo coloro che accumulano beni materiali e denaro; né i *perdenti* vanno ricercati tra coloro che mancano di cose materiali. Una persona che ha un copione "non vincitore" tira a campare giorno per giorno, non corre rischi. Questo tipo di copione è spesso chiamato *banale*[27]. Questa classificazione pecca di riduttivismo e gli autori dell'A.T. ne sono consapevoli. L'importante per la persona è rendersi conto che *qualsiasi copione può essere cambiato*. La consapevolezza del proprio copione può portare a scoprire delle aree in cui sono state prese decisioni perdenti e cambiarle in decisioni vincenti. La classificazione *vincitore, non vincitore* e *perdente* è un'informazione utile riguardo al passato della persona, nel senso che gli fornisce un primo schema per i cambiamenti da attualizzare "qui ed ora". In nessun modo gli autori affermano che sia un'affermazione immutabile riguardo al futuro[28].

2.3.8. Il copione e i messaggi

Abbiamo visto che il copione di vita consiste in un insieme di decisioni che vengono prese dal bambino in risposta a *messaggi di copione* su se stesso, gli altri e il mondo. I messaggi di copione provengono prevalentemente dai genitori del bambino. È opportuno ricordare che il bambino prende le sue decisioni di copione in risposta alla propria percezione di quanto succede intorno a lui. Questa percezione è fondata sul suo modo peculiare ed infantile di sentire le cose e sull'esame di realtà che può avere il bambino a quella tappa di età.

Il copione è caratterizzato da *tre tipi di messaggio*:

- le *controingiunzioni* (o spinte): sono i messaggi che hanno origine dagli stati dell'Io Genitore della madre e del padre. Vengono immagazzinati per tutta l'età dello sviluppo, come parte del contenuto del Genitore interno che ha la persona quando è adulta;
- le *ingiunzioni* o i *permessi*: sono i messaggi inviati dallo stato dell'Io Bambino della madre e del padre e, durante l'età dello sviluppo,

---

[27] Ivi, pp. 143-146.
[28] Ivi, pp. 151-155.

limite, nello spazio naturale delle Alpi. Nello stesso modo le attività di pensare, sentire e agire, collegate agli stati dell'Io e alla nozione di "copione", sottraggono il paziente a coercizioni autoreferenziali per indurlo a ri-decidersi, rispetto ad "obsolete" remote decisioni (infantili o regresse), su nuovi progetti di vita ed esistenziali.

Si rimanda ai paragrafi specifici ogni approfondimento sul trattamento psicoterapeutico A.T., in particolare al terzo capitolo.

2.4. Psicoterapia cognitiva post-razionalista

Questo approccio, insieme all'A.T., è l'epistemologia a cui facciamo riferimento nel nostro lavoro psicoterapeutico della psicoterapia *outdoor setting*.

Nei paragrafi che seguono descrivo gli aspetti di maggior rilievo di questo approccio, in riferimento soprattutto all'opera di Guidano[33], ai fini di una maggiore comprensione della globalità dell'intervento terapeutico in *Out.Se.T.*

2.4.1. Gli approcci cognitivi tradizionali

Negli approcci cognitivi tradizionali[34], che non fanno riferimento al paradigma della complessità e alla sua applicazione clinica del cognitivismo-costruttivista, la *conoscenza* viene considerata come la rappresentazione di un ordine "oggettivo" che esiste indipendentemente dal nostro "essere nel mondo". I disturbi emotivi sono, allora, la conseguenza di processi di "pensiero distorti". In tal senso, i colloqui iniziali (*assessment*)[35]

---

[33] V.F. Guidano, *Il Sé nel suo divenire: verso una terapia cognitiva post-razionalista*, cit.

[34] Per un breve e panoramico *excursus* storico cfr. L. Cionini, *Dalla prospettiva comportamentale a quella costruttivista*, in O. Codispoti, C. Clementel (a cura di), *Psicologia clinica. Modelli, metodi, trattamenti*, cit., pp. 53-71.

[35] Quando si parla di *assessment* ci si riferisce alle operazioni di valutazione che iniziano al momento del primo incontro con il paziente e che proseguono durante tutto il corso della psicoterapia, producendo ipotesi esplicative sempre più dettagliate. L. Cionini distingue due momenti nel processo di *assessment*: la *fase iniziale* delle prime sedute quasi esclusivamente dedicata alla raccolta dei dati necessari per costruire una prima ipotesi sulle caratteristiche del sistema conoscitivo del paziente e una *seconda fase*, che dura per tutto il corso del processo terapeutico, durante la quale vengono effettuate una continua verifica delle ipotesi precedenti e la messa a punto di altre, sempre più dettagliate, che permettono di definire le scelte strategiche in rapporto all'evoluzione della situazione clinica (L. Cionini, *Psicoterapia cognitiva. Teoria e metodo dell'intervento terapeutico*, Roma, NIS, 1991).

sono volti a identificare le "convinzioni distorte" e i "pensieri irrazionali" del paziente. Il principio alla base del cambiamento è che per modificare le "emozioni disturbanti" è sufficiente cambiare le "convinzioni irrazionali" che determinano tali emozioni[36].

Un tale approccio delinea una supremazia del "razionale" e il terapeuta deve tentare, con ogni mezzo a disposizione, di "convincere" il paziente "dell'irrazionalità" delle sue convinzioni e "dell'inadeguatezza" dei suoi atteggiamenti, mentre gli fornisce le "istruzioni per l'uso" su come controllare/eliminare gli effetti delle emozioni negative.

Il "setting operativo" più idoneo diventa il "confronto dialettico" più o meno serrato, in cui il terapeuta riveste il ruolo del "saggio illuminato". La "persuasione" del terapeuta consiste, tecnicamente, in un intervento, sulle strutture rappresentative del paziente (immaginazione, dialogo interno, convinzioni), volto a modificare gli aspetti "semantici" dei processi cognitivi; questo intervento lascia, tuttavia, inalterate le "regole sintattiche" latenti alla base degli stessi processi. Il paziente, "illuminato" dal terapeuta, diventa "più esperto" nel controllare le emozioni disturbanti "dall'esterno", perché si è verificato solo un cambiamento "semantico" all'interno della stessa tonalità di significato, ma le emozioni disturbanti continuano a rimanere estranee al paziente.

La relazione terapeutica, in questo approccio, diventa uno strumento "autoritario" per il ristabilimento di un ordine esterno oggettivo.

Nella prospettiva epistemologica empirista, alla base dell'orientamento razionalista tuttora prevalente nella psicologia cognitiva, se si considera la realtà come un ordine esterno, univoco e oggettivamente dato, che esiste indipendentemente dal nostro osservarlo, si finisce con l'assumere come scontate le caratteristiche dell'osservatore. In questo approccio, l'unica possibilità d'indagine di fronte a qualcosa, che è "già oggettivamente dato", è quello di limitarsi a osservarne gli aspetti, e la metodologia, che ne risulta, è quella in cui la "descrizione" viene a coincidere con la "spiegazione".

In quest'ottica, la "realtà" consiste in una serie "oggettiva" di informazioni che possiedono un ordine "indipendentemente" dalla mente di colui che la osserva.

---

[36] V.F. GUIDANO, *op. cit.*, p. 91.

2.4.2. Verso una prospettiva post-razionalista della psicoterapia cognitiva

Se si assume, invece, una prospettiva non empirista, il punto essenziale diventa capire come le nostre caratteristiche di osservatori "entrino", nel senso che influenzino, quello che andiamo man mano osservando. "Osservare" la "realtà" è inseparabile dal punto di vista del "soggetto osservante". Ogni osservazione, soprattutto nei fenomeni umani, non è neutrale ma *autoreferenziale*, ossia, riflette sempre se stessa.

Guidano[37] afferma che "ordinare" il nostro mondo è "inseparabile" dal nostro "esperirlo" e lo *sviluppo della conoscenza* prende forma all'interno di una dimensione ontologica irriducibile, nella quale "l'esperienza soggettiva" sottende qualsiasi ordinamento di quella "dimensione oggettiva di realtà", che avvertiamo come esterna e indipendente da noi.

L'interdipendenza fra soggettivo e oggettivo, emozione e cognizione, esperire e spiegare, è parte integrante del processo conoscitivo umano. Tale interdipendenza si dispiega in un ininterrotto processo circolare fra l'esperienza immediata di sé, *l'Io che agisce ed esperisce*, e il senso di sé che emerge come risultato del riconoscere e auto-riferirsi l'esperienza immediata in corso, *il Me che si osserva e si valuta*. In questa interdipendenza, il modo di ordinare l'esperienza umana consiste in una costante "ricerca di un significato" (*logos*).

A livello individuale, la ricerca incessante di significato prende forma nel *ciclo di vita della persona*, attraverso l'elaborazione e il mantenimento di un "significato personale", coerente con i propri assunti e con quanto il "Me" va spiegando dai dati che acquisisce dall'Io.

Tale "significato personale" è inteso come una "costruzione attiva di una comprensione" in grado di svelare un modo particolare di essere.

In questa direzione, Guidano[38] delinea una teoria della personalità in cui distingue quattro *organizzazioni di significato personale*: "depressiva", "fobica", "ossessiva", "disturbi alimentari psicogeni".

Ad esempio, un episodio depressivo, lungi dall'essere qualcosa che si abbatte dall'esterno su una persona come una febbre, è intrinsecamente connesso al suo modo di assimilare l'esperienza, di valutarla e di integrarla con i dati del passato, ossia con la coerenza del suo "significato personale".

Da queste premesse epistemologiche deriva una metodologia e una strategia d'intervento per la psicoterapia cognitiva post-razionalista.

---

[37] V.F. GUIDANO, *op. cit.*

[38] Ivi, pp. 32-63.

2.4.3. Implicazioni metodologiche della psicologia cognitiva post-razionalista

I principi metodologici di questa scienza del "significato personale", secondo Guidano[39], ruotano intorno ad alcuni punti:

a) ogni individuo è da considerarsi "un'organizzazione di significato personale", il cui *comprendere* consiste in una modalità peculiare di "costruire un mondo" in grado di produrre nella persona un'esperienza immediata ("Io"), riconoscibile come il proprio Sé ("Me"). Ogni "organizzazione di significato personale" ha una sua specifica logica di *ordinamento autoreferenziale* che le permette di assimilare l'esperienza in modo consono al proprio Sé.
b) Lo svolgersi di un ciclo di vita individuale viene considerato come un processo ininterrotto di assimilazione di esperienza che dà luogo a riorganizzazioni continue del significato personale. I "sintomi", che un'organizzazione di significato personale può far emergere in qualsiasi fase del suo ciclo di vita, vanno considerati come processi conoscitivi, che evidenziano tentativi, non riusciti di cambiamento, da parte della persona.

2.4.4. Intercorrelazione tra affettività e cambiamento nel processo psicoterapeutico

Nella prospettiva cognitiva post-razionalista, le *emozioni* e l'*affettività* sono forme di conoscenza vere e proprie e in sé autonome.

Su questa base è possibile formulare due considerazioni generali sulla intercorrelazione tra *affettività* e *cambiamento* nel processo psicoterapeutico:

1 – *In assenza di emozioni non sembra possibile alcun tipo di cambiamento*: il pensare cambia di solito i pensieri, mentre solo il sentire può modificare le emozioni; ossia, solo l'affiorare di "nuove esperienze emotive", aggiungendo "nuove tonalità del sentire" nella configurazione unitaria dei temi affettivi di base della persona, può incidere e modificare la modulazione prodotta dall'esperienza immediata ("Io"), facilitando un ri-ordinamento della configurazione di coerenza interna del significato personale.

In questa direzione ci muoviamo nelle diverse situazioni (v. "CAMPO-BASE" nel capitolo quinto) che proponiamo ai nostri pazienti nella

[39] *Ibidem.*

psicoterapia *outdoor setting*, con la comunicazione metaforica, i *feedback* immediati o il lavoro di *debriefing* serale, oltre alle situazioni stimolo a forte impatto emotivo, indotto o spontaneo, nelle escursioni montane (precipizi, arrampicata su rocce, attraversamenti su cenge notevolmente esposte, grandinate o nevicate impreviste su forcelle o crinali, ecc.).

2 – *La struttura e la qualità del cambiamento dipendono, in larga misura, dal livello e dalla qualità della consapevolezza di sé con cui è stato portato avanti il processo di ri-organizzazione*: la consapevolezza di sé è un processo costruttivo di ordinamento "autoreferenziale", che determina la forma che l'esperienza personale finisce con l'assumere. È indispensabile, da parte del terapeuta, portare il paziente ad una maggiore comprensione dei modi con cui ordina il fluire continuo della sua esperienza immediata. Ovviamente, questo è possibile solo offrendo al paziente delle "chiavi di lettura" conoscitive, sia di quello che va sperimentando e sia dei meccanismi che sottendono un tale esperire. Le "chiavi di lettura" sono le caratteristiche specifiche di ognuna delle quattro organizzazioni di significato personale a cui si riconduce la personalità del paziente secondo l'approccio di Guidano[40].

2.4.5. Il setting operativo

Nella terapia cognitivista post-razionalista il terapeuta insegna al paziente, attraverso il "metodo dell'auto-osservazione", a differenziare la percezione immediata di sé, dalle spiegazioni che se ne dà e dalle convinzioni che ne ricava. L'obiettivo dello psicoterapeuta consiste non tanto nel modificare le convinzioni del paziente, quanto nel portarlo a diventare consapevole del suo modo peculiare di elaborare convinzioni. Per conseguire questo obiettivo, nel corso del processo psicoterapeutico, il paziente deve poter sperimentare alcuni *eventi emotivamente significativi,* capaci di esercitare pressioni verso una ri-organizzazione, ossia un ri-ordinamento dell'esperienza personale.

Come avremo modo di specificare più avanti, gli "aspetti emotivi della relazione terapeutica" esercitano un effetto facilitante verso questo obiettivo, nel raggiungimento e nell'assimilazione di nuove esperienze o nel "*reframing*"[41] di quelle già esistenti.

---

[40] *Ibidem.*

[41] Ivi, p. 102.

2.4.6. Il metodo dell'auto-osservazione: la tecnica della moviola

L'auto-osservazione è il metodo per portare avanti l'intervento. Esso consente di ricostruire gli eventi di interesse terapeutico, lavorando nell'interfaccia tra l'esperienza immediata e il suo riordinamento esplicito.

L'auto-osservazione, nell'approccio cognitivista post-razionalista, si differenzia dall'*introspezione* (tecniche di associazione libera, come per la psicoanalisi) e dalle tecniche di *automonitoraggio* (rilevazione dei pensieri automatici, lettura del dialogo interno, come per la psicologia cognitiva razionalista).

Nel metodo dell'auto-osservazione, lo psicoterapeuta fornisce una serie di "istruzioni" al paziente. Vediamole nei particolari[42].

Innanzitutto, occorre partire sempre da un "evento" o da una serie di eventi disposti in successione, che possano essere analizzati. Lo psicoterapeuta ricostruisce con il paziente, impiegando il linguaggio cinematografico della "moviola", la *successione di scene* che compongono l'evento di cui ci si sta occupando. Come se si fosse in sala di montaggio, alla moviola, al paziente viene insegnato a ripercorrere l'intera successione di scene andando "avanti" e "indietro", "zummando *out*" una singola scena per focalizzarne gli aspetti particolari, e "zummando *in*", cioè ricollocando di nuovo la stessa scena, arricchita di nuovi particolari che si sono aggiunti, nell'intera sequenza.

Ogni volta che una scena, arricchita di particolari, viene ricollocata nella sequenza, si modifica assumendo nuove connotazioni, consentendo l'emergere di ulteriori particolari in altre scene.

Attraverso una serie di domande, da porre al paziente, lo si aiuta gradualmente a mettere a fuoco la struttura della propria esperienza emotiva nella situazione.

In particolare, si possono porre due tipi di domande: il *perché* di quell'esperienza emotiva, che permette allo psicoterapeuta di raccogliere i dati su come il paziente si autoriferisce e spiega a se stesso quello che ha provato, e il *come* era fatto quello che provava, ossia quali caratteristiche davano forma a quell'esperienza emotiva.

Lo psicoterapeuta dirigerà il paziente per fargli sperimentare lo spostamento del suo punto di vista dal "perché" al "come". Quando il paziente, imparando a differenziare tra il "perché" e il "come", comincia a vedersi alternativamente come soggetto, che porta avanti in prima persona una

[42] Ivi, pp. 100-104.

data scena ("punto di vista soggettivo") e come oggetto, mentre guarda se stesso in quella scena dall'esterno ("punto di vista oggettivo"), si è sulla strada del miglioramento delle possibilità di ricostruzione dell'esperienza immediata. Questo significa che il paziente è maggiormente in grado di elaborare inferenze sulla possibile struttura del punto di vista soggettivo esperito nella situazione scenica.

Guidano[43] spiega che è quello che accade quando si ragiona su una scena di un film e, a partire dalle parole e dalle azioni di un personaggio, si cerca di ricostruirne i sentimenti, gli stati d'animo, le intenzioni più o meno nascoste, con la differenza che il personaggio, che si cerca di ricostruire/capire in questo modo, non è altri che se stessi.

Quando, in altre fasi avanzate del percorso terapeutico, si intraprende la ricostruzione della storia di sviluppo[44] (infanzia, fanciullezza, adolescenza e giovinezza) attraverso l'analisi delle scene alla "moviola", la scena/evento, che era stata esperita in una certa età, può essere portata avanti, con il paziente, secondo due "punti di vista oggettivi": a) come uno si sarebbe visto dal di fuori a quella stessa età ("come ti vedevi con gli occhi di allora"); b) come uno si vede ora dal di fuori, mettendo a fuoco quel periodo di vita ("come ti vedi con la consapevolezza di oggi in quell'età").

Il metodo dell'auto-osservazione consiste nella progressiva acquisizione, da parte del paziente, di un grado di flessibilità maggiore nella sua autoconoscenza, grazie alla capacità, da un lato, di differenziare l'"Io", che esperisce, dal "Me", che valuta e, dall'altro, di poter vedere l'intero processo sia dal punto di vista soggettivo, di chi lo sta vivendo, sia dal punto di vista oggettivo, di chi si guarda dal di fuori. Per dare una maggiore incisività alla presa di coscienza di questo processo, nell'*outdoor setting* utilizziamo con alcuni pazienti la "tecnica delle due sedie", su cui facciamo sedere il paziente, alternando tra la sedia "dell'Io" e quella del "Me". Assistiamo all'esperienza che la ristrutturazione emotiva del paziente passa per un *distanziamento emotivo* dagli eventi "interni" critici della persona.

L'incremento nell'esposizione delle proprie emozioni e l'autorivelarsi, che derivano da una maggiore messa a fuoco dell'esperienza immediata, uniti alla capacità acquisita di potersi vedere alternativamente dal di dentro e dal di fuori, hanno un grande valore psicoterapeutico per la modificazione del senso di sé in corso del paziente.

Rivedere alla moviola, andando avanti e indietro, una scena emotiva-

---

[43] Ivi, p. 102.

[44] Ivi, pp. 157-187.

mente significativa, porta a una modificazione della modalità con cui essa è valutata e autoriferita. La conseguenza terapeutica è che questa esperienza cognitiva ed emotiva si traduce in un *reframing* della scena stessa, che innesca l'emergere di altre tonalità emotive. Per cui, man mano che la flessibilità aumenta, il punto di vista abituale su di sé ("Me") risulta gradualmente destabilizzato, tanto da far affiorare nuovi aspetti nell'immediatezza del proprio sentire ("Io"). L'effetto terapeutico, che ne deriva, è un cambiamento graduale nella valutazione dell'"Io" da parte del "Me", che si accompagna a un grado consistente di *ristrutturazione emotiva*. Questo comporta un'altra modificazione, che è un'aumentata flessibilità nel cogliere il punto di vista dell'altro differenziandolo da quello su di sé.

2.4.7. Dinamica del cambiamento psicoterapeutico

Guidano afferma che, nel paziente, in una strategia centrata sulla riorganizzazione del suo significato personale, una modificazione terapeutica significativa viene a coincidere con un cambiamento nella valutazione dell'*Io* da parte del *Me*. Un cambiamento nella valutazione dell'*Io* da parte del *Me* consiste in uno spostamento dall'esperire alcuni aspetti del vivere quotidiano in "modo scontato", come se fossero "oggettivamente dati", ad autoriferirli e valutarli come "modalità proprie" di percepire e di spiegarsi il proprio "essere nel mondo", rendendoli suscettibili di ulteriore esplorazione, durante il percorso psicoterapeutico, per arrivare ad una comprensione più "articolata" della loro origine.

Questa dinamica di cambiamento non vuole essere solo un fenomeno di tipo cognitivo ma, al contrario, l'affiorare di livelli più articolati di ordinamento ("metacognizione" o "conoscenza del proprio conoscere") è un processo complesso, che richiede un'integrazione tra elementi sensomotori, affettivi e cognitivi.

È vero che sono possibili livelli diversi di cambiamento, da quelli più superficiali a quelli più profondi, ma essi non si escludono a vicenda, anzi, possono far parte di momenti diversi dello stesso processo terapeutico.

Guidano[45], riprendendo le posizioni di altri autori[46], ritiene che lo psicoterapeuta può solo mirare a costruire le "condizioni" in grado di innesca-

---

[45] Ivi, p. 105.

[46] P.F. Dell, H.A. Goolishian, *Order through Fluctuation: an Evolutionary Epistemology for Human Systems*, in «Austr. J. Fam. Ther.», 1981, 2, pp. 175-184; M.J. Mahoney, *Human Change Processes: the Scientific Foundations of Psychotherapy*, cit. (in V.F. Guidano, *Il Sé nel suo divenire: verso una terapia cognitiva post-razionalista*, cit., p. 105).

re una riorganizzazione, ma non può determinare né *quando* essa accadrà né le sue *possibili conseguenze*. Per tale motivo, nell'orientamento cognitivo post-razionalista, lo psicoterapeuta viene considerato un "perturbatore strategicamente orientato", che innesca processi in un sistema (il paziente) il quale, sotto questa spinta perturbatrice esterna, va a trovare delle sue intrinseche condizioni interne autorganizzanti per il ristabilimento di un nuovo equilibrio.

Le "perturbazioni" emotive emergenti nel paziente, capaci di innescare eventi affettivamente significativi nel corso del processo psicoterapeutico, derivano da due fonti: a) l'aumento di comprensione, da parte del paziente, delle proprie regole di funzionamento, si accompagna all'affiorare di nuove tonalità affettive che egli sperimenta; le modificazioni nella comprensione del paziente derivano dalle spiegazioni offerte dallo psicoterapeuta sul funzionamento mentale (teoria sull'organizzazione di significato personale); b) la struttura e la reciprocità del contesto terapeutico interpersonale possono innescare perturbazioni emotive che facilitano la destabilizzazione del "punto di vista" che il paziente ha attualmente su di sé.

Questi processi si realizzano in virtù del lavoro *metacognitivo* su di sé, con cui si guida il paziente verso la sua autorganizzazione e ricerca di equilibrio, e all'interno dei *tre Focus* della psicoterapia *multisetting*, passando dal particolare (l'evento, l'episodio, la situazione) al generale (come si inserisce il particolare all'interno della percezione dell'identità che il paziente ha di sé). L'autorivelarsi, in questa capacità acquisita di potersi vedere alternativamente "dal di dentro" e "dal di fuori", modifica il senso di sé del paziente durante l'intero percorso psicoterapeutico. In altre parole, è il passaggio dallo stato definito *egosintonico* a quello *egodistonico* del paziente: il paziente giunge alla consapevolezza non solo di avere un problema, disturbo clinico o Disturbo di Personalità, di cui soffriva senza esserne consapevole (egosintonico), ma di riuscire ad oggettivizzarlo, comprenderlo, ad avere coscienza che è un problema che lo porta a stare male (egodistonico) e, di conseguenza, a gestirlo per un cambiamento di sé nella realtà in cui vive.

2.4.8. Simultaneità di discrepanza cognitiva e coinvolgimento affettivo

Ai fini di un *cambiamento* terapeutico è indispensabile la presenza simultanea di due processi[47]: a) un *effetto discrepante*, derivante dalle spie-

[47] V.F. Guidano, *op. cit.*, p. 106.

gazioni offerte dal terapeuta, in grado di innescare una modificazione del punto di vista che il paziente assume abitualmente su di sé; l'efficacia terapeutica delle spiegazioni dello psicoterapeuta dipende non tanto dal *contenuto* di conoscenza offerto, ma dal *grado di discrepanza* che esso ha rispetto alla percezione che abitualmente il paziente ha di se stesso. Con i "nuovi dati" il paziente è "obbligato" a confrontarsi e a rivalutare l'immagine di sé in corso; b) un livello apprezzabile di *coinvolgimento emotivo* nella relazione terapeutica, in cui il paziente non può evitare il confronto con un punto di vista critico e alternativo al suo schema. Specifica Guidano[48] che il coinvolgimento emotivo non è qualcosa che riguarda esclusivamente il paziente, al contrario, il coinvolgimento del terapeuta nel setting terapeutico svolge un ruolo cruciale per il cambiamento del paziente. Il terapeuta ha, quindi, un ruolo estremamente attivo: deve essere attento a utilizzare le oscillazioni emotive che osserva nel paziente per facilitare la comprensione e l'assimilazione di quanto si va man mano ricostruendo.

2.4.9. Strategia cognitiva post-razionalista: tre fasi principali del trattamento

Come ben sappiamo, la psicoterapia è un processo complesso e multidirezionale, cosicché qualunque tentativo di identificare una sequenza di fasi non può che essere riduttivo. Scegliamo di descrivere questa strategia cognitiva, sapendo che rimane un tentativo didascalico di descrizione di una prassi e limitatamente allo scopo del presente lavoro[49], rimandando ogni approfondimento al lavoro di Guidano[50] e agli autori cognitivisti post-razionalisti.

---

48 Ivi, p. 106.

49 Diversamente da quanto si è pensato di proporre nel capitolo terzo con la trascrizione analitica didattica di un caso (quello di Melissa), seguito in psicoterapia individuale e secondo l'approccio dell'Analisi Transazionale, non si è ritenuto indispensabile presentare al lettore un altro caso clinico con la stessa metodologia analitica di un approccio cognitivista. Il motivo della mia scelta è stato quello di privilegiare, per il lettore, una agilità espositiva nell'approccio all'intero testo, focalizzato invece sul 3° Focus dell'*outdoor setting* e le sue fasi di sviluppo. Si è comunque ritenuto opportuno esporre i concetti fondamentali della psicoterapia cognitivista post-razionalista, intercalati da alcuni richiami dell'operare clinico nel percorso della psicoterapia *multisetting*. Una scelta di metodo che non esclude la possibilità, in un successivo lavoro clinico, di focalizzare maggiormente l'attenzione su una discussione clinica secondo l'approccio cognitivista post-razionalista.

50 Ivi, pp. 109-187.

Nella strategia cognitiva post-razionalista, le *tre fasi* principali del trattamento che si svolgono in successione sono[51]: 1) preparazione del contesto clinico ed interpersonale; 2) costruzione del *setting* terapeutico; 3) ricostruzione della storia di sviluppo.

2.4.9.1. Prima Fase: contesto clinico ed interpersonale

Nell'approccio cognitivo post-razionalista, lo psicoterapeuta comincia con il definire il *setting interpersonale* come un contesto di *collaborazione reciproca* e la *relazione terapeutica* come uno *strumento di esplorazione* per costruire una comprensione non disponibile al momento. In tal modo, il terapeuta comincia a indagare non tanto la "validità dei contenuti", esposti dal paziente, quanto, con lui, il loro "significato complessivo", cercando così di costruire un punto di vista, *simultaneamente alternativo e coinvolgente*, che sposti la focalizzazione del paziente su altri aspetti di sé.

Soprattutto nelle sedute iniziali, di solito le prime due o tre, il terapeuta dovrebbe essere in grado di formulare un'ipotesi sulla possibile "organizzazione di significato personale" (fobica, ossessiva, depressiva o DAP-Disturbi Alimentari Psicogeni) che sta alla base della sintomatologia presentata dal paziente.

Sapere in quale organizzazione di significato personale si muove il paziente permette al terapeuta di avere un orientamento sul modo più efficace per riformulare il problema presentato e per evitare di assumere atteggiamenti, che potrebbero risultare inopportuni per il paziente, in quanto opposti alla sua coerenza interna.

L'operazione fondamentale, che deve compiere lo psicoterapeuta, è quella di ridefinire il problema presentato come "interno" (cioè tonalità emotive perturbanti inerenti al proprio modo di essere, non sufficientemente spiegate come tali) rispetto alla definizione "esterna", che il paziente di solito presenta, vale a dire un elenco di sintomi "sconnessi" e "estranei" con il suo modo "solito" di essere.

Riformulare, da parte del terapeuta, il problema presentato dal paziente in termini di "emozioni proprie", piuttosto che di "disturbi estranei" e definire il *setting* terapeutico come un lavoro impegnativo di esplorazione e di comprensione, anziché semplicemente come un luogo in cui essere rassicurati, "sfogarsi" ed essere forniti di "vademecum" ("istruzioni per

[51] Sono tutte fasi che vengono condotte nella linea continua dei tre *Focus* della *psicoterapia multisetting*, pur con le dovute attualizzazioni rese personali dalla mia esperienza clinica, come presentato in altre parti del testo.

l'uso"), sono *operazioni discrepanti,* se confrontate con le aspettative del paziente. Pertanto, se gli aspetti emotivi del *setting* interpersonale risultano adeguati, è probabile che gli effetti perturbanti delle spiegazioni alternative e discrepanti, fornite dal terapeuta, modifichino il punto di vista con cui il paziente presenta se stesso, fin dall'inizio del lavoro psicoterapeutico.

2.4.9.2. Seconda Fase: costruzione del setting terapeutico

Secondo l'approccio cognitivo post-razionalista, la seconda fase è la fase centrale della strategia terapeutica e si compone di due parti principali che si svolgono in successione: 1) *la focalizzazione e il ri-ordinamento dell'esperienza immediata* (subito dopo le prime sedute fino al 4°-8° mese); 2) *la ricostruzione dello stile affettivo* (durata da 3 a 6 mesi, ossia dal 4°-8° al 7°-14° mese di terapia).

A) Rispetto alla prima fase, in un periodo che varia da un minimo di quattro a un massimo di otto mesi dall'inizio della terapia, il paziente è andato incontro a un mutamento apprezzabile del punto di vista su di sé, che si accompagna anche ad una notevole remissione dei disturbi che lo avevano condotto a chiedere un aiuto psicoterapeutico.

Il cambiamento consiste in uno spostamento dal percepire sintomi o emozioni perturbanti come tratti di sé costituzionalmente "dati", all'avvertirli come il proprio modo di ordinare l'esperienza attribuendole significati specifici.

Questo cambiamento del punto di vista su di sé porta a un ri-ordinamento dell'esperienza immediata: il paziente può riferire a se stesso tonalità emotive prima trascurate o escluse dalla coscienza.

In questi primi mesi, il paziente impara a comporre e scomporre gli eventi in base alla sequenza di scene principali che li compongono, mediante il metodo dell'auto-osservazione alla moviola. Il terapeuta assegna, inoltre, al paziente "compiti a casa" di auto-osservazione, che lo aiutano a differenziare i vari aspetti della sua esperienza soggettiva. Occorre orientare il paziente a mettere a fuoco, per ogni singola scena, la *differenza* tra l'esperienza immediata, provata nella situazione, e la spiegazione che se ne dà. Quando il paziente diventa abbastanza capace di operare questa differenza, arriva anche ad un maggiore "distanziamento dall'immediatezza" e dalla pervasività con cui di solito vengono avvertite le emozioni critiche (rabbia, angoscia, ansia, tristezza).

B) La seconda parte della fase centrale del lavoro terapeutico consiste nell'analizzare lo "stile affettivo" del paziente. Come detto, questa fase può durare dai 3 ai 6 mesi e inizia con un'analisi dettagliata della storia affettiva. Vengono sviluppati in successione i seguenti aspetti:

1) le variabili che hanno presieduto al debutto sentimentale e le modalità con cui esso fu esperito, autoriferito e riordinato nella propria esperienza personale;
2) la sequenza di rapporti significativi che si sono succeduti a partire dal debutto, mettendo il paziente in grado di ricostruire i criteri con cui ha strutturato il suo stile affettivo;
3) la ricostruzione delle fasi di formazione, mantenimento e rottura intercorse in ogni rapporto significativo e delle modalità con cui ogni fase è stata esperita, autoriferita e riordinata nella propria esperienza personale.

Ogni singolo rapporto affettivo, attraverso le scene significative, viene passato "in moviola", permettendo al paziente di differenziare l'esperienza immediata dalla sua ristrutturazione esplicita, e di poter ricostruire i vari aspetti di una data esperienza soggettiva, vedendosi alternativamente dall'interno e dall'esterno delle scene.

2.4.9.3. Terza Fase: ricostruzione della storia di sviluppo

Questa terza fase ha una durata variabile da un minimo di tre a un massimo di sei mesi. Essa prende l'avvio solo se il paziente è interessato a proseguire l'esplorazione personale nonostante la scomparsa dei disturbi che lo hanno portato a chiedere aiuto. L'obiettivo di questa fase consiste nel ricostruire come il suo itinerario di sviluppo lo abbia portato a strutturare quel determinato significato personale, che ha cominciato a conoscere, con l'aiuto dello psicoterapeuta, durante il trattamento.

In un primo periodo si ricostruirà la storia di sviluppo del paziente cercando di individuare tutti gli eventi significativi, per scomporli in scene da "passare alla moviola".

Il fare continuamente riferimento alla differenziazione tra "esperire" e "spiegare", nel corso della ricostruzione, è ciò che consente allo psicoterapeuta di poter riconoscere le scene discrepanti significative che occorre ri-ordinare e, al contempo, di far apparire diverso al paziente ciò che sino a quel momento era per lui scontato.

Si procede con una raccolta accurata di eventi significativi, analizzando in successione i periodi che vanno dall' infanzia e dagli anni prescolari (da 0 a 6 anni), alla fanciullezza (da 7 a 12 anni), adolescenza e gioventù (dai 13 ai 21 anni).

Analizzando alla "moviola" questi ricordi, una volta che il paziente ha ricostruito il punto di vista "soggettivo", con cui un dato evento è stato esperito, questo può essere ri-inquadrato in base a due punti di vista "oggettivi":

a) come il paziente si sarebbe visto dal di fuori a quella stessa età (ri-costruendo così con una maggiore precisione le sensazioni provate e le "conseguenti" scoperte che "allora" riteneva di aver fatto);
b) come il paziente si vede "ora" dal di fuori mentre mette a fuoco quell'età (ri-costruendo con gli occhi di oggi, ossia con il diverso punto di vista emerso nella precedente fase terapeutica, le scoperte che, da quelle sensazioni, "ora" pensa di aver fatto allora).

Con questa strategia aumentano nel paziente i "punti di vista" con cui portare avanti l'auto-osservazione ed è proprio in virtù di questo loro continuo alternarsi, per tutto il corso della terza fase terapeutica, che la flessibilità del paziente aumenta fino al punto di innescare ulteriori cambiamenti del punto di vista su di sé.

Questi ripetuti passaggi in "moviola" di intere sequenze di scene significative della storia del paziente, gli permettono di ricostruire "l'organizzazione cognitiva personale" graduale del suo significato (depressivo, ossessivo, fobico o DAP), valutata e comunicata nella fase iniziale della terapia dallo psicoterapeuta, e al contempo, la sua lettura del passato.

"Passare in moviola" la sequenza di scene *affettivamente* significative in più momenti del lavoro terapeutico significa, per il paziente, arrivare ad un ri-inquadramento (*reframing*) della propria storia passata e ad una ri-valutazione, oltre che della propria immagine, anche dell'immagine degli "altri significativi" del proprio itinerario di sviluppo (padre, madre, fratelli, ecc.). Spesso quando il paziente "mette a fuoco" alla moviola alcune scene riferite a "fatti", con gli "occhi di oggi", comincia a vedere chiaramente la "manipolazione" operata da vari membri della sua famiglia, mediante atteggiamenti "vittimistici", "colpevolizzazioni", ecc. Il paziente comincia, allora, a distinguere quello che era un problema riguardante la vita di un suo genitore (a volte, un grave disagio psichico di un genitore, di cui il paziente non poteva averne spiegazione all'età di 0-10/11 anni) e che, pertanto, non poteva essere un suo problema, anche se vissuto come tale, a causa della sua giovanissima età.

In questa terza fase, è presente un forte impegno dello psicoterapeuta nell'avere una certa abilità nel riconoscere quei possibili "ricordi critici", su cui far lavorare il paziente, e nel costruire il contesto di auto-osservazione affinché sia in grado di ri-ordinarli. Il paziente si viene a trovare nella condizione emotiva di sperimentare un cambiamento di prospettiva nei confronti dei suoi schemi emozionali e delle sue strutture di pensiero che sono profondamente interconnessi al suo senso di continuità e di unicità personale.

2.4.9.3.1. Il reframing: strategia privilegiata della Terza Fase nella ricostruzione della storia di sviluppo

Nel processo di auto-osservazione, il paziente percorre avanti e indietro il suo itinerario di sviluppo innescando il ri-ordinamento delle esperienze critiche.

Tale ri-ordinamento è contrassegnato da un *reframing* dei ricordi e si accompagna a un "distanziamento" e un "decentramento" maggiori da quelle tonalità affettive ricorrenti (tristezza, rabbia, delusione, angoscia, ecc.) che sono parte integrante della percezione di sé in corso.

Guidano[52] distingue differenti livelli strutturali di *reframing* di ricordi, contraddistinti da livelli diversi di ri-ordinamento e di attivazione emotiva:

1 – *ri-ordinamento di dati nella stessa cornice*: un primo livello di *reframing* consiste nell'ottenere una comprensione più esaustiva di un ricordo "vago" ma "interessante", senza un concomitante cambiamento nella prospettiva in cui la scena è percepita. Si mettono a punto i "dettagli" della scena, ma si lascia inalterata la tonalità affettiva attivata dalla scena. Questo livello di *reframing* non ha un grande effetto terapeutico;

2 – *ri-ordinamento dell'intera cornice*: consiste in un cambiamento della prospettiva assunta sino ad allora su "una scena". Il ri-ordinamento dell'intera cornice, da cui il ricordo prende forma, rende possibile l'emergere di nuovi dati che innescano una ri-organizzazione delle tonalità affettive attivate abitualmente dalla scena. Questo livello di *reframing* ha una notevole efficacia terapeutica;

3 – *ri-organizzazione globale di un'intera sequenza di ricordi*: si ha l'attivazione di questo livello una volta che i ricordi siano stati "singolarmente" ri-ordinati, rendendo possibile l'emergere di aspetti di sé e del proprio passato, dei quali i pazienti erano ignari. I pazienti, come indicatore della ri-organizzazione, riferiscono spesso verbalmente che "si rendono conto improvvisamente", "intuiscono", "scoprono". Questo livello di *reframing* è il più efficace per portare ulteriormente avanti nel paziente la

---

[52] Ivi, p. 182.

modificazione del punto di vista su di sé, cominciata con l'inizio dell'analisi di sviluppo.

Nella ricostruzione dell'itinerario di sviluppo avviene progressivamente il cambiamento nella valutazione dell'*Io* da parte del *Me*, ossia, uno "spostamento" dall'esperire il proprio modo di vivere come qualcosa di "dato per scontato" all'avvertirlo, invece, come il criterio di base di coerenza auto-organizzata (a seconda della propria "organizzazione di significato personale"), che "ordina" le esperienze passate e presenti in modo che risulti riconoscibile la propria continuità.

I disturbi emozionali, che il paziente presenta come "esterni" al sé, piuttosto che come "dati", sono percepiti come "co-prodotti" del proprio modo di esperire l'andamento di legami affettivi.

Con l'analisi di sviluppo, quello che non è più dato per scontato è il significato personale, che viene a essere esperito come il processo che, per tutto il corso della vita, incessantemente ordina e mantiene la coerenza del proprio "essere nel mondo".

La maggiore consapevolezza del paziente sul proprio funzionamento, raggiunta cambiando il punto di vista su di sé e sulla propria storia, si accompagna a tutta una serie di emozioni contrastanti: da un lato, il paziente avverte un senso di sicurezza, che deriva dal sentirsi protagonista della propria prassi del vivere, dall'altro, tuttavia, avverte anche un senso di delusione, che deriva dal sentire che la propria prassi del vivere risulta diversa da quella che si sarebbe potuto aspettare.

Il lavoro dello psicoterapeuta cognitivo post-razionalista è, fin dalle prime battute della terapia, condotto sia con il metodo dell'auto-osservazione (per il paziente) sia con il suo stile di relazione (del terapeuta), avendo cura di costruire e portare avanti il punto di vista secondo il quale non esiste un modo oggettivo e univoco di ordinare l'esperienza. Il paziente comincia ad accorgersi, fin dall'inizio della terapia, come il suo "significato personale", da un lato, sia il vincolo necessario per "avere un mondo" e, dall'altro, nel contempo, corrisponda al suo grado di libertà in quel mondo; nel senso che, comunque, non sono definiti in modo statico e a priori né i possibili modi di "esser-ci", né le forme che l'esperienza potrà assumere attraverso di essi.

2.4.9.3.2. Linee orientative per la ricostruzione della storia di sviluppo

Secondo Guidano[53], il primo obiettivo di una storia di sviluppo consiste nel ricostruire le "sequenze di eventi critici", che hanno dato luogo alle

[53] Ivi, pp. 185-187.

"emozioni" che il paziente avverte, e alle "spiegazioni" e ai "significati" con cui le riferisce.

Può risultare utile procedere dapprima ad una "ricostruzione generale" dell'andamento di vita nel periodo di sviluppo in esame, per poi passare a "settori" specifici di esperienza. All'interno di ogni settore vengono identificati gli eventi *affettivamente significativi* che possono essere ricostruiti e ri-ordinati nel *setting* mediante la "moviola".

Le aree di indagine che possono essere approfondite all'interno di ciascun periodo di sviluppo sono le seguenti:

a) *Infanzia e anni prescolari (0-6 anni):*
- Raccolta accurata dei primi ricordi di vita disponibili:
  - come sono raffigurati i genitori, altri familiari, la casa, ecc.;
  - tonalità emotive associate a ciascuna immagine.
- Ricostruzione dell'andamento della vita familiare nel periodo prescolare:
  - presenza/assenza delle figure genitoriali, clima emotivo suscitato dalla loro presenza/assenza, espansività, supporto, raccomandazioni (norme, divieti);
  - che "tipo di bambino" si diceva che fosse e quale senso di sé ciò suscitava; quali giochi, racconti preferiti;
  - tipo di partecipazione e ruolo che la famiglia aveva nella rete sociale (come veniva presentato lo stare con gli altri, possibilità o meno di frequentare altri bambini);
  - tipo di reazione familiare di fronte a eventi significativi (perdite, separazioni, cambiamenti di casa, difficoltà economiche, ecc.).
- Qualità della reciprocità emotiva e dell'attaccamento nel rapporto con ciascun genitore ricostruibile attraverso le interazioni affettivamente significative avute con loro:
  - prevedibilità e controllo, da parte del bambino, nel verificarsi di interazioni significative con il genitore;
  - tonalità emotive provate nelle interazioni significative con il genitore;
  - il modo di far fronte a separazioni transitorie con l'inizio della scuola (distacco da casa, presenza di altri bambini, degli insegnanti, ecc.).

b) *Fanciullezza (6-11 anni):*
- Ricostruzione della struttura di vita del bambino nel corso delle scuole elementari:

    - a scuola: rapporto con i coetanei; rendimento scolastico;
    - in famiglia: organizzazione del tempo libero e di quello dello studio;
    - atteggiamento dei genitori nei confronti dello studio (aspettative, ecc.) e delle norme e dei valori da rispettare;
    - atteggiamento dei genitori di fronte a eventi quali separazione, morte di familiari, crisi coniugali, vicissitudini economiche.
  - Reciprocità emotiva e qualità dell'attaccamento:
    - ricostruzione dell'immagine dei genitori percepita dal bambino sia attraverso "dati" diretti che "indiretti": come il padre (o la madre) veniva descritto in famiglia quando lui (o lei) era assente; qualità della relazione madre-padre;
    - ricostruzione del rapporto intercorrente fra aspettative dei genitori espresse da strategie educative, atteggiamenti espansivi ("come si sentiva visto da loro") e aspettative del bambino espresse da prese di posizione, rivendicazioni di autonomia, ecc. ("come avrebbe voluto essere visto da loro"); effetto che tale rapporto esercitava sull'esperienza immediata che il bambino aveva di sé.

c) *Pubertà e prima adolescenza (11-15 anni)*:
  - Ricostruzione delle modificazioni nella struttura di vita del ragazzo risultanti dai cambiamenti maturazionali e ambientali:
    - passaggio alle scuole medie;
    - maturazione puberale e sviluppo psicosessuale (trasformazioni corporee, accettabilità della propria immagine, inserimento nel gruppo dei coetanei, ecc.);
  - Influenza dello stile di attaccamento familiare sulla ri-organizzazione di sé in corso:
    - qualità del rapporto del genitore dello stesso sesso e sua disponibilità a fungere come modello possibile di adultità connesso al proprio ruolo sessuale;
    - qualità del rapporto con il genitore di sesso opposto e sua disponibilità a fungere da "banco di prova" nel valutare l'amabilità del proprio ruolo sessuale;
    - riorganizzazione dello stile di attaccamento familiare dopo la maturazione sessuale.

d) *Tarda adolescenza e giovinezza (15-20 anni)*:
  - Ricostruzione della separazione cognitivo-emotiva dai genitori:

    - principali settori d'esperienza nei quali viene portato avanti il distacco dai genitori: ad esempio, la "dimensione conoscitiva" (culturale, politica, ecc.) e "dimensione emotiva" (identificazione con il gruppo dei coetanei, debutto sentimentale);
    - ricostruzione delle oscillazioni tra distacco (affermazioni di autonomia) e riavvicinamento (richieste di protezione, riconoscimento, ecc.).
- Relativizzazione dell'immagine dei genitori e suoi effetti sull'esperienza immediata e la valutazione di sé:
    - attribuzione del mutamento percepito nell'immagine dei genitori (delusione, mancanza di protezione, perdita, ecc.);
    - come viene autoriferito il cambiamento avvertito nelle figure di attaccamento e quale valutazione di sé ne consegue (amabilità, autostima, progettualità di vita, ecc.).

Quando arriviamo a proporre la psicoterapia *outdoor setting* al paziente, normalmente, abbiamo già esplorato e raccolto molti dei dati indicati nelle aree di indagine elencate. Tali "dati" permettono di "costruire" in noi (*metacognizione dello psicoterapeuta*) il loro modo di percepire e interpretare le esperienze (*metacognizione del paziente*), allo scopo di finalizzare l'azione terapeutica durante la psicoterapia *outdoor setting*, rispetto agli obiettivi terapeutici concordati.

2.4.10. Implicazioni della psicoterapia cognitivista post-razionalista per la psicoterapia outdoor setting

La prospettiva cognitiva post-razionalista offre una teoria e una tecnica che permettono una ri-organizzazione e un ri-ordinamento dell'esperienza clinica dell'approccio *multisetting* sia allo psicoterapeuta, sia al paziente, mediante l'attivazione della riflessione metacognitiva.

Nella psicoterapia multisetting, il passaggio dello psicoterapeuta dalla *relazione duale* del primo *setting*, alla relazione nel *piccolo gruppo* del secondo *setting* e alla relazione del *grande gruppo* dell'*outdoor setting*, richiede il possesso di schemi di sistemazione dei fenomeni relazionali e delle loro relative caratteristiche (come ad esempio le organizzazioni cognitive di significato personale), senza i quali sarebbe difficile procedere all'identificazione dei fenomeni umani in oggetto e al loro trattamento psicoterapeutico.

La miscelazione (*blending*) di differenti tecniche terapeutiche, soprattutto nell'*outdoor setting*, permette di indirizzare il trattamento alle esigenze di velocità, flessibilità ed economicità dell'intervento stesso.

L'approccio cognitivista post-razionalista, oltre a concorrere nella fase valutativa iniziale e nelle fasi principali del trattamento, ci permette di trasferire l'esperienza dell'*outdoor setting*, mediante la *metafora-guida*, alla realtà quotidiana. La funzione della metacognizione, nelle fasi di esperienza sul campo, riflessione e trasferimento, è sia lo strumento concettuale di lettura da parte del paziente affinché mantenga l'approccio *multisetting* in una continuità temporale di un itinerario terapeutico finalizzato e di senso, sia lo strumento cognitivo del terapeuta per padroneggiare se stesso e il progetto terapeutico concordato con il paziente (con riferimento agli obiettivi terapeutici).

Si rimanda ai paragrafi specifici, in particolare al sesto capitolo, l'approfondimento e l'applicazione degli strumenti dell'approccio post-cognitivista della metafora e della metacognizione.

2.4.11. Inquadramento diagnostico e testimonianze raccolte dal debriefing finale

A titolo di esempio, forniamo parte dei dati clinici di alcuni componenti del gruppo della psicoterapia *outdoor setting*. Tali dati si riferiscono alla Diagnosi DSM-IV-TR, alla Diagnosi A.T. e al *debriefing* finale. Un commento per ogni persona conclude la valutazione.

2.4.11.1. Mario[54]: "prendersi cura di sé"

M. ha 20 anni, è il primo di due figli maschi; è iscritto al primo anno di università. Ha iniziato il lavoro terapeutico individuale all'età di 17 anni a motivo di una profonda ribellione nei confronti del padre, un malato psichiatrico cronico, e il suo disagio si manifestava anche sul piano sintomatico come Disturbo d'Ansia (DSM-IV-TR, Asse I). Due anni dopo, ha integrato il lavoro individuale con la coterapia di gruppo (2° Focus). La sua richiesta iniziale di aiuto era di riuscire ad affrontare i burrascosi rapporti in famiglia con maggior equilibrio e funzionalità, imparando a gestire l'ansia e la paura di "non farcela". Rispetto a questa paura, la sua angoscia profon-

---

[54] Riguardo ai casi clinici e ai nomi, ogniqualvolta che diamo degli esempi, i nomi sono fittizi, ossia pseudonimi; se essi hanno un qualche rapporto con il nome reale di una persona, resta un puro caso.

da è quella di "sentirsi debole", "fragile", perché questo lo ricondurrebbe al "sentirsi malato come il padre", per identificazione.

Diagnosi DSM-IV-TR:

- Asse I:
  - Disturbo d'Ansia generalizzato.
- Asse IV:
  - Problemi con la presenza del padre, malato psichiatrico cronico, fin dall'infanzia.

Diagnosi A.T.:
Posizione esistenziale Sociale: + -
Posizione esistenziale Psicologica: - -
Ordini: "Sii perfetto", "Sii forte"
Ingiunzioni: "Non sentire", "Non essere Bambino", "Non essere in intimità"
Rabbia: di Frustrazione
Sentimento ricatto: ansia
Sentimento reale: paura
Giochi: "è tutta colpa tua", "sì, ma"
Ruoli: S/P
Copione: "Finché"
Contratto a lungo termine (terapia individuale e co-terapia di gruppo): stare a contatto con le proprie emozioni e esprimere i sentimenti
Contratto della psicoterapia *outdoor setting*: prendersi cura di sé.

Debriefing finale:

«c)[55] Per me, forse, la scoperta più sostanziale è stato il bisogno di responsabilità verso il mio benessere (su questo sono dovuto arrivarci oggi per scriverlo...), verso me stesso; la necessità di prendermi cura di me, anzi di più, l'evidenza del mio valore e l'affetto per me stesso non è banale, specie quando te ne rendi conto per la prima volta dopo venti anni!».

«i) Sono sempre stato un po' Mister Stranamore per le persone a me vicine; mi piace ascoltare gli altri, capirli, confortarli nei loro momenti di bisogno e, in questo senso, nell'outdoor vi sono stati giorni ricchi di momenti del genere».

---

[55] Le lettere minuscole contrassegnate con c), i), ecc., si riferiscono al questionario di *debriefing* finale o a distanza, proposto ai pazienti partecipanti, su cui scrivono la loro risposta, in funzione del lavoro terapeutico successivo al periodo residenziale all'*outdoor setting*.

«A - Devo a S. una solidarietà che non mi è mai stata data da nessuno, è stato paziente, incoraggiante e compassionevole. Non so se dovrei scrivere questo... ma forse è il padre che avrei sempre voluto. Oggi mi chiedo: perché, dopo l'ultimo giorno, si è "ammorbidito" nei miei confronti? Avrà forse a che fare con il fatto che, durante il *debriefing* finale, nel ringraziarmi aveva gli occhi così lucidi da fare poi fatica ad ascoltare impassibilmente chi parlava dopo di me?».

«B - Purtroppo A. l'ho vista relativamente poco, ma mi ha proposto un particolare "pediluvio" nel fiume, nel più bello dei sensi e divertente!».

«C - Siete due persone meravigliose e mettete a frutto la vostra ricchezza nel lavoro che fate. Vi voglio bene».

«Sintesina: Ho già detto molto su questa esperienza in ambiente di gruppo e molto altro l'ho affidato oggi alla carta. Sarebbe impossibile raccontare i miliardi di pensieri scatenati in me ad oggi dai fatti dell'*outdoor*; srotolare ogni riflessione operando sintesi verbali maldestre di processi non descrivibili solo a parole, almeno dai non addetti ai lavori. D'altronde chi deve sapere sa già. Una cosa che, invece, tengo a dire è che, dal giorno dell'*urlo*, uno dei miei elementi di riflessione è ciò che per me rappresenta la musica che ascolto; talvolta può essere così violenta e rabbiosa da rasentare la follia, essere l'espressione necessaria e catartica del peggio di ciò che sta nel cuore degli uomini e nel mio cuore. Un tempo era forse l'unico modo che avevo per dare un volto alla mia rabbia, ma oggi credo sia qualcosa di positivo, una conversione della negatività che posso provare in qualcosa di forte, espressivo, dionisiaco e apollineo insieme, arte, vera musica, musica meravigliosa. Non so quanto sia giusto, ma sento di volere e dover credere in questo».

Dal *debriefing finale,* del quale M. ha fornito un resoconto per iscritto, emerge che il contratto di prendersi cura di sé, di stare a contatto con i suoi bisogni e di esprimerli con gli altri, è stato raggiunto. Dall'esperienza dell'*outdoor setting*, tali obiettivi verranno consolidati da M. nel lavoro terapeutico in sede.

2.4.11.2. Giorgia: "mettersi in gioco in maniera sana"

G. ha 22 anni ed è la prima di due figli; ha un fratello di 13 anni. Sta conseguendo la laurea triennale. Ha iniziato il lavoro terapeutico individuale un anno fa, contemporaneamente ha iniziato la coterapia di gruppo. I motivi della richiesta di aiuto erano un problema con l'alimentazione (mangiava e si procurava il vomito) e un comportamento autolesionista (*cutting*[56]). La richiesta iniziale di aiuto di G. era di non procurarsi più del male.

Diagnosi DSM-IV-TR:

- Asse I:
  - Disturbo del Comportamento Alimentare;
  - Scarso controllo degli impulsi;
  - Dismorfismo corporeo.
- Asse II:
  - Disturbo di Personalità istrionico.

Diagnosi A.T.:
Posizione esistenziale Sociale: - +
Posizione esistenziale Psicologica: - -
Ordini: "Sii perfetta", "Metticela tutta"
Ingiunzioni: "Non sentire", "Non essere te stessa", "Non godere", "Non essere in intimità"
Rabbia: di Frustrazione
Sentimento ricatto: rabbia
Sentimento reale: paura
Giochi: "sì, ma", "prova a smuovermi", "occupatissima"
Ruoli: V/S
Copione: "Finché"
Contratto a lungo termine (terapia individuale e coterapia di gruppo): prendersi cura di sé dando importanza ai propri pensieri e alle proprie sensazioni
Contratto della *psicoterapia outdoor setting*: godere in maniera autentica delle cose che vive.

Dal *debriefing* finale emerge che G. è riuscita a mettersi in gioco; è arrivata per prima alla vetta; una sera, dopo il *debriefing* serale, si è divertita

[56] *Cutting*, dall'inglese *to cut* significa "tagliare"; tecnica estrema che provoca tagli, ferite, placche metalliche da indossare sottopelle, cicatrici permanenti a forma di lettere, numeri, a volte anche animali. Tecnicamente si distingue tra un *delicate self-cutting* che dà luogo a piccole ferite, e il *branding* che determina bruciature sulla pelle. Ogni taglio può servire al giovane a ricordare un incontro, un amore, un momento di forte rabbia e il proprio corpo viene volontariamente martirizzato come un'arma di sfogo. È una autopunizione, sintomo del disagio di chi si sente inadeguato. Il vuoto di emozioni, o altre forme di disagio, possono portare alcuni giovani a marchiare la propria pelle con tagli e cicatrici che lanciano una sfida alla realtà sociale circostante.

un mondo in un “nutella party” improvvisato nella sua stanza con altre tre ragazze del gruppo.

2.4.11.3. Alessia: “superare il senso di colpa”

A. ha 21 anni ed è la terza di quattro figlie. Frequenta il secondo anno di università. A. ha iniziato il lavoro terapeutico individuale un anno e mezzo fa, subito dopo la morte della sorella secondogenita (di anni 21). Sei mesi dopo l’inizio del lavoro individuale è stata inserita anche nel gruppo. I motivi della richiesta di aiuto erano: lavorare sui sensi di colpa che provava nei confronti della sorella; superare la difficoltà ad “individuarsi in autonomia” nei confronti della famiglia, soprattutto con la madre; acquisire una maggiore fiducia in se stessa.

Diagnosi DSM-IV-TR:

- Asse I:
  - Disturbo d’Ansia generalizzato;
  - Disturbo d’Ansia di tipo ossessivo.

Diagnosi A.T.:
Posizione esistenziale Sociale: - +
Posizione esistenziale Psicologica: - +
Ordini: “Compiaci”, “Metticela tutta”
Ingiunzioni: “Non essere in intimità”, “Non pensare”, “Non farcela”, “Non godere”
Rabbia: di Frustrazione
Sentimento ricatto: ansia, tristezza
Sentimento reale: rabbia, dolore
Giochi: “spalle al muro” (se stessa), “prendimi a calci”
Ruoli: V/S
Copione: “Mai”
Contratto a lungo termine (terapia individuale e coterapia di gruppo): acquisire maggiore sicurezza in se stessa mettendo alla prova le proprie capacità; esprimere agli altri i propri bisogni.
Contratto dell’*outdoor setting*: stare in contatto con le proprie energie; darsi il permesso di esprimersi liberamente.

Debriefing finale:
«b) A livello di relazioni, personalmente ho attuato il mio copione, che utilizzo spesso e che penso funzioni quando sto con gli altri. Nonostante ciò

ho abbandonato questo copione, nella serata artistica: bella serata!!! Così come nell'ultimo giorno, l'esercizio delle scarpe poste di fronte a sé; lì ho sentito quanto fa bene parlare di sé e sentire che gli altri possono cercare di capire ed accettarti. Inoltre, la relazione con i *tweens* è stata un'esperienza che mi ha fatto notare il mio rapporto che, anziché basarsi sull'"Adulto", è andato ad invischiarsi, a momenti, con il Genitore Protettivo e in altri momenti con il Bambino protetto».

«c) Ho sentito il senso di responsabilità soprattutto nei miei confronti, in quanto, durante le ferrate, dovevo essere cauta e non azzardare con i movimenti, perché c'era il rischio di farmi male. Ho sentito il senso di responsabilità anche a livello degli altri, per esempio, nell'essere puntuale agli appuntamenti e controllare se il mio *tween* era al passo con me».

«d) In questa esperienza ho imparato a lasciarmi aiutare dagli altri, soprattutto durante le scalate. Durante le scalate, ho sentito forte il senso di solidarietà-empatia, grazie ad una semplice parola o con un gesto; questo mi ha permesso di notare il bello delle altre persone, cioè il semplice aiuto senza contraccambio. Questo mi ha sorpreso e disorientato. Nonostante la mia difficoltà a chiedere ed accettare l'aiuto degli altri, questa esperienza mi ha fatto capire che, chiedere aiuto non è indice di debolezza o inferiorità, bensì è un comportamento da Adulto».

«e) Tutto questo viaggio non aveva un iter scritto su carta, sarà forse stato un caso? Sicuramente tutto ciò è stato fatto di proposito. Io ho reagito all'inizio con un po' d'ansia, perché non sapevo come si potesse svolgere, ma insieme a questo sentimento c'era curiosità ed emozione.

Riflettendo sul mio comportamento, ho notato, in generale, un'iniziale chiusura per le cose nuove e questo talvolta mi porta a non fare le cose, anche se nel profondo sono curiosa e avrei il desiderio di farle».

«f) Il sì che ho dato per affrontare questa avventura è stato per me un po' come mettermi alla prova ed affrontare il rischio. Inoltre, le ferrate, soprattutto la prima sul monte Averau, sono state grandi prove che mi hanno visto combattere con me stessa, prendere la forza da me e vincere. È stata una cosa bellissima essere riuscita a superare tutti i miei pensieri e farcela...sconcertante! Ritornata a valle, ho osservato che le decisioni che prevedono un rischio sono quelle che mi mettono paura, dunque, temporeggio prima di prenderle; sono sola ad affrontare questo tipo di decisioni, ciò mi comporta insicurezza e, talvolta, la rinuncia alla nuova proposta. Altre volte, invece, la curiosità e la voglia di mettermi alla prova è più forte di me e mi fa rischiare».

«h) Durante l'esperienza dell'outdoor mi ha colpito una nuova cosa di me, cioè quella di avere energia per superare gli ostacoli, quali ad esempio le faticose salite prima di arrivare in vetta. Un'altra esperienza che mi ha colpito e stupito è stato l'urlo verso la valle, durante il ritorno dal monte Sorapiss. È stato per me uno sfogo e soprattutto un'autoconsapevolezza di ciò che avevo dentro; infatti, subito dopo ho sentito come se tutta la confusione a livello di sentimenti si fosse disciolta per dare spazio alla tranquillità».

«l) Arrivare fino alla cima del monte Averau è stata per me una vittoria, perché ho scavalcato tutti i miei giudizi autosvalutanti e, mettendo un piede dopo l'altro, sono arrivata in vetta. Questo per me è stata una conquista che voglio tener sempre presente, al fine di superare le difficoltà che mi si presentano».

«m) Tutta l'esperienza dell'*outdoor* mi è servita per migliorare la qualità delle relazioni interpersonali, infatti ho avuto grande rispetto per tutto il gruppo; soprattutto c'è stato modo di liberare i propri pensieri, per esempio, nell'esercizio delle "scarpe" nell'ultimo giorno. Ho potuto dire delle cose ad alcune persone del gruppo che non avrei mai pensato di dire. Questa è stata la prima volta che ho detto quello che intimamente pensavo di quella persona o persone del gruppo».

«n) La diversità degli altri è un punto dolente, perché faccio difficoltà ad accettare persone che la pensano o hanno abitudini opposte ai miei schemi. Nonostante ciò durante questo viaggio ho visto un miglioramento, in quanto ho allentato i miei schemi e ciò mi ha permesso di conoscere l'altro senza giudicarlo; questo succedeva soprattutto durante le scalate, quando c'era un momento per parlare e dunque per conoscere l'altra persona, oppure quando mi trovavo in difficoltà».

«o) Riflettendo su questa esperienza, ho visto quali valori sono usciti fuori e sinceramente non pensavo di esserne ricca. Questo viaggio, dunque, mi ha aiutato a scoprirli e rendermi conto di averli».

2.4.11.4. Giovanni: "entrare in intimità"

G. ha 21 anni ed è l'ultimo di quattro figli, di cui è l'unico maschio. G. frequenta l'università e lavora part-time come commesso. Ha iniziato il lavoro terapeutico individuale un anno e mezzo fa e dopo tre mesi è stato inserito nel gruppo. I motivi della richiesta di aiuto erano: controllare l'ansia di affrontare gli esami universitari che lo teneva bloccato sugli studi; gestire i pensieri ossessivi; svincolarsi dal rapporto di dipendenza con la sorella terzogenita, trasferitasi all'estero; superare la fobia di prendere gli autobus, a motivo di un episodio di bullismo subito in una tale circostanza.

Diagnosi DSM-IV-TR:

- Asse I:
  - Disturbo d'Ansia:
    - Ossessivo-Compulsivo;
    - Fobico.
  - Disturbo dell'umore:
    - Depressivo reattivo.

Diagnosi A.T.:
Posizione esistenziale Sociale: - +
Posizione esistenziale Psicologica: - -
Ordini: "Compiaci", "Metticela tutta"
Ingiunzioni: "Non crescere", "Non essere in intimità", "Non sentire"
Rabbia: di sfida
Sentimento ricatto: ansia
Sentimento reale: rabbia, paura
Giochi: "Ho solo cercato di aiutarti"
Ruoli: V/S
Copione: "Dopo"
Contratto a lungo termine (terapia individuale e co-terapia di gruppo): gestire l'ansia e i pensieri ossessivi; stare a contatto con le proprie emozioni negative (ansia, paura, rabbia); prendersi cura di sé ascoltando i propri bisogni.
Contratto dell'*outdoor setting*: entrare in intimità con se stesso e stabilire relazioni di fiducia con gli altri.

Debriefing finale:

«b) Ho sviluppato una forte voglia di applicare le mie acquisite competenze sia lavorative che relazionali, in particolare nei rapporti d'amicizia, mettendomi in una condizione di tolleranza e di comprensione verso l'altro».

«c) Forte è il senso di responsabilità che ho sviluppato, lottando e lavorando sulla mia personalità "Adulta", che era quasi inesistente all'inizio della terapia. Adesso riesco a muovermi autonomamente, nell'uscire la sera, nel muovermi con l'auto e in particolare nel muovermi con i mezzi pubblici (autobus, metro, treni, aerei)».

«d) Molto presente è stato il senso di solidarietà che ho ricevuto dagli altri membri del gruppo e anche quello che ho dato. Penso che il lavoro di gruppo e, in particolare, quello di mettere le proprie scarpe al centro della stanza, sviluppi una forte fiducia nei confronti degli altri. È stato un esercizio molto bello perché in tutta la mia vita non sono mai entrato così tanto nell'anima di un'altra persona e, allo stesso tempo, non mi sono mai sentito così capito nell'anima, in breve tempo, come in quello dell'esercizio stesso».

«m) Sento di aver acquisito una forte capacità di comunicazione con gli altri, conseguenza della grande empatia che si crea nell'outdoor aiutandosi gli uni gli altri per arrivare in vetta. Molto forte è stato anche il lavoro dei *tweens*, con cui mi sono trovato molto bene, facendo uscire il vero G.».

«o) Sono molti i valori che ho scoperto: amicizia, tolleranza, difficoltà della vita, voglia di scoprire, voglia di vivere e di prendere la vita come una grande avventura piena di pro e di contro per farne un libro bellissimo in cui è raccolta la propria storia, frutto di noi stessi e della grande provvidenza e amore che Dio ha posto in ognuno di noi».

2.4.11.5. Mauro: "la forza della volontà"

M. ha 35 anni ed è il primo di due figli maschi. M. vive in famiglia e lavora part-time come cameriere. Ha iniziato il lavoro terapeutico individuale tre anni e mezzo fa ed è inserito nel gruppo da due anni. Ha in corso un trattamento farmacologico con stabilizzatori dell'umore. I motivi della richiesta di aiuto erano: superare la fobia sociale; gestire le relazioni interpersonali; stabilire relazioni spontanee con l'altro sesso; assumere un comportamento assertivo; lavorare sulla autonomia.

Diagnosi DSM-IV-TR:

- Asse I:
  - Disturbo psicotico.
  - Disturbo d'Ansia:
    - Fobia sociale.
  - Disturbo dell'umore:
    - Disturbo bipolare.

Diagnosi A.T.:
Posizione esistenziale Sociale: - +
Posizione esistenziale Psicologica: - -
Ordini: "Compiaci"
Ingiunzioni: "Non essere in intimità", "Non sentire", "Non farcela"
Rabbia: di frustrazione

Sentimento ricatto: depressione
Sentimento reale: paura
Giochi: "Goffo pasticcione", "prendimi a calci"
Ruoli: V
Copione: "Quasi"
Contratto a lungo termine (terapia individuale e co-terapia di gruppo): stabilire relazioni interpersonali Adulte; stare a contatto con le proprie emozioni positive e negative; darsi il permesso di essere assertivo.
Contratto dell'*outdoor setting*: sperimentarsi nella capacità di farcela.

Debriefing finale:

«b) Mi sento inadeguato nel gruppo quando parlo con una ragazza, soprattutto se è bella».

«c) Ho sviluppato, in particolar modo, il senso di responsabilità e l'autonomia personale cercando di essere pronto negli orari in cui bisognava essere "efficienti" per le ferrate e le escursioni, in questo ho avuto una conferma da S. che me lo ha fatto notare».

«d) Mi ha particolarmente colpito il senso di solidarietà del gruppo che mi esortava ad essere più sicuro, praticamente a credere di più in me stesso».

«i) Ho il rammarico di non essere stato molto in grado di ascoltare gli altri, in particolare, non sono stato un *tween* (gemello) molto attento al mio compagno di avventura».

«l) In realtà, ci sono stati molti momenti in cui ho pensato di non potercela fare, anche prima della partenza. Ci sono stati momenti in cui avrei voluto telefonare a S. per dirgli che non sarei andato con loro in montagna, però il fatto di andare in un negozio sportivo il mese prima, mi ha stimolato nella fase della progettualità. Tanto è vero che alla fine ci sono andato da solo, con in tasca la lista delle cose da comprare. E pensare che la fotocamera digitale l'ho comprata il giorno prima della partenza!».

«m) Ritengo che io debba fare molta strada ancora per raggiungere una certa capacità relazionale».

Queste brevi note cliniche non riescono a rendere ragione fino in fondo della ricchezza che questi nostri giovani pazienti ci hanno donato. Si sono affidati a noi per percorrere insieme non solo gli itinerari di montagna, ma tratti impervi di cammino umano, condividendo con noi speranze e fatiche di crescita.

2.5. Note conclusive

Ogni paziente che inizia un trattamento psicoterapeutico "entra in una relazione" con noi. La premessa è che questa relazione sia potenzialmente in grado di migliorare la *qualità* della vita della persona che a noi si affida, attraverso una remissione dei suoi sintomi o mediante la modificazione delle parti strutturanti la sua personalità.

L'approccio della *psicoterapia multisetting* è stato presentato, nel capitolo, sia nella sua dimensione epistemologica sia in quella antropologica. I riferimenti teorici e metodologici, illustrati dall'Analisi Transazionale e dalla psicoterapia cognitiva post-razionalista, vengono adottati da noi soprattutto per l'itinerario psicoterapeutico individuale (1° Focus del *setting esteso multifocale*). Rispetto al 2° Focus (la co-terapia di gruppo) e al 3° Focus (la psicoterapia *outdoor setting*) l'approccio terapeutico è di tipo "complesso", riunendo aspetti tecnici della psicoterapia cognitiva, cognitiva-comportamentale, analisi della domanda, cognitiva post-razionalista e Gestalt secondo i soggetti, i momenti e le fasi: la tecnica a servizio dello psicoterapeuta e non lo psicoterapeuta a servizio della tecnica, mantenendo, nel contempo, l'impostazione orientata alla *soluzione dei problemi* che contraddistingue l'*approccio metacognitivo* di un clinico.

Non mi considero un "devoto" di un "metodo" o di una "scuola", e se il lettore avrà interesse e curiosità di arrivare sino al termine della lettura del presente lavoro, si renderà conto che non è semplice "etichettare" il nostro lavoro della *psicoterapia multisetting* rispetto a cornici teoriche tradizionali. Dal personale percorso professionale ho maturato la convinzione che, integrando gli elementi migliori di diversi approcci terapeutici, si possa essere molto più efficaci.

In più momenti del percorso professionale mi sono trovato a dover scegliere tra una tecnica "ortodossa"" o "un'intuizione" terapeutica innovativa, "fuori coro": la decisione a procedere è sempre stata presa per il bene del paziente. Ritengo che ci sia molto valore nella terapia cognitiva, analitico transazionale, Gestalt, ma ciascuna di esse ha dei limiti inevitabili se usata da sola. D'altro canto, sono contrario ad unire molte tecniche diverse in modo casuale, senza una struttura concettuale metacognitiva unificatrice.

Ogni *Focus* della *psicoterapia multisetting* non è un evento tecnico e terapeutico isolato, ma è l'espressione di dimensioni della persona accompagnata, in una continuità temporale e sempre all'interno di una "relazione che ha cura" dell'altro.

Parte seconda

METODOLOGIA

Capitolo terzo

Il setting "di partenza": la psicoterapia individuale[1]

Non mi si rimproveri di
essere prolisso nei particolari,
è lo stile del viaggiatore.
Xavier De Maistre

3. Premessa

A questo punto del presente lavoro, avendo già preso confidenza con un certo linguaggio tecnico, ritengo utile presentare il punto di origine (1° Focus) del trattamento terapeutico *multifocale* che porta alla nostra psicoterapia *outdoor setting.*

Il *1° Focus* della *psicoterapia multifocale* è la *psicoterapia individuale* nel primo *setting* (quello *interno*, nella sede di Roma) del "setting esteso multifocale". Il proseguo del lavoro terapeutico porterà al 2° Focus (la co-terapia di gruppo) fino al 3° Focus, la psicoterapia *outdoor setting.*

Nell'esposizione del caso teniamo presente, per il lettore, sia la dimensione *clinica* che quella *formativa* e *didattica.*

Pertanto, con la seguente trascrizione analitica didattica vogliamo presentare, in primo luogo al lettore "non addetto ai lavori", la complessità clinica che accompagna il lavoro di terapia individuale, frequentemente non tenuto in debita considerazione, in quanto svalorizzato con i termini di "una chiacchierata" o altri luoghi comuni e pregiudiziali. In secondo

[1] Il presente capitolo è stato scritto da Antonietta Tropea su un caso clinico, quello di Melissa, da lei trattato in psicoterapia individuale (*1° Focus/setting*), seguito in co-terapia di gruppo con me (*2° Focus/setting*) e affrontato insieme nell'*outdoor setting* (*3° Focus/setting*).

luogo, vogliamo presentare al lettore "addetto ai lavori" uno *strumento metodologico* utile alla comprensione degli aspetti evolutivi di un trattamento psicoterapeutico individuale in Analisi Transazionale (A.T.), mediante un approfondimento guidato sul percorso *diagnostico*, sulla *diagnosi differenziale* e sulle *implicazioni terapeutiche*.

Il caso di Melissa è un esempio di quei pazienti, che seguiamo dal *1° Focus* fino al *3° Focus* della psicoterapia *outdoor setting*, ed è esplicativo di tutta quella parte di lavoro clinico che contribuisce a fondare il nostro approccio teorico e pragmatico della *psicoterapia multifocale*.

Nel presentare il lavoro si è cercato di privilegiare la dimensione espositiva e, diversamente dalla presentazione dei principi generali dell'Analisi Transazionale del capitolo precedente, vengono esplicati i richiami dettagliati alla teoria dell'A.T., esposta nelle note a piè di pagina, per proporre una prassi clinica argomentata.

Come esempio clinico abbiamo una situazione che può essere rappresentativa delle categorie di disagio più comuni (Disturbi d'Ansia e Disturbi dell'Umore) e che presentiamo non per la sua straordinarietà, ma al contrario, per la sua comunanza con altri casi, pur consapevoli e rispettosi dell'unicità di ogni persona.

3.1. I dati personali[2]

Melissa (M.) è una donna di 36 anni, sposata da 11 con Ferdinando (F.), ha due bambine, rispettivamente di 7 e 5 anni.

Ottenuta la licenza liceale, si è iscritta alla Facoltà di Giurisprudenza ma, dopo tre tentativi falliti di sostenere un esame, si è ritirata.

Attualmente lavora come impiegata di segreteria presso un Ministero; racconta che da diversi mesi va al lavoro solo saltuariamente, "a causa della sua depressione".

M. e la sua famiglia abitano nella casa a fianco ai suoi genitori. Più precisamente, si tratta di un grande appartamento di proprietà del padre che è stato diviso in due e loro abitano nella parte più grande dell'appartamento.

M. si dichiara una cattolica praticante e frequenta, con il marito, un cammino di fede in una Parrocchia romana.

[2] Per dovere di privacy l'identità della paziente è stata mascherata alterando dettagli come il nome, l'età, l'occupazione e la residenza.

Le loro relazioni sociali sono circoscritte alle famiglie del gruppo parrocchiale, con le quali, spesso, trascorrono i fine settimana.

Da un paio di anni, vive e lavora nella loro casa una ragazza straniera che l'aiuta nei lavori domestici e nella gestione delle bambine. M. riferisce che, in realtà, è questa ragazza che gestisce quasi completamente l'organizzazione familiare perché lei, quasi sempre, sta chiusa in camera sua a dormire e, quando sta un po' meglio, esce continuamente perché "non ce la fa a stare in casa".

M. ha fatto 4 psicoterapie, precedentemente con altri Colleghi, nell'arco di anni diversi:

a) il primo lavoro di analisi, è stata una terapia con uno Psicoterapeuta cognitivista post-razionalista, risalente al 1993: aveva 24 anni e il motivo della richiesta d'aiuto era stato l'insorgenza di attacchi di panico; la terapia durò meno di un anno con il risultato della remissione del sintomo;

b) il secondo lavoro di psicoterapia (individuale e di gruppo) nel 1995 fu a motivo di una crisi matrimoniale (dopo un anno di matrimonio), essa durò un anno e mezzo; la terapia fu interrotta da lei quando si concluse la relazione extra-coniugale che nel frattempo aveva intrapreso con un componente del gruppo terapeutico;

c) il terzo ciclo di psicoterapia lo fece nel 2000, a motivo della sua depressione insorta dopo la gravidanza della prima figlia; durò 4-5 mesi e, anche questo, fu interrotto da lei perché dopo la pausa estiva non si sentì di riprendere i colloqui;

d) infine, nel 2001, con uno psicologo fece solo due colloqui, poi l'interruppe, perché, riferisce, non si era sentita a suo agio in quell'incontro.

Al momento del nostro primo colloquio, nel novembre del 2002, M. è in cura, presso un Neurologo, per un disturbo depressivo ma, commenta lei, "senza risultati". Riferisce di assumere Zoloft (da 200 mg, 4 capsule al giorno): «Non mi sta facendo effetto, mi sento profondamente triste, stanca ed ho un sonno pesante».

Per tale motivo, ha deciso di cambiare medico.

3.2. Contesto dell'invio

Il primo contatto con M. è avvenuto per telefono; si è presentata dicendomi che aveva avuto il numero di cellulare da un suo carissimo amico sacerdote, che la stava aiutando in quel periodo *molto difficile* per lei.

Al telefono mi ha colpito la sua voce: forte, chiara e decisa, mi è sembrata incongruente con quello che raccontava: stava male, era *tutto pesante* per lei, non riusciva più ad andare a lavoro, *non ce la faceva* ad alzarsi dal letto neanche per accudire le figlie.

Le ho dato un appuntamento nel mio studio a distanza di qualche giorno.

3.3. Primo incontro

Al nostro primo incontro, che risale a 3 anni fa, M. si presenta con il marito, perché non è in grado di muoversi da sola in automobile e mi ha chiesto se potevo fare accomodare anche lui perché avrebbe fornito, secondo la sua opinione, maggiori informazioni su di lei e la situazione che stava vivendo. Ho ritenuto opportuno accogliere la sua richiesta, anche se il marito è rimasto piuttosto silenzioso per tutto il tempo del racconto della moglie.

Dice di sentirsi profondamente depressa, di umore triste, lamenta una serie di disturbi fisici: gonfiore allo stomaco e dolori addominali, sonno pesante e continuo, tanto da non riuscire a stare sveglia.

Racconta di essere stata precedentemente in terapia per Disturbo d'Ansia con Attacchi di Panico (DSM-IV-TR), diagnosticati dal precedente Terapeuta, ma che attualmente non soffre di Attacchi di Panico. M. ha paura di uscire da sola con le bambine perché ha *"la sensazione di non farcela"* e dice di sé: *"Se dovessi sentirmi male non saprei come fare"*.

Si lamenta della sua "alimentazione disordinata": mangia male e in continuazione.

Mi colpiscono una serie di incongruenze di M.: la più evidente è che lei si racconta avendo un sorriso costante sul viso. Anche quando parla di cose che soggettivamente vive come dolorose o di fatti oggettivamente negativi, la sua espressione è sorridente.

M. è una persona curata nell'aspetto e ha stile nel vestire.

Al momento del nostro primo incontro dichiara di sentirsi incompresa, inutile e di avere molti sensi di colpa nei confronti delle figlie: ha paura che i suoi problemi possano, in qualche modo, influenzare la loro crescita.

Rispetto al marito commenta: «*lui non mi stimola affatto, non mi aiuta ad uscire dai miei momenti bui*».

M. racconta anche che uno dei motivi per cui si sente depressa e in ansia sono i rapporti conflittuali con i genitori, soprattutto con il padre.

Attualmente esce poco da casa, non va al lavoro, ha diradato le sue amicizie e anche gli incontri in Parrocchia.

Si mostra passiva ed "in attesa di", con prevalente energizzazione dello Stato dell'Io B Adattato[3] e passaggi rapidi al G Normativo. Ipotizzo quindi una labilità dei confini[4] interni degli Stati dell'Io con difficoltà nell'investimento funzionale della parte protettiva dello Stato dell'Io G e della parte libera del B.

I *bisogni reali* che ho ipotizzato durante il primo incontro sono stati: *essere riconosciuta, essere ascoltata, sentirsi con...*

Nei colloqui successivi, attraverso la raccolta di altre informazioni e il racconto della sua storia (anamnesi), ipotizzo che il periodo che sta vivendo M., al momento del nostro incontro, sia la fase depressiva di un Distur-

---

[3] E. Berne (E. Berne, *A.T. e Psicoterapia*, Roma, Astrolabio, 1971, pp. 216-217) definisce gli Stati dell'Io: «Fenomenologicamente come un sistema compatto di sentimenti riferito a un determinato soggetto, e operativamente come un insieme di compatti modelli di comportamento; o pragmaticamente come un sistema di sentimenti che motivano il corrispondente insieme di modelli di comportamento». Più avanti descrive gli Stati dell' Io G, A e B come: "Manifestazioni fenomenologiche degli organi psichici", esteropsiche, archeopsiche e neopsiche, la cui funzione è quella di organizzare gli stimoli interni ed esterni.

Accanto a questo modello concettuale, R.G. Erskine e R. Trautmann (R.G. Erskine, R. Trautmann, *L'analisi degli Stati dell'Io: una rassegna comparativa*, in «Neopsiche», 1989, pp. 11-12) raggruppano le varie definizioni presenti in letteratura nei seguenti modelli: quello *strutturale* con Berne, che ha rappresentato la struttura tripartita (GAB) di 1° e 2° ordine secondo cui gli effetti di tutti gli organi psichici possono essere osservati in ciascuno Stato dell'Io, quello *funzionale,* che sembra riflettere l'esperienza fenomenologica e viene usata nella pratica per descrivere le funzioni di ciascun Stato dell'Io e definisce le componenti comportamentali di ciascuno Stato dell' Io.

Berne (E. Berne, *Ciao!... e poi?*, cit.) definisce questi comportamenti come aspetti descrittivi degli Stati dell' Io Genitore e Bambino, cioè G Normativo e G Affettivo e B Adattato e B Naturale.

F. Ernst (F. Ernst, *Psychological Rackets in the OK Corral*, «T.A.J.», 3, 2, 1973, pp. 33-42) e R. Drye (R. Drye, *Stroking the rebellious child*, «T.A.J.», 4, 3, 1974, pp. 23-26) suddividono il B Adattato in Compiacente e Ribelle. Il modello strutturale di secondo ordine viene utilizzato per illustrare lo sviluppo della personalità o il processo di copione, e permette di spiegare le dinamiche intrapsichiche e la loro relazione con i primi anni dello sviluppo dell'individuo.

[4] E. Berne (E. Berne, *A.T. e Psicoterapia*, cit., p. 32) descrive i confini dell' Io evidenziando la patologia a livello funzionale degli Stati dell'Io attraverso la discussione della "Labilità delle cariche energetiche" e della "Permeabilità dei confini dell'Io". Con *Labilità delle cariche energetiche*, Berne si riferisce alla presenza di carica "Libera, Legata o Slegata" all'interno degli Stati dell' Io e alla possibilità della carica di fluire da uno Stato dell'Io all'altro. Con *Permeabilità dei confini dell'Io*, si riferisce alla consistenza dei confini dell'Io in grado di lasciar passare la carica (se sono elastici); di farla passare troppo, con difficoltà nel trattenerla (se sono lassi) o impedirne il passaggio (se sono rigidi).

bo dell'Umore[5] caratterizzato da periodi lunghi di fase depressiva e periodi più brevi, durante i quali M. pensa di "stare bene", di fase maniacale.

3.4. Contratto iniziale

La richiesta iniziale di M. non è incentrata direttamente sul suo umore depresso, triste, ma dice: *«Voglio esprimermi come mamma e moglie, essere una figura presente nella mia famiglia»*.

Intuendo che la *maternità* è un punto di forza di M., in questo momento della sua vita, e il suo bisogno è quello di esprimere i suoi sentimenti, le chiedo come faremo ad accorgerci, nel nostro lavoro, che lei "*si sta esprimendo come mamma e moglie*"; lei mi risponde che si darà delle alternative di comportamento nel suo rapporto con le figlie e il marito. Ci accordiamo, allora, per questo contratto[6] di cambiamento del comportamento (*contratto sociale*).

---

[5] Vedi nota su Disturbo dell'Umore di tipo Bipolare II nel paragrafo 3.6.1. della Diagnosi Psicopatologica.

[6] C. Steiner (C. Steiner, *Script people live*, New York, Grove Press, 1974) afferma che il contratto deve avere 4 requisiti: 1. *Consenso reciproco*, entrambi devono essere concordi sul contratto definito. 2. *Remunerazione valida*, deve essere esplicitata ed entrambi le parti devono acconsentirvi per contratto. 3. *Competenza*, sia il terapeuta sia il paziente devono essere competenti nell'effettuare ciò che hanno concordato. Per il terapeuta questo significa avere le capacità professionali necessarie a facilitare il paziente nel cambiamento desiderato. Il paziente deve essere in grado di capire il contenuto del contratto ed avere le risorse fisiche e mentali per portarlo a termine. 4. *Obiettivo legale*, significa che le condizioni del contratto e gli obiettivi devono essere conformi alla legge. Per un terapeuta un obiettivo è anche quello di agire nel rispetto del Codice Etico stabilito per la sua professione.

S. Attanasio Romanini (S. Attanasio, *Struttura funzionale del contratto in psicoterapia,* in «Riv. it. di A.T. e Metod. Psicoter.», XIV, 26-27, 1994, pp. 35-41) sottolinea come "*tutto il tempo della terapia* è *scandito dal contratto*", ritenendo che la terapia è scandita da obiettivi e contratti in successione, connessi tra loro. Invita quindi a considerare il contratto "*un mezzo e non un fine*" ed evidenzia la sua funzione di *«dichiarazione di un bisogno – volontà del paziente e di spazio di collaborazione paritaria per il raggiungimento della soddisfazione di tale bisogno»*.

M.T. Romanini (M.T. Romanini, *La prima visita*, in *Costruirsi Persona*, Milano, La Vita Felice, 1999, pp. 319-326) valuta la possibilità di stabilire un contratto dopo aver individuato e circoscritto la problematica presente nel paziente, inserita nella sua "mappa di personalità", evidenziando le risorse positive con le quali contrastare il nucleo comportamentale problematico. Il contratto, spiega l'autrice, è inteso come obiettivo terapeutico e prevede la definizione degli elementi che influenzano la terapia, qualora, dopo il colloquio iniziale, si decida un proseguimento.

Ma il contratto è anche, dice M. T. Romanini (M.T. Romanini, *Il contratto. Introduzione alle Giornate Italiane di A.T.*, in «Riv. it. di A.T. e Metod. Psicoter.», XIV, 26-27, 1994, 7-15), la manifestazione del rispetto reciproco tra paziente e terapeuta: «esprime di fatto

Sono consapevole che questo è solo un obiettivo iniziale, intuisco che il problema di M. è la sua difficoltà di stare a contatto con i suoi stati emotivi, di percepirli e di dargli un nome. Soprattutto, penso, che la depressione sia un "sentimento ricatto"[7] rispetto a quello reale che è una rabbia non riconosciuta e repressa, che "implode dentro di lei". Perciò questo contratto

---

la convinzione che tanto l'analista quanto l'analizzato hanno, almeno come possibilità, il diritto, la responsabilità e la capacità di portare avanti la propria vita nel rispetto di sé e dell'altro... Il contratto, nel suo significato ultimo, ridà in primo luogo all'analizzato il diritto ai propri bisogni e sentimenti e alle autovalutazioni oggettive, anche nel cerchio delle sue difficoltà attuali; gli ridà, in altre parole, la possibilità di sperimentarsi in sempre più completi ambiti fino a gestire la propria vita in autonomia, a partire dal bisogno di attaccamento soddisfatto dalla specifica situazione paritaria dell'analisi transazionale classica... Il contratto AT, fin dall'inizio dell'analisi, coinvolge dunque paritariamente l'analizzato e l'analista, che partecipa attivamente al contratto e vi si attiene».

[7] Verificheremo in seguito che la depressione è per Melissa un sentimento ricatto che la "protegge" dalla paura di entrare in contatto con i propri sentimenti di rabbia, avvertiti come altamente distruttivi, ma le impedisce anche di percepire i propri sentimenti di amore sentiti come intollerabili.

F. English (F. English, *Il fattore di sostituzione: ricatti e sentimenti reali*, in «Riv. it. di A.T. e Metod. Psicoter.», IV, 6, 1984, pp. 91-97), riprendendo i concetti di Berne circa il ricatto, ne considera in particolare l'eziologia.

Nei primi anni di vita il bambino, in seguito alle sue esperienze ed alle conclusioni che trae, valuta l'ambiente familiare, i sentimenti con cui si reagisce in esso e stabilisce quali sentimenti gli è consentito provare dal momento che gli hanno fornito il maggior numero di carezze. Questi costituiscono i sentimenti ricatto che, nella vita successiva, rappresentano i sentimenti finali o tornaconto dei giochi.

Mettere in atto un gioco ha lo scopo di permettere di provare ed esprimere il proprio sentimento ricatto, nei cui confronti il *Genitore interno* è permissivo e tollerante. Questo sentimento rappresenta quindi una risposta infantile, non è appropriato al qui-ed-ora, è al di fuori della consapevolezza. Dietro ciascun racket ci sono quindi sentimenti reali o la percezione di "un altro tipo" di sentimenti, di cui l'individuo non si permette di essere consapevole "nel presente", perché erano proibiti "in passato". In altre parole, i rackets sostituiscono altri sentimenti all'interno di una categoria che era permessa in passato.

F. English (F. English, *Il processo di ricatto*, in «Riv. it. di A.T. e Metod. Psicoter.», 6, IV, 1984, 98-102), estendendo ulteriormente i concetti precedenti, distingue con chiarezza le transazioni al servizio di un ricatto (*racketeering*) dal ricatto stesso, chiamando *Racketeer* (ricattatore), ovvero la persona che usa il ricatto per ottenere carezze. Distingue due forme principali di *racketeering* (ciascuno si esprime funzionalmente con due modalità, a seconda che l'individuo ricatti dal *Bambino Adattato* o da un *Genitore* inautentico), per cui avremo: il Tipo Ia chiamato anche "indifeso", il Tipo Ib o "monello", il Tipo IIa o "servizievole" ed il Tipo IIb o "autoritario".

R.G. Erskine e M.J. Zalcman (R.G. Erskine, M.J. Zalcman, *The Racket System: a Model for Racket analysis*, in «T.A.J.», 9, 1, 2001, pp. 51-59), approfondendo il concetto di "ricatto" concepito da Berne ed esteso successivamente da altri autori, descrivono il Sistema Ricatto come un sistema distorto di emozioni, pensieri ed azioni che si autorinforzano, mantenuto da una persona legata al copione.

sociale è orientato ad avviarla a quello di autonomia, come si vedrà nel processo terapeutico, di: «riconoscere e stare in contatto con le proprie emozioni e i propri bisogni e prendersene cura».

Stabiliamo la frequenza, l'orario, l'onorario ed altri aspetti pratici (puntualità, telefonate, disdette degli appuntamenti).

Definire il contratto fin dall'inizio in modo chiaro e condiviso è stato utile soprattutto per la costruzione dell'alleanza terapeutica rinforzata nell'idea di parietarietà e di collaborazione nel raggiungimento dell'obiettivo.

Inoltre, concordiamo un nuovo consulto psichiatrico per un eventuale cambiamento della terapia farmacologica. Lo Psichiatra le conferma lo Zoloft, diminuendolo a 150 mg ed aggiungendo, all'antidepressivo, anche uno stabilizzatore dell'umore, il Leparen.

Durante il corso della psicoterapia, M. cambia per altre due volte lo Psichiatra e anche la cura farmacologica si diversifica.

3.5. La storia

3.5.1. A) Storia familiare

M. è nata in un paese della provincia di Avellino, da una famiglia agiata (trasferitasi a Roma), di estrazione sociale medio-alta: il padre è un Avvocato, la madre è un'insegnante elementare attualmente in pensione. Ha una sorella, più grande di lei di 7 anni, che esercita la professione di Avvocato.

M. ha conosciuto il marito all'età di 23 anni; lavoravano nella stessa azienda e sono stati fidanzati per un anno prima di sposarsi.

3.5.1.1. Il padre

La figura del padre è descritta come autoritaria, forte, prepotente; da sempre ha voluto gestire la vita della moglie e delle figlie.

Nello stesso tempo è stato anche "assente" rispetto ai bisogni di M. e della famiglia.

Dal suo racconto si evince che M. vive il padre in maniera ambivalente, prova forti sentimenti contrastanti nei suoi confronti: da una parte lo descrive come un "despota" e, riferito a sé afferma: "*mi ha sempre svalutata e svalorizzata*"; dall'altra, lo ammira per le sue capacità cognitive, per la sua professionalità e la sua determinazione. Descrive il padre come una persona irosa, con frequenti "esplosioni di rabbia" che impone le sue idee urlando e offendendo.

Nel corso del lavoro terapeutico dirà: «*Io non mi ero mai resa conto che mio padre fosse così esagerato*».

Noto che nella descrizione della famiglia, secondo il racconto di M., il padre occupa molto spazio. Si chiarirà poi, durante il processo terapeutico, come questa figura abbia un ruolo molto importante nella costruzione del G ipercritico e svalutante della paziente.

3.5.1.2. La madre

Descrive la madre come una persona debole, passiva, *"...anche un po' vigliacca"*, che si adegua al marito passivamente e non ha mai fatto scelte per sé e per le figlie che non siano state ampiamente condivise dall'ambiente sociale che frequenta e dal marito.

Le dice spesso: *"Non lo fare, tuo padre non è d'accordo, poi si arrabbia"*; *"Si agita per niente"*, commenta M., «*È una donna ipocrita che tiene molto alla facciata sociale*».

Anche nei suoi confronti M. ha sentimenti ambivalenti: la compatisce e la biasima. Riferisce che la madre la svaluta in continuazione facendola sentire insicura e *inopportuna* in molte situazioni.

Ricorda che i suoi genitori litigano da sempre.

Racconta che, da piccola, lei e la sorella, erano chiamate dalla madre, anche durante la notte, per assistere ai loro litigi e alle "sfuriate del padre".

Durante il lavoro terapeutico dirà: «*Non sono mai riuscita a dire loro di no, lo faccio attraverso il mio sentirmi male*». E ancora: «*gli atteggiamenti dei miei mi hanno destabilizzata*» (comportamento passivo di incapacitazione).

3.5.1.3. La sorella

La sorella viene descritta da M. con molti problemi; ha una vita affettiva-sentimentale "travagliata": due matrimoni falliti; attualmente è separata, con due figli e, da un po' di mesi, si è trasferita a Roma.

Racconta della sorella come di una persona "inquieta", sempre alla ricerca, insoddisfatta di tutto; segue la filosofia della New-Age.

Il suo rapporto con la sorella è fatto di litigi, di periodi in cui stanno lontane ma, dice *"...poi ci riavviciniamo"*.

Si commuove quando parla della sorella e dice che i genitori «*hanno fatto di tutto per tenerle separate*».

Anche la sorella due anni fa ha sofferto di Disturbo dell'Umore ed è stata ricoverata.

Dal racconto deduco che le relazioni familiari di M. non sono state in grado di soddisfare il suo bisogno di carezze[8], né il suo bisogno di attaccamento sicuro (Self-reparenting primario)[9], in quanto è mancata una coerenza e stabilità nei comportamenti e negli insegnamenti dei genitori, troppo centrati ognuno su se stesso e sui problemi di coppia.

3.5.2. B) Storia evolutiva

I primi ricordi di M. risalgono all'età di tre-quattro anni quando fu ricoverata per un tumore benigno; per questo problema ebbe quattro interventi chirurgici in un anno. Riferisce un ricordo *"brutto"* dell'anestesia con la maschera sulla bocca, durante il secondo intervento. I ricordi legati all'ospedalizzazione sono *"sereni";* sua madre era *"molto affettuosa"*. Dice: *"In quel periodo mi abbracciava spesso"* (carezze del G Protettivo per la malattia/racket).

Nello stesso tempo, quando M. ripensa a quell'esperienza, prova tanta solitudine e commenta: "*Anche quando ritornavo a casa, tra un'operazione e l'altra mi sentivo sola*".

---

[8] La carezza è per E. Berne (E. Berne, *Principi di terapia di gruppo,* Roma, Astrolabio, 1986, p. 178) "*un'unità di riconoscimento*", il segno di riconoscimento della presenza dell'altro. Un semplice "ciao", assume il significato di comunicare all'altro: "*Ti vedo, ti riconosco, ci sei*".

Il termine "carezza" (E. Berne, *A che gioco giochiamo*, Milano, Bompiani, 1964, p. 16) è stato scelto per rievocare i primi mesi di vita quando il bambino ha con la madre un rapporto profondo, sostanzialmente cenestesico e che nella pratica, man mano che avviene la crescita, assume forme diverse. «Per estensione, con la parola carezza si può indicare familiarmente ogni atto che implichi il riconoscimento di un'altra persona. La carezza serve perciò come unità fondamentale dell'azione sociale. Uno scambio di carezze costituisce una transazione, unità del rapporto sociale». L'individuo impara, così, ad accontentarsi di altre forme di carezze e di riconoscimento ed è disposto ad accontentarsi di un rapporto sociale anche poco soddisfacente piuttosto che sottostare alla mancanza assoluta di carezze.

M.T. Romanini (M.T. Romanini, *Riflessioni in tema di copione*, in «Riv. it. di A.T. e Metod. Psicoter.», 1, I, 1981, pp. 7-18) definisce l'attaccamento come bisogno primario di carezze, di strutturazione psicologica nel tempo e nello spazio, di riconoscimento, e in ultima analisi, di *autodefinizione*, capacità di amare una persona, accrescendo l'intimità.

[9] M.T. Romanini (M.T. Romanini, *Il copione e la vita*, cit., pp. 113-133) ritiene che l'evoluzione del copione può essere letto in termini di una serie di Self-Reparenting fisiologici rappresentanti l'espressione "*dell'identità del soggetto in formazione in successivi palinsesti di matrice copionale*".

Per questi motivi di salute, ha frequentato solo l'ultimo anno di scuola materna vivendola molto male; racconta che non riusciva ad entrare in relazione con i compagni.

Anche della scuola elementare ha ricordi molto tristi; l'Istituto di Suore che frequentava era "grigio, tendente al nero". Inoltre i primi tre anni andava "malissimo" a scuola tanto che, dalla quarta elementare, la madre ha deciso di seguirla nei compiti. Così, ha recuperato molto rapidamente.

Il suo vissuto di bambina è quello di sentirsi costretta a rispettare quelle regole che servono, a suo dire, a "non disturbare" più di tanto i suoi genitori. M. soffre perché non le è permesso di esprimere i suoi bisogni, "troppo vivaci" per i suoi, ma che le farebbero sentire che "esiste ed è importante"[10]. Si adatta, s'intristisce, a volte si ribella, ma per poco; sente che l'autorità del padre è troppo forte da contrastare.

Aveva dieci anni quando la madre ha avuto un esaurimento nervoso. Dice: «*Ha incominciato a non uscire, a non seguire più papà nei suoi impegni mondani*».

M. riferisce che il padre non ha compreso il motivo del cambiamento della moglie anzi, si è sentito abbandonato e *"si è scagliato contro di lei"*. Tra lo star male della madre e le liti furibonde del padre, la situazione in casa si era talmente aggravata che la madre *"si trasferì"* al paese nativo, presso la sua famiglia e, poco dopo, la raggiunsero lei e la sorella, mentre il padre rimase a Roma.

Lì, hanno vissuto due anni (nel frattempo il padre aveva comprato loro una casa) e M. ripensando a quel tempo, dice: *"Ho vissuto abbandonata a me stessa"*. I genitori erano troppo ripiegati sul loro malessere e preoccupati a litigare tra loro; ricordando dice: *"Ho ancora nelle orecchie le urla fortissime di mio padre"*. Evidenzia come il vissuto di trascuratezza, sperimentato dal punto di vista affettivo, sia stato tanto importante per lei, al punto da ricercare l'attenzione dei genitori con comportamenti ribelli.

Ha frequentato la quinta elementare e la prima media al paese; lì si era creata un gruppo di compagni con cui stava spesso soprattutto quando «*I fine settimana mio padre veniva a trovarci e, allora era il terrore*!».

Dopo due anni la madre si è ristabilita e ha deciso di ritornare a Roma; per M. è stato un *"trauma terrificante"* perché una nuova casa, una nuova scuola hanno significato per lei: *"emarginazione"*.

Durante il periodo dell'adolescenza e fino ai ventidue anni ricorda le

---

[10] Qui iniziano ad evidenziarsi quelli che sono importanti elementi copionali (ingiunzioni) di Melissa, quali "Non esistere", "Non essere importante", che tratterò in maniera più approfondita nella mappa di personalità.

regole molto rigide che le venivano imposte sulle compagnie da frequentare, gli orari di uscita e di rientro a casa. M. racconta come, spesso, avesse atteggiamenti oppositivi e sfidanti nei confronti dei genitori[11] ma, nello stesso tempo ha impressa, in maniera molto forte, la sensazione di solitudine e tristezza: i genitori erano troppo impegnati a litigare tra loro *"... per accorgersi di me e mia sorella"*, *"esistevamo solo per i loro bisogni"*.

Racconta che le permettevano di frequentare solo amicizie di *"ceto alto"*, ma lei si sentiva sempre a disagio con quei ragazzi, "... *Gli ho dato sempre fastidio; probabilmente erano certi miei atteggiamenti che facevano allontanare gli altri. Vivevo in un mondo tutto mio*".

A 20 anni, dopo un esame più volte ripetuto e mai superato ha deciso di interrompere gli studi di Giurisprudenza e lavorare come cassiera presso un grande centro commerciale. Il padre, non accettando questa decisione di M., le aveva commentato: *"Solo tu puoi fare questi casini"*[12]. Nel ricordare questo M. dice: *"È una frase che ritorna spesso nella mia vita"*.

Più tardi, aiutata dal padre, entra in un'azienda per lavorare come segretaria del direttore generale.

In quel periodo inizia la sua prima psicoterapia (per alcuni episodi di attacco di panico) e, grazie al lavoro psicologico, decide di andare a vivere da sola; a questo proposito commenta "*Ho resistito soli 2-3 mesi, terminata la terapia, sono ritornata ad abitare con i miei*".

M. conosce il marito al lavoro; durante il fidanzamento M. racconta che non si è sentita mai innamorata di lui. Dopo un anno decide di sposarsi, più per soddisfare la sua voglia di lasciare la casa dei genitori che per un profondo sentimento d'amore nei confronti del marito; racconta di averlo scelto perché aveva visto in lui delle caratteristiche opposte a quelle paterne e la possibilità di essere amata, riconosciuta e protetta. Più avanti M. dirà: "*Non è che non lo amo, ma non so che tipo di amore è; da una parte è il mio rifugio, dall'altra mi soffoca; gestisce tutto lui!*".

Dopo il primo anno di matrimonio lei entra in crisi e inizia, contemporaneamente, una psicoterapia individuale (la seconda) e una di gruppo. Qui incontra una persona del gruppo, che le fa "perdere la testa", e ha con lui

---

[11] Comportamento da "Anticopione" solitamente emergente in età adolescenziale. Quando una persona agisce l'anticopione, scrive Berne, (E. Berne, *Ciao!... E poi?*, cit., p. 120) «è come se fosse programmato in modo preciso a disobbedire ad ogni ordine, come lo sarebbe ugualmente se obbedisse a tutti gli ordini. Così quando "libertà" corrisponde in realtà a "sfida", la libertà è solo una illusione».

[12] Si evidenzia l'interiorizzazione di una struttura genitoriale di tipo negativo, responsabile dell'attivazione di un dialogo interno essenzialmente critico con conseguente difficoltà dell'organizzazione della parte protettiva.

una "relazione di passione" durata 7-12 mesi. Cade in una fase depressiva, interrompe la relazione e, racconta, si è sentita di: «*Dover espiare le colpe, rimboccandomi le maniche per ricostruire questo matrimonio*».

3.5.3. C) Storia sessuale

M. non parla molto dei suoi interessi sessuali, come se non ritenesse importante questa dimensione, tranne nel periodo della relazione extraconiugale.

I rapporti sessuali con il marito sono saltuari. Lei imputa questo fatto, in parte ai suoi problemi, dicendo che sta spesso così male da non sentire desiderio di rapporti intimi, in parte alla "passività e pesantezza" del marito.

Sottolinea spesso l'idea di un amore "tenero", piuttosto idealizzato.

3.5.4. D) Storia relazionale

M. descrive le proprie relazioni con gli altri come "positive e stimolanti quando sta bene"; si descrive molto socievole, attenta ai bisogni degli amici. Quando è depressa, si isola e desidera "chiudere" con tutti; ogni persona perde di interesse per lei e si sente così "vuota" da non poter dare niente agli altri.

3.5.5. E) Storia medica

Non ha avuto malattie mediche di rilievo, tranne, da bambina, il tumore di Malerba benigno.

Soffre di gastrite, gonfiore e dolore allo stomaco e per questo ha consultato diversi gastroenterologi.

Racconta di aver avuto sempre un'alimentazione disordinata, alternando periodi in cui "mangia in continuazione", ad altri nei quali riesce a gestirsi regolarmente i pasti giornalieri.

È stata seguita da diversi Psichiatri e Neurologi che, dopo un certo periodo ha abbandonato perché, riferisce, continuava a star male.

Attualmente è seguita da una Psichiatra ed è in terapia farmacologica con antidepressivo e stabilizzatore dell'umore.

3.6. Diagnosi

3.6.1. Diagnosi Psicopatologica

Quando ho incontrato M., mi ha colpito lo stile dell'eloquio impressionistico e la sua mimica "vivace" nel raccontare i problemi. Usava frequentemente espressioni come: *"è pesante", "sono stanca", "non ce la faccio", "mi sento male"* e dal suo racconto si evinceva, come caratteristica predominante, un'alterazione del tono dell'umore di tipo depressivo, intervallato da periodi più brevi di tipo ipomaniacale.

In queste fasi l'umore di M. era elevato, la sua autostima, solitamente molto bassa, risultava elevata, anzi, si viveva con un senso di grandiosità, manifestava iperattività e logorrea.

La *valutazione diagnostica,* emersa dai test proiettivi e dal questionario di personalità autovalutativo, ha evidenziato, in sintesi:

- instabilità e confusione emotiva;
- attività ideativa a volte disorganizzata;
- affettività immatura;
- alterazione depressiva dell'umore associata ad ansietà ed agitazione;
- disturbi del sonno (insonnia e ipersonnia);
- tratti di personalità che includono dipendenza, irritabilità e risentimento;
- tendenza a reazioni di conversione somatica;
- utilizzo di meccanismi di difesa primitivi, quali la scissione.

Con queste osservazioni e con l'aiuto del DSM-IV-TR e di altri manuali psichiatrici[13] si è formulata una prima diagnosi psicopatologica ipotizzando sull'Asse I (DSM-IV-TR):

- un Disturbo dell'Umore Bipolare II (attuale episodio di tipo depressivo) di gravità moderata.

Tale diagnosi riflette l'individuazione di diversi elementi che soddisfano i criteri diagnostici del DSM-IV-TR per un Disturbo dell'Umore Bipolare II[14] (Episodi Depressivi Maggiori Ricorrenti con Episodi Ipomaniacali), ossia:

---

[13] G. Gabbard, *Psichiatria Psicodinamica*, Milano, Raffaello Cortina Editore, 2002; H. Kaplan, B.J. Sadock, *Psichiatria Clinica Pocket Handbook*, Torino, Centro Scientifico Internazionale, 1997.

[14] Secondo il DSM-IV-TR la sezione dei Disturbi dell'Umore comprende i disturbi che hanno come caratteristica predominante un'alterazione dell'umore. La sezione è divisa in

- il decorso clinico di M. è caratterizzato da più Episodi Depressivi Maggiori[15] (Criterio A) accompagnati da Episodi Ipomaniacali[16] (Criterio B);
- dalla raccolta delle informazioni risulta che non ha mai avuto un Episodio Maniacale[17] o un Episodio Misto[18];

---

tre parti: la prima descrive gli episodi di alterazione dell'umore (Episodio Depressivo Maggiore, Episodio Maniacale, Episodio Misto ed Episodio Ipomaniacale); la seconda parte descrive i Disturbi dell'Umore. La terza parte include le specificazioni che descrivono il decorso degli episodi ricorrenti.

[15] La caratteristica essenziale di un Episodio Depressivo Maggiore è un periodo di almeno due settimane durante le quali è presente depressione dell'umore, o perdita di interesse o di piacere per quasi tutte le attività. Melissa presentava sette su nove sintomi correlati ai criteri diagnostici di Episodio Depressivo stabilito dal DSM-IV-TR:

1. Umore depressivo per la maggior parte del giorno, quasi ogni giorno, come riportato dal soggetto (si sente triste);
2. marcata diminuizione di interesse o piacere per tutte, o quasi tutte, le attività per la maggior parte del giorno, quasi ogni giorno;
3. diminuizione dell'appetito quasi ogni giorno;
4. ipersonnia quasi ogni giorno;
5. rallentamento psicomotorio quasi ogni giorno (osservabile dagli altri);
6. faticabilità e mancanza di energia quasi ogni giorno;
7. sentimenti di autosvalutazione e di colpa quasi ogni giorno.

[16] Un Episodio Ipomaniacale è definito dal DSM-IV-TR come un periodo distinto, durante il quale è presente un umore anormalmente e persistentemente elevato, espanso o irritabile che dura almeno quattro giorni. Nell'anamnesi di Melissa si evidenziano questi periodi, durante i quali sono presenti, ad un livello significativo, i seguenti sintomi:

1. autostima ipertrofica;
2. diminuito bisogno di sonno;
3. maggiore loquacità del solito, voce alta, rapidità nel parlare;
4. aumento dell'attività finalizzata (sociale, lavorativa, sessuale);
5. eccessi nel comprare.

L' umore elevato, durante gli Episodi Ipomaniacali, è descritto da Melissa come buono, allegro, entusiasta per le interazioni sociali.

[17] Il DSM-IV-TR riporta, per l'Episodio Maniacale, la seguente descrizione: «A) un periodo definito di umore anormalmente e persistentemente elevato, espanso o irritabile, della durata di almeno una settimana; B) durante il periodo di alterazione dell'umore, tre (o più) dei seguenti sintomi sono stati persistenti e presenti ad un livello significativo: 1. autostima ipertrofica o grandiosità; 2. diminuito bisogno di sonno; 3. maggiore loquacità del solito; 4. fuga delle idee o esperienza soggettiva, che i pensieri si succedano rapidamente; 5. distraibilità; 6. aumento dell'attività finalizzata oppure agitazione psicomotoria; 7. eccessivo coinvolgimento in attività ludiche che hanno un alto potenziale di conseguenze dannose; [...]; D) l'alterazione dell'umore è sufficientemente grave da causare una marcata compromissione del funzionamento lavorativo o delle attività sociali abituali o delle relazioni interpersonali o da richiedere l'ospedalizzazione per prevenire danni a sé o agli altri, oppure sono presenti manifestazioni psicotiche».

[18] Il DSM-IV-TR riporta per l'Episodio Misto la seguente definizione: «A) Risultano

– i sintomi causano disagio significativo e compromissione del funzionamento sociale, lavorativo, familiare (Criterio E);
– l'Episodio, al momento della diagnosi, era di tipo Depressivo ad andamento cronico, con episodi di alterazione dell'umore imprevedibili e un funzionamento interpersonale e lavorativo fluttuante e non affidabile;
– M., all'inizio del lavoro terapeutico, non considerava gli episodi Ipomaniacali come patologici, sebbene in quelle circostanze i familiari fossero preoccupati del suo comportamento imprevedibile.

Sull'Asse II (DSM-IV-TR): tratti di Disturbo di Personalità Borderline.

Ho ipotizzato tratti Borderline di personalità in quanto, dalle informazioni anamnestiche e sulla base dell'osservazione comportamentale, emergono elementi che rientrano nelle caratteristiche diagnostiche del Disturbo di Personalità Borderline[19] senza, però, soddisfare tutti i criteri richiesti dal DSM-IV-TR per fare diagnosi di tale disturbo.

Gli elementi che ho individuato in Melissa sono:

---

soddisfatti i criteri sia per l'Episodio Maniacale che per l'Episodio Depressivo Maggiore, quasi ogni giorno, per almeno una settimana; B) l'alterazione dell'umore è sufficientemente grande da causare una marcata compromissione del funzionamento lavorativo o delle attività sociali abituali o delle relazioni interpersonali, o da richiedere l'ospedalizzazione per prevenire danni a sé e agli altri, oppure sono presenti manifestazioni psicotiche».

[19] Il DSM – IV (M.B. First, A. Frances, H.A. Pincus, *DSM-IV Manuale di Diagnosi Differenziale*, Milano, Masson, 1996) include il Disturbo Borderline di Personalità nel Gruppo B e lo definisce una modalità pervasiva di instabilità delle relazioni interpersonali, dell'immagine di sé e dell'umore e una marcata impulsività, comparse nella prima età adulta e presenti in vari contesti, come indicato da cinque (o più) dei seguenti elementi:

1. sforzi disperati di evitare un reale o immaginario abbandono (nota: non includere i comportamenti suicidari o automutilanti considerati nel Criterio 5);
2. un quadro di relazioni interpersonali instabili e intense, caratterizzate dall'alternanza tra gli estremi di iperidealizzazione e svalutazione;
3. alterazioni dell'identità: immagine di sé e percezione di sé marcatamente e persistentemente instabili;
4. impulsività in almeno due aree che sono potenzialmente dannose per il soggetto quali spendere, sesso, abuso di sostanze, guida spericolata, abbuffata (nota: non includere i comportamenti suicidari o automutilanti considerati nel Criterio 5);
5. ricorrenti minacce, gesti, comportamenti suicidari o comportamenti automutilanti;
6. instabilità affettiva dovuta a una marcata reattività dell'umore (es: episodica intensa disforia, irritabilità o ansia, che di solito durano poche ore, e soltanto raramente più di pochi giorni);
7. sentimenti cronici di vuoto;
8. rabbia immotivata e intensa o difficoltà a controllare la rabbia (es: frequenti eccessi di ira o di rabbia costante, ricorrenti scontri fisici);
9. ideazione paranoide, o gravi sintomi dissociativi transitori, legati allo stress.

- esprime paura della solitudine, che affronta concentrandosi sugli altri, che dovrebbero offrirle protezione e supporto (Criterio 1);
- le relazioni interpersonali sono vissute intensamente e sono caratterizzate dall'alternanza tra gli estremi dell' iperidealizzazione e della svalutazione (Criterio 2);
- mostra segni di "debolezza dell'Io", evidenziati dalle operazioni difensive molto primitive come la scissione (Criterio 3);
- presenta periodicamente condotte impulsive quali lo spendere e l'abbuffarsi (Criterio 4);
- presenta periodicamente instabilità affettiva dovuta all'irritabilità dell'umore disforico (Criterio 6).

Rifacendomi alla posizione teorica di Divac Jovanovic e Radojkovic[20], ritengo sia possibile affermare che il livello di funzionamento di M. sia di tipo borderline[21], indipendentemente dalla categoria diagnostica cui appartiene, essendo riscontrabili in lei fenomeni di tipo borderline che le Autrici descrivono (in modo particolare le catene di ridefinizione, per lo più tangenziali; il ricorso a meccanismi di grandiosità, sdrammatizzando o sminuendo elementi nel suo racconto; un'oscillazione tra comportamenti di astensione e di agitazione; nelle relazioni un'alternanza di ruoli nel triangolo drammatico da Vittima a Persecutore).

3.6.2. Diagnosi Differenziale

Una caratteristica di M. era la presenza di ansia e preoccupazione per le circostanze quotidiane, accompagnate da irrequietezza e facile stancabilità. Già nel passato, (otto anni prima) aveva sofferto di Disturbo d'Ansia con Attacchi di Panico[22] che aveva curato con la prima psicoterapia. Non aveva più avuto episodi di attacco di panico, ma manteneva quest'ansia, con

---

[20] M. Divac Jovanovic, S. Radojkovic, *Trattato dei fenomeni borderline al di là delle categorie diagnostiche*, in «Riv. it. di A.T. e Metod. Psicoter.», 14, VIII, 1988, pp. 64-72.

[21] S. Attanasio, riprendendo la teoria della Haykin, propone di inquadrare l'eziologia della patologia borderline in una problematica di struttura e di copione piuttosto che in un blocco dello sviluppo, concordando con Divac Jovanovic e Radojkovic.

[22] Il DSM-IV-TR riporta per l'*Attacco di Panico* la seguente definizione: «*Un periodo preciso di paura o disagio intensi, durante il quale quattro (o più) dei seguenti sintomi sono sviluppati improvvisamente ed hanno raggiunto il picco nel giro di dieci minuti*: 1) palpitazione, tachicardia; 2) sudorazione; 3) tremori; 4) sensazioni di soffocamento; 5) sensazioni di asfissia; 6) dolore o fastidio al petto; 7) nausea o dolori addominali; 8) sensazioni di sbandamento o svenimento; 9) derealizzazione o depersonalizzazione; 10) paura di impazzire; 11) paura di morire; 12) sensazioni di torpore o formicolio; 13) brividi o vampate di calore».

una serie di fobie legate alla convinzione della sua incapacità a mantenere sotto controllo la gestione della casa e delle figlie, o riuscire nell'ambito lavorativo. Le caratteristiche, appena descritte, sono insufficienti a soddisfare i criteri per un Disturbo d'Ansia Generalizzato[23], perché l'ansia e l'irrequietezza, che M. descriveva, non erano continuative nel tempo (criterio A), ma si alternavano a periodi di indifferenza per tutto ciò che le accadeva intorno. Inoltre, manteneva la capacità di controllare le preoccupazioni (criterio B) e non presentava difficoltà di concentrazione (criterio C, 3).

Ho escluso anche la diagnosi di una Fobia Sociale[24], perché l'evitamento e il disagio, che M. avvertiva nella situazione lavorativa, non erano legati alla paura di un possibile giudizio da parte dei colleghi o superiori (criterio A), ma alla sensazione forte di "non farcela fisicamente".

Un'altra caratteristica di M. era il suo "comportamento alimentare disordinato": raccontava di periodi (giorni – settimane) che mangiava in continuazione e di tutto, non perché sentisse fame, ma per *"riempire un senso di vuoto"* che percepiva allo stomaco. Le descrizioni, che M. riportava, sono insufficienti a soddisfare i criteri per un Disturbo di Bulimia Nervosa[25], perché non presentava abbuffate (criterio A), né ricorreva a condotte

---

[23] Il DSM-IV-TR riporta per il *Disturbo d'Ansia Generalizzato* la seguente definizione: «A) Ansia e preoccupazione eccessive che si manifestano per almeno sei mesi; a riguardo d'una quantità di eventi o di attività; B) la persona ha difficoltà nel controllare la preoccupazione; C) l'ansia e la preoccupazione sono associate con tre, o più, dei sintomi seguenti: 1) irrequietezza; 2) facile affaticabilità; 3) difficoltà a concentrarsi; 4) irritabilità; 5) tensione muscolare; 6) alterazione del sonno; D) l'oggetto dell'ansia e della preoccupazione non è limitato alle caratteristiche di un disturbo di Asse I; E) l'ansia, la preoccupazione causano disagio clinicamente significativo o menomazione del funzionamento sociale, lavorativo; F) l'alterazione non è dovuta agli effetti psicologici diretti di una sostanza».

[24] Il DSM-IV-TR riporta per la *Fobia Sociale* la seguente definizione: «A) Paura marcata o persistente di una o più situazioni sociali o prestazionali nella quale la persona è esposta a persone non familiari o al possibile giudizio degli altri; B) l'esposizione alla situazione temuta provoca l'ansia, che può assumere le caratteristiche di un Attacco di Panico causato dalla situazione; C) la persona riconosce che la paura è eccessiva o irragionevole; D) le situazioni temute sono evitate o sopportate con intensa ansia; E) l'evitamento e il disagio nelle situazioni sociali interferiscono significatamente con le abitudini normali della persona, con il funzionamento lavorativo [...]; F) la paura e l'evitamento non sono dovuti agli effetti psicologici diretti di una sostanza».

[25] Il DSM-IV-TR riporta per la *Bulimia Nervosa* la seguente definizione: «A) Ricorrenti abbuffate. Una abbuffata è caratterizzata da entrambi i seguenti fattori: 1) mangiare in un definito periodo di tempo una quantità di cibo significativamente maggiore di quello che la maggior parte delle persone mangerebbe nello stesso tempo ed in circostanze simili; 2) sensazione di perdere il controllo durante l'episodio; B) ricorrenti e inappropriate condotte compensatorie per prevenire l'aumento di peso come vomito autoindotto, abusi di lassativi, diuretici, digiuno o esercizio fisico eccessivo; C) le abbuffate e le condotte compensatorie

compensatorie per prevenire l'aumento di peso (criterio B). Quello che lamentava era la dolorosa pesantezza allo stomaco, ma la sua autostima non era influenzata né dalla forma né dal peso corporeo (criterio D).

3.6.3. Diagnosi Analitico-Transazionale

Fin dal primo incontro è stato avviato un processo diagnostico, mantenuto in costante verifica per tutto il processo terapeutico, al fine di ottenere una diagnosi e una mappa di personalità[26].

È stato utile per me, a livello diagnostico, stare a contatto con le sensazioni che provavo e con gli Stati dell'Io che sentivo più sollecitati, perché questo mi ha permesso di pormi degli interrogativi rispetto alla struttura di personalità di M.

Ho effettuato, secondo i criteri diagnostici berniani[27], la diagnosi comportamentale, quella sociale, storica e fenomenologica, la diagnosi della struttura egoica e l'analisi di copione.

---

si verificano entrambe in media almeno due volte alla settimana, per tre mesi; D) i livelli di autostima sono indebitamente influenzati dalla forma o dal peso corporei; E) l'alterazione non si manifesta esclusivamente nel corso di episodi di Anoressia Nervosa».

[26] M.T. Romanini (M.T. Romanini, *Riflessione a proposito della struttura di secondo grado e suddivisione funzionale in Bambino*, in «Riv. it. di A.T. e Metod. Psicoter.», 17, IX, 1989, pp. 5-17) definisce "mappa di personalità" «l'insieme dei dati diagnostici e transazionali (tratti dall'osservazione simultanea del comportamento extraverbale e verbale e dal contenuto del discorso del cliente) fino a formare un quadro ben preciso che si inserisce in una decisione di Okness esistenziale ed è caratterizzata da un dato tipo di scelta copionale con tipici comportamenti di uno o più ordini e tipici "sentimenti strutturati" di base. Tale quadro comprende i blocchi psicologici ingiunzionali, i ruoli e programmi di gioco».

[27] E. Berne (E. Berne, *A.T. e Psicoterapia*, cit., pp. 63-64) scrive: «*la diagnosi degli stati dell'Io si basa sull'acutezza dell'osservazione coadiuvata da sensibilità intuitiva*». Egli ha individuato quattro possibili tipi di diagnosi degli Stati dell'Io, che concorrono nel loro insieme, a conferire validità finale al processo diagnostico, quando sono concordanti con il paziente: la diagnosi *comportamentale* si riferisce all'osservazione del comportamento: parole, tono di voce, gesti, postura, espressioni facciali, vocabolario utilizzato; la diagnosi *sociale* si riferisce alla deduzione dello Stato dell'Io maggiormente esibito dalla persona oggetto di valutazione attraverso l'osservazione dello Stato dell'Io manifestato dalle persone che interagiscono con lei, partendo dal concetto che le transazioni sociali stimolano gli Stati dell'Io complementari; la diagnosi *storica* si riferisce alla raccolta di informazioni riguardo alle figure significative del passato della persona oggetto di svalutazione, per dedurre il contenuto dei suoi Stati dell'Io e il loro modo di funzionare; la diagnosi *fenomenologica si riferisce alla possibilità di risperimentare il momento in cui si è assimilato lo stato dell'Io genitoriale*.

3.6.3.1. Diagnosi comportamentale

Con la *Diagnosi comportamentale* ho individuato che l'atteggiamento prevalentemente utilizzato da M. è quello del Bambino Adattato, a volte Compiacente, a volte Ribelle, con delle repentine oscillazioni di carica attiva al Genitore. Quindi ipotizzo che il Potere esecutivo[28] si alterna tra il B (Adattato) e il G (Critico).

Tuttavia, M. presenta anche un Adulto adeguato che si esprime nella dolorosa consapevolezza dei propri limiti e difficoltà e del desiderio di affrontarli. Da ciò deduco che l'Io reale[29] è nell'Adulto.

All'inizio del processo terapeutico, M. sta seduta con il corpo proteso in avanti, l'impressione che ne traggo è che per lei sia importante che l'ascolti e comprenda bene quello che mi sta raccontando, (ipotizzo un ordine: *"Metticela tutta"*); è un po' rigida nella postura, lo sguardo è obliquo diretto verso l'alto (sembra un comportamento organizzato dall'ordine *"Sii perfetta"*), a volte gesticola con le mani.

Il tono di voce è alto, deciso, squillante, con utilizzo ripetitivo di avverbi e uso della seconda persona quando parla di sé; usa spesso un linguaggio "impressionistico" (es. «*Mi sento morta dentro, come se la vita non mi appartenesse*»; «*Mi sento completamente finita come donna...*»). Mostra difficoltà nel rispettare i miei spazi di parola e nel tollerare i silenzi. Ha un tic agli occhi: si tocca spesso le ciglia. L'abbigliamento è classico e curato nei particolari. Quello che maggiormente mi ha incuriosita di M. fin dal primo incontro, è l'espressione del viso: racconta cose dolorose di sé, della sua vita ridendo ("risata della forca")[30].

---

[28] E. Berne (*ibidem*) afferma che il Potere esecutivo è detenuto dall'organo psichico e corrispondente stato dell'Io che in un dato momento ha la maggiore carica di "energia slegata e libera" (carica attiva) determinando in tal modo il comportamento della persona.

Il Potere esecutivo si differenzia dal Sé reale poiché il Sé reale risiede nello stato dell'Io che contiene maggiore energia "consapevole" (carica libera). Un comportamento può essere definito come egosintonico quando il Potere esecutivo e il Sé reale coincidono nello stesso stato dell'Io.

[29] M.T. Romanini (M.T. Romanini, *Io Reale*, in *A.T. Teorica e Applicata, Stato dell'Arte, Atti del congresso Italiano di A.T.*, 1991, pp. 93-110) riferisce che *l'Io reale* è lo stato dell'Io in cui, per l'età cronologica e per la situazione relazionale, la persona si vive ed è vissuta dal suo ambiente; «... definisce in modo globale la persona a partire dallo stato dell'Io (B o A o G in coerenza con l'età cronologica) in cui coincidono la valutazione sociale (esterna al soggetto) e di norma, almeno nella maggior parte del tempo, il Sé reale».

[30] E. Berne (E. Berne, *Ciao!... e poi?*, cit., p. 170) definisce la risata della forca "morte da copione": «...L'uomo che muore con il sorriso sulle labbra o con una battuta di spirito, sta morendo nel modo richiesto dal suo copione, ed il sorriso e la battuta vogliono dire: "Bene mamma, sto morendo proprio come volevi tu. Spero che tu sia felice"».

Quando, più avanti, l'ho confrontata su questa incongruenza, mi ha risposto che faceva così da sempre: «*Raccontare agli altri dei miei problemi, dei miei dolori ridendo, mi fa sentire meno in imbarazzo*». Più tardi nel processo terapeutico dirà: *"Più sono triste, più rido"*.

Ipotizzo che questo sia il risultato di un dialogo interno dove un G ipercritico (*"non essere la solita debole..."*, *"esageri sempre!"*) influenza un B adattato (*"sto male, ma non è importante"*).

3.6.3.2. Diagnosi sociale

Con la *Diagnosi sociale* ho potuto notare come le transazioni[31] tra M. e me stimolassero il mio G protettivo in presenza del suo B adattato, trascurato, non ascoltato, lasciato solo, sofferente, inadeguato. A volte mi sono sentita anche invitata a rispondere dallo stato dell'Io del G critico, durante le sue *"arrese"* e *"fughe nel dormire"*, piuttosto che darsi il permesso di sentire ed esprimere il bisogno di *"esserci per gli altri"*.

Quando parla della sua famiglia, riferendosi alla percezione costante di sbagliare con loro, qualunque cosa pensi o faccia, dice: «*Ho sempre avuto l'impressione di vivere cercando di ridurre i danni*». Questo ha significato, per lei, viversi come una minaccia i desideri e bisogni di figlia, in particolare quelli di sentirsi accettata (senza condizioni) e protetta.

Ho successivamente riconosciuto le modalità relazionali simbiotiche[32]

---

[31] E. Berne (E. BERNE, *A che gioco giochiamo*, cit., p. 31) definisce una transazione come "*l'unità del rapporto sociale*", e ancora: "*...le manifestazioni esterne del rapporto sociale*".

[32] S. Schiff (S. SCHIFF, *Personality development and symbiosis*, in «T.A.J.», VII, 4, 1977, pp. 310-316) descrive la relazione simbiotica come una dipendenza non risolta, dicendo che si ha una simbiosi quando due o più individui si comportano come se formassero una sola persona. La simbiosi è fisiologica e sana nelle prime fasi della vita, in quanto è un evento naturale tra genitori e figli e necessaria per la sopravvivenza di questi ultimi; diventa disfunzionale quando interferisce con la sopravvivenza e la gratificazione. Essa può essere "Complementare" (G-B) quando entrambe le parti sono in accordo sulle rispettive posizioni e "Competitiva" (G-G, B-B) quando ogni persona compete per la stessa posizione. La simbiosi, interferendo con la sopravvivenza e la gratificazione, è disfunzionale e svantaggiosa per le seguenti ragioni:

1. una minaccia per una persona rappresenta una minaccia anche per l'altra persona che partecipa alla simbiosi;
2. ogni persona, oltre che se stessa, deve proteggere anche l'altra riducendo così le alternative per risolvere i problemi;
3. l'efficacia della risoluzione dei problemi risulta ridotta dal momento che non si ha una doppia visione del problema, ma soltanto una simbiotica;

Le modalità di intervento terapeutico sulla simbiosi possono essere:

- accettare la simbiosi e lavorare sulla stessa;
- confrontarla;
- interromperla, riportando il problema sul paziente.

di tipo complementare B-G agite con entrambi i genitori («...*alla fine non posso fare a meno di loro*») e intervallate velocemente da inversioni delle relazioni simbiotiche complementari in direzione G-B ("*senza di me litigherebbero in continuazione*"), oltre a quelle di tipo competitivo B-B e G-G, agite in particolare con la madre.

Con il marito presenta modalità relazionali simbiotiche di tipo complementare B-G *("Prenditi cura di me che sono malata")*, alternate a relazioni simbiotiche complementari G-B *("Mi prendo cura di te che sei poco intelligente")*.

Parlando del marito riferisce: «*È il mio rifugio, quando sto male gestisce tutto lui*», ma anche: "*a volte mi sento soffocare da lui*".

M. afferma spesso di avere paura di essere rifiutata, se non è conforme alle aspettative dell'altro, e questo fa sì che risponda in modo compiacente a molte richieste dell'ambiente familiare e amicale, al punto di non tener conto dei propri bisogni (ordine: "Compiaci").

Con le figlie si sente inadeguata e ha paura di non essere capace di gestirle («*Io ho un po' paura di loro, di non riuscire a gestirle, perciò ho paura di stare da sola con loro*»).

3.6.3.3. Diagnosi storica

Con la *Diagnosi storica* ho attinto ai ricordi conservati da M. riguardo a come era da bambina, come erano i suoi genitori, per ipotizzare i messaggi di copione[33] da lei metabolizzati nella "*decisione copionale autoidentificatoria*"[34].

M. descrive il padre come "*una persona centrata su di sé*", autoritaria, fortemente critica e svalutante, con grandi scatti d'ira e "*perdita del controllo*". Nel raccontare di lui dice: "*il successo di noi figlie era il suo successo*", perciò tutto ciò che M. decideva o faceva era per soddisfare il padre (ordine: "Compiaci").

Nel suo racconto M. enfatizza l'atteggiamento limitante del padre nei suoi confronti: «*Affinchè non si arrabbiasse dovevo sempre compiacerlo e, anche oggi non mi permette di esprimere il mio punto di vista né i miei bisogni*».

---

[33] Vedi nota 41.

[34] M.T. Romanini (M.T. Romanini, La *frontiera della terapia transazionale oggi*, in *Atti del Secondo Convegno Italiano di A.T.*, Aiat-Irpin-Simpat, 1985, pp. 35-43) parla di modalità autoidentificatoria in adattamento copionale ed in autonomia intendendo, con la prima, la percezione che la persona ha di sé e del rapporto con l'altro per sopravvivere in un momento di adattamento all'altro (rappresenta il nucleo del copione) e, con la seconda, la persona che è consapevole di come si percepisce in rapporto con l'altro, considerandosi libera dalle strettoie del suo copione perché lo conosce e lo sa utilizzare a suo vantaggio.

Quando M. parla della madre, dal suo racconto si evince che ha vissuto in maniera ambivalente il rapporto con lei: da una parte, la descrive come una donna debole, dalla quale riceveva riconoscimento e affetto quando non dava problemi o quando era malata; dall'altra parte, emerge una profonda rabbia, che inizialmente non riconosce e non riesce ad esprimere, per non essersi sentita protetta da lei.

M. ricorda con molto dolore come l'interesse principale della madre era il rapporto conflittuale con il marito e come da bambina spesso si era sentita "manovrata" dalla madre a seconda degli umori di questa. Questa sensazione ha avuto per lei il significato del "*Tu non vai bene*" e "*non essere te stessa*".

Nei confronti dei genitori riferisce di essere stata compiacente ed oppositiva nutrendo ambivalenza di sentimenti di amore/odio correlati a comportamenti ambivalenti di identificazione/competizione e bisogno/rifiuto (BA).

3.6.3.4. Diagnosi fenomenologica

La *Diagnosi fenomenologica* è stata molto utile per evidenziare come M. si riconosce nella relazione con me e per verificare quanto ipotizzato nella diagnosi comportamentale e sociale.

Inizialmente lo Stato dell'Io, in cui M. si riconosce maggiormente, è il Bambino Adattato (BA), allorché assume atteggiamenti e transazioni che hanno l'obiettivo di attivare in me lo Stato dell'Io corrispondente (Genitore Protettivo), con continue sollecitazioni ad instaurare relazioni simbiotiche di tipo complementare, come faceva da piccola con i genitori.

Successivamente si riconoscerà nello Stato dell'Io Adulto, accettandomi in una relazione paritaria (rapporto A-A). Tuttavia la paura della perdita e dell'abbandono, una volta che si è attivata la relazione di attaccamento[35],

---

[35] Nella teorizzazione berniana classica "il bisogno di attaccamento" si basa sull'elemento essenziale della tesi di J. Bowlby (J.E. Bowlby, *The nature of child's tie to his mother*, in «International Journal of Psychoanalysis», XIII, 1958), cioè quello di "bisogno strutturale di essere in contatto e di stringersi ad un essere umano" e assume il significato di bisogno primario di riconoscimento della modalità autoidentificatoria della persona (M.T. Romanini, *Riflessioni in tema di copione*, in «Riv. it. di A.T. e Metod. Psicoter.», I, 1, 1981, pp. 7-18). La presenza di una figura di attaccamento stabile e coerente, in grado di fornire nutrimento affettivo e senso di protezione è, infatti, necessaria per la costruzione di quella struttura affettiva e protettiva interna (GP), che determina la capacità di affrontare il mondo con fiducia e sicurezza. «...Gli esseri umani di ogni età sono più sereni se possono confidare sul fatto che al loro fianco ci sono più persone fidate che verranno in loro aiuto in caso di difficoltà... la persona fidata, nota anche come figura di attaccamento, può essere considerata come quella che fornisce la sua compagnia assieme ad una base sicura da cui

spingono M. a recuperare la vecchia modalità compiacente oppure si ribella ed opera una svalutazione del proprio sé che ha bisogno di carezze.

In questa situazione, M. ritorna allora sotto la spinta di un Genitore Critico, nuovamente svalutante dei suoi bisogni di protezione, di amore, di "sentirsi con", e dice che «*Non ha bisogno di me, io non posso esserci sempre, alla fine lei rimane sempre sola*».

3.6.3.5. Diagnosi della struttura egoica

La *Diagnosi della struttura egoica* evidenzia, a livello di diagnosi strutturale[36], una contaminazione doppia: del Genitore sull'Adulto con la massiccia presenza di pregiudizi sul suo ruolo di figlia, madre e moglie (quando dice di sentirsi inadeguata come figlia e quando evita di restare sola con le bambine, perché non si sente in grado di gestirle); del Bambino sull'Adulto (quando si vive come impotente di fronte al quotidiano, si incapacita e rinuncia) con sentimenti e pensieri ricattatori che limitano la valutazione della realtà. Un Genitore critico e svalutante e un Bambino ritirato che si sente inadeguato e "s'incapacita". La contaminazione del Bambino si rivela attraverso le paure che condizionano il suo funzionamento familiare e lavorativo, come la paura di farsi carico dell'organizzazione della casa, l'accudimento delle figlie, la paura di coinvolgersi nell'attività lavorativa perché "non è brillante", la paura di esporsi per il timore di non riuscire e apparire "stupida". M. afferma di sentire da sempre che non va bene per nessuno, «*come se qualunque cosa faccia sia sbagliata*». Da qui deriva un comportamento passivo di ritiro, "si estranea dall'esterno concentrandosi sul suo star male". L'instabilità della struttura genitoriale affettiva interna, capace di "proteggerla e valorizzarla" e di permetterle la "libera espressione," ha condotto M. a ricercare relazioni simbiotiche di tipo complementare, in cui lei assume il ruolo alternativamente di B e di G,

---

operare...». Senza un processo di attaccamento sicuro, lo sviluppo dell'autostima e della fiducia in se stessi risultano fortemente carenti.

[36] La diagnosi strutturale permette di evidenziare la presenza di una patologia nella struttura degli stati dell'Io. Le anomalie più frequenti della struttura psichica sono: l'"Esclusione" e la "Contaminazione". «L'esclusione si manifesta con un atteggiamento stereotipato, prevedibile, mantenuto in modo costante e il più a lungo possibile in ogni situazione di pericolo... La contaminazione è perfettamente rappresentata da alcuni tipi di pregiudizi per una parte e dai deliri per un'altra... una parte del G ha invaso l'A e viene pertanto inclusa entro i confini dell'Io A... una contaminazione dell'A da parte di B...» (E. BERNE, *A.T. e Psicoterapia*, cit., pp. 32-38). La doppia contaminazione si riferisce alla presenza di entrambi i tipi di contaminazione...« la diagnosi di contaminazione semplice esige che siano presenti quattro aree nella personalità, mentre, la doppia contaminazione ne implica cinque» (*ibidem*).

di tipo competitivo B-B con la madre rispetto ai bisogni e G-G con il padre rispetto ai valori che attribuiscono validità alle relazioni. Rispetto alla diagnosi funzionale[37] i confini risultano essere iperpermeabili, non allineati, con un solo irrigidimento nell'area funzionale del B L, che appare perciò quasi escluso. L'Io Reale è in A; il potere esecutivo oscilla nel B A e nel G C; M. si riconosce prevalentemente nel Sé Reale.

Le sue transazioni sociali partono prevalentemente da parti dell'A contaminate dal G critico ("non sei capace") e da parti dell'A contaminate dal B sofferente, inadeguato ("non ce la faccio", "...è troppo pesante per me").

Si difende dalla relazione per la paura dell'abbandono (nella relazione terapeutica diverse volte ha messo in atto questa difesa con me dicendo: *"Tu non ci sei sempre...", "Io non ho bisogno di nessuno"*) e, per sfuggire all'intimità, tende a stabilire relazioni simbiotiche di tipo competitivo con il padre ("*Non mi sento ascoltata da lui...è un egoista e vuole sempre aver ragione lui... lo provoco spesso*") e complementare con il marito ("*Se non ci fosse lui che pensa a tutto*"). Con la madre avvia relazioni simbiotiche competitive B-B dove alterna il ruolo di Vittima e Persecutore.

Queste relazioni simbiotiche vengono portate avanti attraverso i comportamenti passivi[38] (incapacitazione e astensione), la grandiosità[39], la svalutazione[40] e la ridefinizione.

---

[37] Vedi nota 4.

[38] I comportamenti passivi sono messi in atto al fine di stabilire o mantenere relazioni simbiotiche, evitando risposte autonome. Sono giustificate da una distorsione della realtà realizzata attraverso ridefinizioni e svalutazioni per accordarla al proprio "sistema di riferimento", ovvero una struttura che funziona come filtro della realtà e la modifica a misura della persona, in modo che coincida con il proprio mondo interno. Gli Schiff (J.L. Schiff, *Analisi Transazionale e cura della psicosi*, cit.) descrivono 4 tipi di comportamenti passivi:

1. *Astensione*: quando la persona non reagisce agli stimoli mentre incanala la sua energia nella inibizione delle risposte e del pensiero.

2. *Iperadattamento*: quando la persona non identifica delle mete proprie, ma si adegua a decisioni, richieste e bisogni, soprattutto fantasticati, degli altri.

3. *Agitazione*: consiste in attività ripetitive, fini a se stesse, per tenere a bada i sentimenti e scaricare l'energia.

4. *Incapacitazione o violenza*: rappresenta la scarica dell'energia accumulata attraverso la passività. Pur essendo questi comportamenti diversi tra loro, sono accomunati in quanto, in entrambi, c'è un totale rifiuto a pensare e la non accettazione della responsabilità per il proprio comportamento.

[39] La grandiosità è il meccanismo mentale per il quale si esagerano o si minimizzano aspetti di sé, dell'altro, della situazione (*ibidem*).

[40] Per gli Schiff (ivi, pp. 24-25) «*La Svalutazione è un meccanismo interno che induce la persona a minimizzare originari aspetti di se stessi, degli altri o della situazione reale... non è osservabile operativamente, è però possibile osservare le manifestazioni interne*

3.6.3.6. Analisi del copione

Dall'*analisi del copione*[41] emerge che M., dalla relazione vis-

---

quali i comportamenti passivi, le transazioni di ridefinizione, le transazioni ulteriori e i comportamenti derivati dalla posizione del Triangolo Drammatico di Karpman». Viene sostenuta dai disturbi del pensiero e serve a mantenere relazioni simbiotiche. Essa può essere classificata rispetto alle "Aree" (se stessi, gli altri e la situazione), i "Tipi" (stimoli, problemi, alternative), i "Modi" (esistenza, importanza, possibilità di cambiamento e capacità personali). Nell'attuare una svalutazione vengono energizzati il Genitore o il Bambino, mentre l'Adulto è poco informato, contaminato o escluso.

[41] Berne ha introdotto il concetto di "copione" agli inizi degli anni '60 e successivamente l'ha rielaborato e delineato.

Egli l'ha definito come «*agglomerato complesso; un derivato, adattato, di reazioni ed esperienze infantili; un tentativo di ripetere in forma derivata un intero dramma transferale*» (E. Berne, *Ciao!... e poi?*, cit., pp. 100-120); "*un piano di vita inconscia*" (*ibidem*).

Il copione nella sua definizione è «*un piano di vita basato su una decisione presa durante l'infanzia, rinforzata dai genitori, giustificata dagli eventi successivi e che culmina in una scelta decisiva*» (ivi, p. 272).

Berne elenca sette elementi che compongono l'apparato copione:

1. il *tornaconto,* ovvero il punto finale del copione;
2. l'*ingiunzione*;
3. la *provocazione*, che è parte dell'ingiunzione e si pone come stimolazione del comportamento copionale, con eventuale "risata della forca";
4. la *prescrizione, o messaggio di controcopione o ordine*;
5. i *modelli parentali*;
6. il *demone*;
7. la *liberazione interiore o esorcismo* (S. Woollams, M. Brown, *Analisi Transazionale*, cit.).

I primi tre sono chiamati *controlli*, dal momento che dirigono il copione verso il suo destino, mentre gli ultimi due costituiscono l'*anticopione* e, benché in apparenza contrastino il copione, in realtà lo rinforzano.

Il copione secondo Berne si sviluppa attraverso:

– un *protocollo* (esperienze originarie soggettivamente significative su cui si basa il copione);

– una *decisione* (impegno emotivo, preso nell'infanzia per una certa forma di comportamento);

– *palinsesti* (unione successiva del copione durante le varie fasi di sviluppo del bambino);

– *tornaconto* (E. Berne, *Ciao!... e poi?*, cit., p. 100).

Riconoscendo quali bisogni primari il bisogno di attaccamento e di individuazione, il copione assume il significato "di mezzo per identificarsi, per riconoscersi e riconoscere l'ambiente"; «attraverso l'attaccamento reciproco con l'adulto, dapprima in un sistema diadico poi ternario, può introiettare i modelli comportamentali identificatori con cui confrontarsi fino alla definizione del Sé e poi dell'Io» «In tali identificazioni solo alcune potenzialità del soggetto sono privilegiate... altre saranno rifiutate perché vissute come gravide di pericolo per il rapporto di attaccamento e di sopravvivenza» (M.T. Romanini, *Riflessioni in tema di copione*, cit., pp. 7-18).

suta in età precoce con le figure genitoriali, ha metabolizzato, nell'organo psichico Archeopsiche[42], contenuti relativi a delle in-

---

Emergono quindi due distinti approcci teorico-evolutivi del copione, collegati a strategie terapeutiche diverse:

a) l'uno volto a sottolineare di più l'aspetto patologico e limitante;

b) l'altro a recuperare gli aspetti positivi e fisiologici del copione.

Rispettivamente:

a) Schiff (S. SCHIFF, *Personality development and symbiosis*, in «T.A.J.», 4, 7, 1977, pp. 310-316) definisce il copione come un prolungamento patologico della simbiosi fisiologica.

Moiso e Novellino (C. MOISO, M. NOVELLINO, *Stati dell'Io: le basi teoriche dell'A.T. Integrata*, Roma, Astrolabio, 1982) definiscono il copione come «quel piano di vita che, se insoddisfacente, è basato su quelle decisioni che un individuo può prendere ad ogni tappa del suo processo evolutivo, le quali limitano la sua consapevolezza, inibiscono la sua spontaneità ed impediscono la sua intimità, rendendolo così poco flessibile e poco autonomo, e sono basate, a loro volta, su convinzioni rigide e distorte, assunte come chiusura cognitiva di una gestalt il cui bisogno non è stato soddisfatto».

b) Il nucleo positivo del copione è rilevato da Holloway (W.H. HOLLOWAY, *Transactional Analysis after Eric Berne*, New York, Haspe's College, 1977) come "*unicità e irripetibilità della persona*". La persona è, secondo l'autore, capace di risolvere i problemi e prendere decisioni; lo stile e l'efficacia delle soluzioni determina la formazione della personalità di ciascuno.

Secondo M.T. Romanini (M.T. ROMANINI, *Riflessioni in tema di copione*, cit.) il copione, fin dal suo momento iniziale, è costituito da una parte positiva di impliciti permessi e da una parte negativa di blocco delle caratteristiche individuali; anche in tale parte negativa si individua però una funzione positiva: il "non essere" ingiunzionale va di fatto a rappresentare il limite di demarcazione tra il Sé e il non Sé, costituendo la membrana protettiva della cellula esistenziale.

Infine, secondo Cornell (W.F. CORNELL, *Life Script Theory: a critical review from a developmental prospective*, in «T.A.J.», 4, 18, 1988, pp. 225-237), il copione è «un processo continuo di costruzione della realtà, il quale si autodefinisce e, talvolta, si autolimita. La formazione del copione è quel processo tramite il quale l'individuo cerca di dare un senso agli ambienti familiari e sociali, di stabilire il significato della vita e di prevedere e gestire i problemi della vita nella speranza di realizzare i suoi sogni e desideri».

Cornell, in questo modo, liquida l'aspetto deterministico e infantile e sottolinea la continua costruzione del significato nel presente.

[42] E. Berne (E. BERNE, *A.T. e Psicoterapia*, cit., p. 25) ipotizza che la struttura di personalità comprende tre organi psichici: esteropsiche, la neopsiche e l'archeopsiche. Gli stati dell'Io (detti "fenomeni") rispettivamente, Genitore, Adulto, Bambino, sono la manifestazione fenomenologica e comportamentistica degli organi psichici, altrimenti detti "organizzatori". Partendo dall'assunto di base che ogni persona adulta è stata un tempo bambino, che ogni essere umano è potenzialmente capace di un esame di realtà adeguato e che ogni persona che sopravvive nella vita adulta ha avuto dei genitori o qualcuno che ha fatto loro da genitore, si possono avanzare le seguenti ipotesi: «che vestigia dell'infanzia sopravvivono nella vita successiva come stati dell'Io completi» (archeopsiche); «che l'esame di realtà è una funzione di stati separati dell'Io, e non una facoltà isolata» (neopsiche); «che il controllo del comportamento può essere assunto da uno stato dell'Io completo dell'Io di un

giunzioni[43] che avevo ipotizzato fin dai primi colloqui e che si sono confermati via via.

Era evidente il "Non godere" trasmesso dalla mamma e riscontrabile nell'impossibilità di M. di potersi serenamente godere il suo essere madre, moglie, donna che lavora, perché "troppo doloroso" per sua madre che "soffriva" da sempre per i litigi col padre. Storicamente si può ritrovare questa ingiunzione come proibizione inferita dalle conseguenze del suo comportamento di vivacità e chiassosità nell'infanzia. Un'altra ingiunzione, anche fortemente distruttiva, era il "Non essere te stessa" trasmessole dal padre, che viveva come minacciosa per lui la presenza di una figlia che non fosse la sua fotocopia e non rispondesse, perciò, alle sue grandiose aspettative.

Da questo deriva anche il "Non riuscire" («*Se non sei come me allora non sei in grado di fare niente nella vita*»). M. ricorda che diverse volte il padre le aveva detto "*Sei una perdente*". Il "non riuscire" era basilare tra le sue credenze ed era il mezzo per giustificare la sua passività, tanto che durante il lavoro terapeutico, M. ha fatto l'esperienza che quando agisce, esce dalla passività ed anche riesce. È presente in lei anche l'ingiunzione "Non essere sana"; racconta di sé: «Quando ho cominciato a stare male, i miei non mi hanno più combattuta, mi hanno lasciata stare», e «Quando sto male non devo giustificarmi con mio padre». Utilizza lo stare male il «chiudere le imposte e dormire per non sentire la rabbia» ("Non sentire").

---

individuo esterno, cosi come viene percepito» (esteropsiche). Ognuno degli organi psichici e, dunque, degli stati dell'Io corrispondenti, ha delle proprietà significative; la prima è il *Potere esecutivo*, ognuno di loro origina uno specifico modello di comportamento organizzato; la seconda è l'*Adattabilità*, capacità che consente ad ognuno di adattare le proprie risposte alla situazione sociale nella quale si trova la persona in un determinato momento; la *Fluidità biologica*, nel senso che le risposte si modificano in relazione allo sviluppo naturale e alle esperienze precedenti; ultima è la *Natura mentale* che consente di mediare i fenomeni dell'esperienza.

[43] M. e R. Goulding (M. Goulding, R. Goulding, *Il cambiamento di vita nella terapia ridecisionale*, cit.) hanno definito le ingiunzioni come messaggi, trasmessi verbalmente e non, provenienti dallo stato dell'Io Bambino del Genitore, che sperimenta uno stato frustrante o di delusione o di piacere o di paura.

Tali messaggi possono essere accettati e, in reazione a questi, il bambino costruisce le proprie decisioni di copione. La classificazione delle ingiunzioni fatte da questi Autori è la seguente: 1. Non; 2. Non esistere; 3. Non entrare in intimità (o non fidarti); 4. Non essere importante; 5. Non essere bambino; 6. Non crescere; 7. Non riuscire; 8. Non essere te stesso; 9. Non essere sano di mente (o non stare bene di salute); 10. Non appartenere; 11. Non pensare; 12. Non sentire. Oltre a queste ingiunzioni individuate dai Goulding, se ne aggiungono altre teorizzate da altri autori, come quelle riscontrate in questa paziente (S. Woollams, M. Brown, *op. cit.*; C. Moiso, M. Novellino, *op. cit.*).

Questi contenuti ingiunzionali sono agiti, a livello sociale, attraverso l'ambivalenza dell'alternarsi tra la posizione esistenziale[44] sociale Tenera (- +) e quella Forte (+-), con gli ordini[45]: "Compiaci", che deduco dal suo tono di voce alto, dal suo porgersi in avanti verso di me annuendo con la testa e dal suo sorriso esagerato "a dentatura piena"; "Metticela tutta" quando ripete la domanda prima di rispondere, si cimenta nella ricerca di vocaboli inusuali e le espressioni del volto accompagnano le parole con la fronte aggrottata e lo sguardo attento. A questi aggiunge, a volte, il "Sii perfetto", quando assume un tono di voce tagliente, ben modulato, si raddrizza sulla poltrona e parlando intercala il discorso con frasi tipo: "*come dire*", "*cioè*" aggiungendo più informazioni di quelle richieste. C'è anche in M. la tendenza ad essere migliore, che emerge come svalutazione interna derivante dalle richieste paterne il quale, non si dimostra mai soddisfatto e la invita a "fare meglio". La madre, d'altra parte, le rinforza il messaggio «tenta disperatamente di essere adeguata e far contento tuo padre per non farlo arrabbiare». Per quanto riguarda la posizione esistenziale psicologica, nella quale si riconoscono i pensieri, le emozioni e il comportamento della sua identità più profonda, M. è più vicina all'Introversa. Ne sono un esempio la particolare attenzione alle parole dette e al tono usato che denotano

---

[44] La posizione esistenziale è l'atteggiamento che la persona sceglie in funzione delle primissime esperienze infantili e che influenza il modo di pensare, di sentire, di agire e di rappresentarsi agli altri, a partire dal giudizio che la persona ha di sé e dell'altro (E. Berne, *Classifications of positions*, in «T.A. Bull.», 1, 3, 1962, pp. 20-32). Si riconoscono 4 posizioni esistenziali di base:

1. Io sono Ok - tu non sei Ok.
2. Io non sono Ok – tu sei Ok.
3. Io non sono Ok – tu non sei Ok.
4. Io sono Ok – tu sei Ok.

Secondo Berne solo l'ultima di queste è una posizione costruttiva, mentre la prima è una posizione arrogante, essenzialmente paranoide; la seconda è depressiva; la terza è futile o schizoide.

[45] Gli ordini sono messaggi che vengono trasmessi dai genitori, a partire dal loro Genitore e rivolti al Bambino del bambino. Questi messaggi hanno le sembianze di *prescrizioni,* come le chiama Berne (cfr. E. Berne, *A che gioco giochiamo*, Bompiani, Milano, 1964), vengono trasmessi direttamente e verbalmente dopo i sei anni e ciò ridurrebbe la loro potenza.

Kahler e Capers (T. Kahlert, H. Capers, *Il Minicopione,* in «Riv. it. di A.T. e Metod. Psicoter.», 1, I, 1981, pp. 53-76) hanno distinto gli ordini, o spinte, in cinque gruppi: "Sii forte"; "Sii perfetto"; "Spicciati"; "Sforzati" (o "Tenta disperatamente"); "Compiaci". In ogni persona sono presenti tutti i comportamenti di spinta, ma in genere sono una o al massimo due quelle che si manifestano più frequentemente delle altre; si chiama *spinta primaria* quella che si esibisce per prima in risposta ad uno stimolo transazionale (I. Stewart, V. Joines, *L'Analisi Transazionale. Guida alla psicologia dei rapporti umani*, cit.).

una sensibilità maggiore per il canale di comunicazione *uditivo*, prediletto dagli introversi; inoltre la verbalizzazione come funzione prevalente, ne conferma l'ipotesi. Il suo modo di strutturare il tempo[46] oscilla tra l'isolamento e i giochi nella vita quotidiana, mentre nello spazio terapeutico si realizza con passatempi, attività, giochi e momenti di intimità.

I giochi psicologici[47] più frequentemente riscontrati nel rapporto tera-

---

[46] Berne ha sostenuto (E. Berne, *A che gioco giochiamo*, cit.) che alla base del rapporto sociale vi è una fame di stimolo di riconoscimento e di struttura. Quest'ultima si concretizza nei modi di organizzare il proprio tempo. Egli ne ha individuati sei:

1. *Isolamento*: il ritirarsi in sé attraverso fantasie o "transazioni autistiche" inadatte o adattate;
2. *Rituali*: scambi stereotipati come i rituali di saluto;
3. *Passatempi*: quando lo scopo delle transazioni non è un fine da raggiungere, ma piuttosto un parlare di qualcosa. Hanno lo scopo di fornire carezze senza rischio di intimità e di raccogliere informazioni;
4. *Attività*: corrisponde al lavoro;
5. *Giochi*: vedi nota 46;
6. *Intimità*: l'espressione immediata di sé nella condivisione di sentimenti, pensieri ed esperienze in una relazione spontanea.

Mentre i quattro modi possono essere agiti da un qualunque stato dell'Io, i giochi avvengono sempre fuori della consapevolezza dell'Adulto e l'intimità è sempre espressione del Bambino libero.

[47] I giochi consistono in «*Una serie progressiva di transazioni ulteriori complementari rivolte a un risultato ben definito e prevedibile*» (ivi, p. 55). Berne, riferendosi al gioco, dice anche che «*alcune serie ripetute di manovre sociali sembrano riunire tanto le manovre di difesa che quelle di gratificazione*».

I giochi sono riconoscibili dalla ripetitività, «*dal fatto che iniziano con una svalutazione e terminano con un sentimento parassita*» (S. Woollams, M. Brown, *Analisi Transazionale*, cit., pp. 187-189) e sono al di fuori della consapevolezza.

Dusay (J.M. Dusay, *Risposte ai giochi in psicoterapia*, in «Riv. it. di A.T. e Metod. Psicoter.», 10, VI, 1986, pp. 106-108) propone quattro modi per risolvere il gioco quando appare in terapia:

1. Ignorare il gioco: quando per qualche motivo è più fruttuoso farlo portare avanti al paziente; ad es. per rifiutare poi il tornaconto o dare questo permesso al paziente stesso;
2. Spiegare il gioco: ad es. chiedere al paziente come si sente dopo aver ottenuto il tornaconto;
3. Giocare il gioco con il paziente;
4. Giocare un gioco alternativo.

In ognuno di questi casi si analizza e si interviene sul processo, non sul contenuto copionale sotteso al gioco.

Altri modi per intervenire sul gioco segnalati da Woollams e Brown (cfr. *op. cit.*) consistono nello svelare il tornaconto del gioco prima che sia stato ottenuto, confrontare le svalutazioni oppure aiutare il paziente a soddisfare i bisogni soggiacenti del B L. In quest'ultima linea di analisi di intervento si pongono i contributi di S. Attanasio (S. Attanasio, *I giochi da Berne in poi, quasi uno State of Arts Ragionato*, in «Riv. it. di A.T. e Metod. Psicoter.», 10, VI, 1986, pp. 30-37).

peutico e nelle relazioni sociali sono: "Tutta colpa loro", "Si...ma", "Gamba di legno", " Prova a smuovermi"; mentre nell'ambito familiare gioca a "Biasimo" e "Tutta colpa tua", ma anche "Povera me", nella simbiosi complementare con il marito.

Conseguentemente i ruoli psicologici assunti sono quelli di Vittima e Persecutore[48].

I sentimenti nei quali si riconosce sono la depressione, il senso di colpa e la tristezza che, in maniera ricattatoria, coprono la paura di entrare in contatto con i propri sentimenti reali di rabbia e dolore, avvertiti come distruttivi, ma anche la paura di percepire i propri sentimenti di amore e di gioia avvertiti come intollerabili perché troppo rischiosi.

Il bisogno reale è quello di essere riconosciuta come persona importante per se stessa, di ricevere attenzione e valorizzazione quando sta bene ed è felice.

Il processo di copione[49] è "Mai" (*"Non sarò mai felice", "Non vado bene per nessuno", "Non sarò mai una donna/madre come le altre"*).

Le tecniche che lavorano sul processo di transazione del gioco hanno l'effetto di bloccare o minimizzare gli effetti del gioco. Non «*hanno l'effetto di utilizzare direttamente l'energia che la persona utilizza nel momento del gioco*». È possibile ottenere ciò dando una «*risoluzione al dialogo interiore, non consapevole e conflittuale, fra gli stati dell'Io, uno dei quali è proiettato all'esterno sulla persona che coglie il gancio, per poter soddisfare il bisogno primario non soddisfatto in precedenti rapporti di attaccamento*». Quando al paziente si darà il permesso di soddisfare questi bisogni, abbandonerà spontaneamente i giochi e i sentimenti parassiti.

[48] Karpaman (S. Karpman, *Fairy tales and script drama analysis*, in «T.A. Bull.», 7, 26, 1968, pp. 39-43) ha ideato uno schema a forma di triangolo ponendo, in ognuno dei tre angoli, una posizione (*Ruolo*) che l'individuo assume durante lo svolgimento di un "gioco psicologico". Ne conseguono tre ruoli: *Salvatore*, *Vittima*, *Persecutore*. Quando inizia un gioco la persona si trova in uno di questi ruoli e, qualsiasi esso sia, tende ad essere non autentico e a svalutare sé, l'altro e/o la situazione attuando comportamenti dettati da decisioni prese nel passato, legate al copione, orientate a situazioni vissute allora e non coerenti con il *qui ed ora*.

[49] Il processo di copione è il modo nel quale gli ordini, le ingiunzioni, i sentimenti ricatto, i giochi e le posizioni esistenziali non Ok si ripetono in sequenza nel tempo. Sono stati individuati sei modelli di processo di copione: "Finché"; "Quasi"; "Dopo"; "Mai"; "Sempre"; "A finale aperto".

Ognuno di questi copioni ha il proprio tema, che si riferisce al modo in cui la persona vive nel tempo il proprio copione. Nel caso di Melissa, il processo di copione è "Mai". Berne ha associato questo copione al mito di Tantalo che è destinato a soffrire per l'eternità perché gli è stato vietato di fare ciò che vuole. Così anche Melissa si "tantalizza" poiché il suo bambino ha paura delle cose che desidera di più (E. Berne, *Ciao!... e poi?*, cit.).

Le convinzioni di copione[50]: "Non vado bene per nessuno", "Non sono in grado di essere una donna come le altre" fanno sì che M. usi la depressione come ricatto per non entrare in contatto con i suoi sentimenti. Queste convinzioni supportano la decisione di copione[51]: "Starò male e ...mi lasceranno stare, o avranno cura di me".

La malattia assume per M. il significato di autoprotezione.

Nel percorso minicopionale negativo[52], M. inizia quasi sempre dalla

---

[50] Erskine e Zalkman (R.G. ERSKINE, M.J. ZALCMAN, *op. cit.*, pp. 51-59) identificano le convinzioni di copione come il contenuto di una doppia contaminazione che si attua quando ci si adegua ad uno slogan del Genitore con una credenza del Bambino e l'Adulto ritiene entrambe queste cose come reali. Nella nota 7 le convinzioni (o credenze) di copione sono state definite come una delle tre componenti del Sistema Ricatto. Le altre componenti di questo sistema sono le manifestazioni ricattatorie e i ricordi di rinforzo. Queste tre componenti servono a mantenere le decisioni copionali e rappresentano il fallimento della soddisfazione dei bisogni reali.

[51] Per decisione di copione si intende la decisione presa dal bambino, in situazioni difficili, per mezzo dell'intuitivo Piccolo Professore (A1), con la quale la persona fa fronte alla propria esistenza, svalutando i bisogni e i sentimenti del suo Bambino Libero. Questa decisione è rafforzata successivamente dai genitori (con gli ordini), i quali già prima sono promotori dei messaggi di ingiunzione che hanno ispirato la decisione stessa. Le decisioni più importanti vengono prese intorno ai 2, 3 anni di età. Woollams e Brown (S. WOOLLAMS, M. BROWN, *Analisi Transazionale*, cit.) sostengono che il potere di indurre una decisione di copione da parte di un messaggio genitoriale dipende da diverse variabili: la *scelta del momento* in cui il messaggio viene inviato, la *frequenza*, la *fonte di provenienza* e l'*intensità emotiva* con la quale viene dato il messaggio.

[52] Il minicopione secondo Kahlert e Capers (T. KAHLERT, H. CAPERS, *op. cit.*, pp. 53-76) è una sequenza di comportamenti, di emozioni e di convinzioni di copione, esibita in un arco temporale relativamente breve (da pochi secondi a pochi minuti) che inizia con uno dei comportamenti di spinta e che ha come conseguenza il rafforzamento dello schema di vita. Si differenzia in negativo (se rinforza il copione) e in positivo (se produce un comportamento libero dal copione ed autonomo).

Successivamente Capers (H. CAPERS, L. GOODMAN, *Il percorso di sopravvivenza: chiarimenti del minicopione*, in «Riv. it. di A.T. e Metod. Psicoter.», 10, VI, 1986, pp. 25-32) formula una descrizione terminologica e grafica diversa per sottolineare il processo del minicopione, introducendo la "scala di sopravvivenza" per descrivere il minicopione negativo e la "scala di vita" per descrivere il minicopione positivo, sostituendo al triangolo, raffigurante il percorso minicopionale, una serie di gradini. L'introduzione dei gradini ha un significato più profondo di una semplice trasformazione grafica, indicano infatti un percorso costituito da processi diversi (ciascun gradino è un processo), i quali contengono comportamenti e sentimenti. Il percorso minicopionale, quindi, non viene più considerato come un percorso automatico e condizionato da percorsi di copione. M.T. Romanini (M.T. ROMANINI, *Principi nelle pelli dei rospi,* in «Riv. it. di A.T. e Metod. Psicoter.», 4, III, 1983, pp. 7-22) ha sviluppato ulteriormente il contributo di Capers sostenendo che «in ogni quadrante i vari punti del minicopione possono essere interpretati come ripetizione dei contenuti affettivi dei diversi momenti di sviluppo, visti come crisi di adattamento all'oggetto rifiutante, ed espressione dei diversi meccanismi di difesa messi in atto». La novità introdotta dal Miniposizione + + se compiace («*Dire quello che penso nella mia famiglia equivale ad essere maleducata e cattiva*»), è perfetta e ce la mette tutta. Quando non riesce ad eseguire gli ordini scivola nella posizione – +, rappresentata dalle ingiunzioni "Non godere", "Non esistere", "Non riuscire", "Non essere sana", e dai sentimenti ricatto di depressione, senso di colpa e tristezza. Da qui sale nella posizione – +, avviando una serie di giochi: "Tutta colpa tua", "Prova a smuovermi", "Si... ma", "Gamba di legno", "Povera me" per poi scivolare nella posizione finale del minicopione, rappresentata dai *sentimenti ricatto* di sentirsi male, inutilità, confermandosi nelle convinzioni di copione: "Non vado bene per nessuno" e «Non sono in grado di essere una donna come le altre».

SCHEDA CLINICA

MAPPA DI PERSONALITÀ

Posiz. Esistenziale sociale: alternante	+ - (Io sono OK _Tu non sei OK) - + (Io non sono OK _Tu sei OK)
Posiz. Esistenziale psicologica:	- - (Io non sono OK _Tu non sei OK)
Potere esecutivo:	alterna dal BA al GC
Io Reale:	A
Sé Reale:	BA sofferente, inadeguato.
Patologia strutturale:	Contaminazione doppia con esclusione del BL Confini rigidi nell'area funzionale del BL.
Copione temporale:	"Mai"
Tipo di copione:	Perdente
Convinzione di copione:	"Non vado bene per nessuno", «Non sono in grado di essere una donna come le altre»
Decisione di copione:	"Starò male e...mi lasceranno stare".
Ingiunzioni:	"Non esistere", "Non godere", "Non essere sana", "Non sentire", "Non riuscire", "Non essere te stessa"
Ordini:	"Sii perfetta", "Metticela tutta", "Compiaci"
Struttura il tempo:	Isolamento, giochi
Giochi:	"Tutta colpa loro", "Prova a smuovermi", "Si...ma", "Gamba di legno", "Povera me"

---

copione, secondo M.T. Romanini, consiste nel dimostrare che tutti passiamo attraverso tutte e quattro le posizioni esistenziali; in questo senso i segni – e + non hanno più il significato di "*vado bene/non vado bene; vai bene/non vai bene*", ma diventano momenti di "confronto con l'altro".

Ruoli psicologici:	Vittima/Persecutore
Sentimenti ricatto:	Depressione, colpa, tristezza
Sentimenti reali:	Rabbia, dolore, paura
Comportamenti passivi:	Astensione, Incapacitazione
Grandiosità:	Per eccesso e per difetto
Disturbi del pensiero:	Generalizzazione; Grandiosità
Uscita di fuga:	Pazzia, finale aperto
Simbiosi:	Complementare con oscillazione B-G e G-B con il marito; competitiva con la madre in B e con il padre in G
Area di svalutazione:	Se stessa e gli altri
Tipo e modo di svalutazione:	Esistenza delle opinioni e delle capacità personali.
Diagnosi psicopatologica:	Asse I: Disturbo dell'Umore Bipolare II (attuale episodio di tipo depressivo) Asse II: Tratti Borderline di Disturbo di Personalità

3.7. Definizione del problema

L'adeguamento di M. alle ingiunzioni genitoriali, la scelta della posizione esistenziale "Io non sono OK, tu non sei OK", fa sì che ella si sperimenti come priva di un'identità propria, "*vuota*", "*incapace*" ed "*inadeguata*". Questo le provoca una grande angoscia, che M. evita attraverso la negazione dei suoi sentimenti e bisogni più profondi di amore e riconoscimento, assumendo atteggiamenti compiacenti ma, soprattutto con il ritiro nella depressione, che la protegge dalle relazioni con l'altro che lei sente come pesanti e pericolose.

La depressione, la sensazione di incapacità e di inadeguatezza rappresentano i sentimenti di ricatto permessi dai genitori; essi sostituiscono i sentimenti d'amore e rabbia di cui è ingiunzionalmente proibita l'espressione.

In sintesi, penso che il problema di M. sia la mancanza di riconoscimento per quella che è, delle sue emozioni, dei suoi pensieri, di conseguenza la rinuncia a godere ad essere felice nella vita reale.

3.8. Contratto finale

Come ho già descritto in precedenza, il *contratto iniziale* di M. è stato un contratto di cambiamento del comportamento, partendo dal suo bisogno, inizialmente dichiarato, di "*esprimersi come mamma e come moglie*".

Da questo sono seguiti, durante il processo terapeutico, tutta una serie di contratti centrati sul: "prendersi cura di sé", (della sua immagine fisica e della sua alimentazione), sperimentarsi nel rapporto con le figlie, «darsi il permesso di sentire e riconoscere la rabbia nei confronti dei genitori».

Riconoscere e dare valore alle sue emozioni, sperimentarsi nella sua potenzialità e riappropriarsi della responsabilità del suo agire in libertà ed autonomia sono stati gli obiettivi/contratto finale formulati, sui quali abbiamo puntato nel lavoro terapeutico individuale.

3.9. Piano di trattamento

Ho concordato con M. un trattamento individuale con frequenza settimanale e di gruppo, in co-terapia, con frequenza quindicinale. Il gruppo servirà a M. sia come "contenitore protettivo", nel quale lei potrà sperimentarsi in comportamenti nuovi e potrà permettersi di sentire e pensare in autonomia e intimità, sia come strumento di accelerazione per i processi psichici di cambiamento. Dopo i primi mesi, sarà inserita nel gruppo terapeutico, avendo prima accertato la presenza di una sufficiente capacità di effettuare l'*esame di realtà.*

Ho scelto il *setting individuale,* dopo un'attenta valutazione del suo disagio e della sua richiesta, pensando che avrei utilizzato la mia capacità empatica per accoglierla nei suoi bisogni e farla sentire a suo agio in un ambiente sicuro con una figura significativa ed affidabile con la quale avrebbe potuto esprimersi liberamente e manifestare i propri vissuti affettivi.

Ho pensato di inserirla, successivamente, nel gruppo terapeutico perché nei primi mesi la frequenza settimanale consentiva un tempo sufficientemente lungo per elaborare quanto emergeva in ogni seduta, tale da non perdere la continuità nel processo terapeutico.

L'obiettivo generale[53] nella definizione del piano terapeutico, in funzio-

[53] Alcuni Autori considerano l'*autonomia* come obiettivo principale; i Goulding (M. Goulding, R. Goulding, *op. cit.*) come assunzione del proprio potere; gli Schiff (J.L. Schiff, *Analisi Transazionale e cura della psicosi*, cit.) come uscita dai rapporti simbiotici; Erskine

ne e a partire dalle considerazioni diagnostiche, è stato quello di riorganizzare la struttura di personalità e la sua funzionalità.

Il piano di trattamento[54] ha previsto, dopo il consolidamento dell'Alleanza Terapeutica, la Decontaminazione dell'Adulto, da conseguire con le operazioni terapeutiche berniane, il rinforzo e il riallineamento dei confini degli Stati dell'Io, la Recathexi delle aree funzionali meno energizzate che in M. erano quelle del Genitore Protettivo e del Bambino Libero, la Deconfusione del B2 e la Ridecisione in vista della conquista dell'*Autonomia* (considerata da Berne la meta finale del lavoro terapeutico), che nel caso di M. consiste nell'attivazione/responsabilizzazione personale e nel riconoscere e darsi il permesso di sentire e vivere le sue emozioni.

Ho pensato il piano terapeutico come un ciclo di fasi consequenziali, esse sono:

1. *Alleanza terapeutica*[55], finalizzata alla formulazione del contratto, alla costruzione della relazione ed alla strutturazione del setting. Come si vedrà nel paragrafo dedicato al processo terapeutico, la relazione tra me e M. (soprattutto all'inizio) è stata B-B qualche volta G protettivo-B contemporaneamente a quella A – A.

2. *Decontaminazione*[56] dell'Adulto con l'utilizzo delle prime sei operazioni terapeutiche[57] di Berne; ritengo che, con queste operazioni, utilizzo

---

(R.G. Erskine, *Cura comparata mentale, intrapsichica e fisiologica del copione*, in «Riv. it. di A.T. e Metod. Psicoter.», 14, VIII, 1988, pp. 35-40) come liberazione dal copione.

[54] Il piano di trattamento, definito in base all'individuazione delle problematiche copionali ed organizzato intorno al contratto terapeutico, prevede un lavoro contemporaneo su più livelli (cognitivo, comportamentale, emotivo e semantico) finalizzato al cambiamento ed al recupero dell'*Autonomia* che per Berne (E. Berne, *A.T. e Psicoterapia,* cit.) è rappresentata dalla consapevolezza, spontaneità ed intimità.

[55] L'alleanza terapeutica si ha quando il B del terapeuta è in contatto col B del paziente ed il loro A condivide un obiettivo di lavoro comune centrato sul bisogno del paziente e concettualizzato nel contratto terapeutico. L'alleanza B – B presuppone la presenza di empatia e di fiducia tra paziente e terapeuta, mentre l'alleanza A – A garantisce l'attivazione del paziente per il conseguimento dell'obiettivo terapeutico e la sua consapevolezza.

[56] Secondo Berne (*ibidem)* la Decontaminazione consiste nel "ripulire" lo Stato dell'Io del paziente dai contenuti del G e/o del B che lo contaminano. Questa fase, che avviene durante l'analisi strutturale, viene raggiunta attraverso interventi specifici quali le operazioni berniane e la tecnica per la risoluzione dell'empasse di I e II grado. La decontaminazione ha lo scopo di stabilire il predominio degli stati dell'Io capace di esame di realtà e di liberarli dalla contaminazione di elementi arcaici o estranei.

[57] Berne (E. Berne, *Principi di terapia di gruppo,* cit.) individua 8 categorie di operazioni terapeutiche che costituiscono la tecnica dell'A.T. Esse sono di due tipi generali: *interventi* e *interposizioni*. Le operazioni sono:

la linea di forza di M. costituita dal pensiero e, parallelamente, stimolo un maggior investimento energetico del suo A.

Il Riallineamento[58] è il Rinforzo dei confini degli stati dell'Io, non solo a livello intrapsichico, ma anche nelle relazioni interpersonali (l'iperpermeabilità delle membrane si traduce in una difficoltà di M. a mantenere stabile il confine Sé/altro).

3. *Recathexi*[59], finalizzata alla riattivazione funzionale degli stati dell'Io poco utilizzati in modo da permetterle di sperimentare l'autoprotezione del Genitore Protettivo, l'autoaccettazione del Bambino Libero e l'autostima dell'Adulto. Potenziando le facoltà dell'Adulto, M. potrà differenziare tra i propri pensieri, sentimenti, comportamenti e quelli degli altri. Tutto questo sarà conseguibile attraverso:

- il favorire l'elaborazione del processo di separazione/individuazione e il rinforzo delle parti autentiche di sé e dei confini personali: «*Questo è quello che sento io, quest'altro è quello che sentono i miei*»;

- *interrogazione*, necessaria a documentare il terapeuta sui punti clinicamente importanti;
- *specificazione*, con la quale il terapeuta categorizza le informazioni, in forma di assenso o tende a fornire informazioni;
- *confronto*, serve al terapeuta a mettere in evidenza le incongruenze emerse dalle informazioni ottenute e specificate in precedenza;
- *spiegazione*, il terapeuta spiega al paziente cosa sta accadendo in termini psicologici nel tentativo di reinvestire di carica, decontaminare l'A;
- *illustrazione*, dopo aver effettuato un confronto, il terapeuta racconta un aneddoto o una situazione simile per rafforzare il confronto stesso;
- *conferma*, è un'operazione di confronto su un precedente confronto, che si attua con materiale nuovo;
- *interpretazione*, con questa operazione, effettuata solo dopo aver decontaminato l'A del paziente, il terapeuta decodifica e rettifica le distorsioni presenti nell'esperienza del B del paziente aiutandolo a raggruppare tali esperienze nell'intento di deconfonderlo;
- *cristallizzazione*, dopo aver decontaminato l'A, il terapeuta effettua delle affermazioni che evidenziano il cambiamento ottenuto dal paziente rivolgendosi al suo A.

[58] Il Riallineamento dei confini interni consente all'A ripulito dalle contaminazioni, in termini strutturali, di riacquistare il suo spazio, mentre il rinforzo delle membrane consente il raggiungimento di una permeabilità tale da permettere un adeguato fluire di energia psichica da uno stato dell'Io all'altro. Un'adeguata solidità dei confini dell'Io si traduce sia in buona capacità di adattamento alle diverse situazioni, sia in mantenimento di lucidità e controllo del comportamento per un tempo prolungato.

[59] La *Recathexi* consiste nella rienergizzazione delle aree funzionali meno energizzate o escluse dagli stati dell'Io. Si ottiene liberando l'energia ad essi legata in modo da fluire liberamente nei diversi stati dell'Io. Un modo per facilitare la recathexi è incoraggiare un Self-Reparenting.

- l'imparare a "stare con... sentendosi che ha valore" e provando sentimenti propri;
- l'accettare compromessi nel rapporto con gli altri (in particolare genitori e marito), come alternativa allo sperimentare l'esistenza in opposizione "o/o": "*Io la penso diversamente e posso accettare quello che dite*".

4. *Deconfusione*[60], finalizzata a favorire l'identificazione dei bisogni reali (in particolare quello di essere riconosciuta, di intimità e di amore) e delle emozioni (in particolare la rabbia, la paura e il dolore), in modo da consentire a M. la percezione di sé completa, attraverso la valorizzazione di tutti i suoi aspetti, conseguibile attraverso:

a) il favorire la distinzione tra pensieri e sentimenti;

b) il favorire la percezione e l'espressione della rabbia (in particolare nei confronti dei genitori);

c) il risolvere i conflitti intrapsichici e le impasse[61] attraverso la distinzione delle parti in conflitto e la loro conoscenza;

---

[60] *Deconfusione* significa "riorientare il Bambino confuso avendo come alleato terapeutico un Adulto largamente decontaminato" (E. BERNE, *A che gioco giochiamo*, cit.). Essa consiste nel'analisi sistematica dei conflitti presenti nello Stato dell'Io Bambino e nell'identificazione dei bisogni inespressi del Bambino.

Secondo Novellino (M. NOVELLINO (a cura di), *L'approccio clinico dell'Analisi Transazionale. Epistemologia, metodologia e psicopatologia clinica,* Milano, Franco Angeli, 1998), mentre per attuare una decontaminazione sono utili tecniche cognitivo-comportamentali, per la deconfusione sono adatte tecniche emotivo-ridecisionali (ridecisione, interventi sul G, ecc.).

[61] Il concetto di *Impasse,* introdotto in A.T. da Robert e Mary Goulding (M. GOULDING, R. GOULDING, *Il cambiamento di vita nella terapia ridecisionale*, cit.), è ripreso dalla Gestalt e significa "essere bloccati". È sperimentata come un'esperienza conflittuale interna nella quale la persona si sente confusa o a disagio. I Goulding hanno individuato tre tipi di impasse: I° Tipo, nella quale c'è un conflitto tra un messaggio controcopionale (ordine) ed un bisogno contrastante del Bambino (tra G2e B2); II° Tipo, avviene tra una'ingiunzione ed un bisogno del Bambino (tra G1 e B1); III° Tipo, è l'impasse tra il Bambino Adattato e il Bambino Libero.

Ken Mellor (K. MELLOR, *Impasse: a developmental and structural understanding*, in «T.A.J.», 3, 9, 1980, pp. 213-221) ha fornito un contributo sull'impasse, riprendendo il concetto dei Goulding e sottolineandone l'aspetto evolutivo. Secondo l'autore l'empasse di I° Tipo, essendo in relazione ai messaggi di controcopione (ordini), si sviluppa in un periodo in cui il Bambino è abbastanza grande da comprendere il linguaggio (tra i 4 e gli 8 anni). L'impasse di II° Tipo è, invece, in relazione alle ingiunzioni, ossia con i messaggi trasmessi di solito non verbalmente; si sviluppa tra 1 e 3 anni. L'impasse di III° Tipo si riferisce ad una fase molto precoce dello sviluppo, intorno al primo anno di vita o persino all'epoca prenatale, periodo in cui c'è una costruzione arcaica del copione. Rispetto all'impasse di III° Tipo, Mellor introduce una novità rispetto alla teoria dei Goulding e cioè la considera

d) il favorire la distinzione tra i sentimenti (dolore/rabbia), i bisogni (valorizzazione/riconoscimento) ed i comportamenti coerenti che li soddisfano[62].

A questo punto, disponendo di un Adulto adeguato, M. potrà differenziare i propri bisogni da quelli materni e paterni, recuperando le parti di sé escluse, allargando la gamma di pensieri – sentimenti – comportamenti autoidentificatori e, di conseguenza, le possibilità opzionali.

Per realizzare il processo di deconfusione utilizzo l'uso combinato di "Ridecisione"[63]

---

da un punto di vista strutturale e non funzionale. Egli intende questo conflitto non tra BL e BA, ma come la manifestazione del conflitto tra G0 e B0.

Per l'impasse di I° Tipo, la risoluzione consiste nel far dialogare le due parti in modo che l'Adulto (A2) possa prendere atto delle diverse istanze e prendere una decisione nuova. Per realizzare questo dialogo può essere utile l'utilizzo delle due sedie per Bambino e Genitore e poi una terza per l'Adulto.

L'impasse di II° Tipo richiede l'utilizzo di una tecnica regressiva, nella quale promuovere una ridecisione a livello emotivo oppure attuare il disinnesco di un elastico.

L'impasse di III° Tipo è legata ad aspetti arcaici della persona e, per risolverla, è necessario un lavoro di ridecisione con l'utilizzo di tecniche corporee, che consentano di esprimere per intero le parti in conflitto. Dopo averle espresse, la persona deve essere in grado di riconoscerle ed integrarle.

[62] S. Attanasio Romanini (S. Attanasio, *Sui sentimenti secondo H.D. Johnus*, in «Riv. it. di A.T. e Metod. Psicoter.», 6, IV, 1984, pp. 18-22), riprendendo le 19 affermazioni di Jonhus sui sentimenti, ne fornisce commenti ed integrazioni. Due di queste affermazioni sono state particolarmente utili nel lavoro con Melissa: "*va bene sentire qualsiasi sentimento*" e "*va bene pensare mentre si è nel sentimento*".

[63] La Ridecisione è un approccio teorico ed una tecnica d'intervento proposta da R. e M. Goulding (M. Goulding, R. Goulding, *Il cambiamento di vita nella terapia ridecisionale*, cit.). Il punto di partenza è il concetto che ogni persona è responsabile della propria vita e possiede un potere per gestire tale responsabilità. Il loro intervento è teso a far prendere consapevolezza al paziente del suo potere, che gli permette di scegliere i propri comportamenti senza condizionamenti copionali. L'assumersi la responsabilità delle proprie azioni e dei propri sentimenti contrasta la *magia* e l'*ineluttabilità* del proprio destino.

La Ridecisione, come tecnica, consiste nel cambiare una vecchia decisione copionale, assumendo un comportamento che risponda ai bisogni del Bambino Libero, supportati dall'Adulto, che conferma la ragionevolezza della nuova decisione.

La ridecisione è possibile quando la persona, a contatto con i propri sentimenti, si fa carico della propria vita e consente, quindi, di liberarsi in parte del proprio copione, permettendosi di vivere in autonomia e nel qui ed ora.

Questa tecnica terapeutica può essere suddivisa in quattro fasi:

I. Contatto.
II. Chiarificazione – Contratto.
III. Ridecisione vera e propria.
IV. Sostegno alla nuova decisione (F. Montuschi, *La tecnica della Ridecisione, secondo R. e M. Goulding*, in «Riv. it. di A.T. e Metod. Psicoter.», III, 4, 1983).

McNell (J.R. McNell, *Le sette componenti della Terapia della Ridecisione*, in P. Scile "Self-Reparenting"[64], in quanto M. è stata sottoposta a pesanti influenze genitoriali ed ha bisogno di incoraggiamento ad agire dal Bambino Libero. Nello stesso tempo per poter contrastare il proprio Genitore Critico, altamente svalutante, ha bisogno di ricostruire il suo Genitore Protettivo

---

ligo (a cura di), *Gestalt e A.T.,* Roma, LAS, 1983) ha suddiviso la tecnica della ridecisione in sette componenti:

1. Accentuazione del potere e della responsabilità personale;
2. promozione di un ambiente protettivo;
3. modellamento del leader;
4. distinzione tra mito e realtà;
5. contestazione dell'incongruità;
6. tecniche particolari (analisi dei giochi, sedia calda, fantasie, uso del registratore, ecc.);
7. regole procedurali.

[64] J. Muriel (J. MURIEL, *Self-Reparenting: teoria e procedimento*, in «Riv. it. di A.T. e Metod. Psicoter.», 4, III, 1983, pp. 32-42) parla di *Self-Reparenting* come una fase del processo terapeutico nella quale si attua un procedimento che consente di aggiornare e ristrutturare lo stato dell'Io Genitore in modo che il soggetto stesso possa decidere in modo autonomo che tipo di stato dell'Io Genitore avrà. Uno stato dell'Io Genitore adeguato darà sostegno ed incoraggiamento al Bambino, che potrà esprimersi più liberamente. Il terapeuta ha la funzione di facilitatore in un procedimento che segue delle tappe specifiche:

1. Ottenere la consapevolezza della necessità di un nuovo Genitore in grado di compensare, integrare e modificare il vecchio.
2. Effettuare la diagnosi storica di ogni figura parentale dell'infanzia.
3. Raccogliere informazioni sul modo di essere genitori.
4. Promuovere il dialogo interno tra l'Adulto e le diverse parti della struttura di secondo ordine del Bambino (BA, PP, BL) per identificare ogni suo bisogno.
5. Valutare i dati da parte dell'Adulto.
6. Definire un contratto nel quale l'Adulto decide di essere Genitore sostitutivo per il Bambino interiore e di praticare un comportamento genitoriale che accarezzerà i bisogni che il Bambino ha espresso.
7. Risaldare il "nuovo" Genitore con la pratica, attraverso l'integrazione ed il controbilanciamento delle nuove e più appropriate caratteristiche del Genitore decise ad opera dell'Adulto.

Mentre J. Muriel (J. MURIEL, *op. cit.*) parla di fase specifica del processo terapeutico, M.T. Romanini (M.T. ROMANINI, *Il copione e la vita,* cit.) sostiene che, attraverso la rivisitazione della modalità autoidentificatoria in adattamento copionale, si attiva un processo di Self-Reparenting "fisiologico". Le modalità autoidentificatorie, decise dall'individuo nel passato, sono state attuate in un momento in cui sembravano le uniche modalità possibili per sopravvivere. Ridimensionando la sofferenza sperimentata in quei momenti, è possibile attribuirgli significati nuovi ed entrare in contatto con i sentimenti attuali mentre si ricerca il "là ed allora". Questo processo, che l'autrice definisce "fisiologico", spiega i cambiamenti durante le " crisi epigenetiche", fasi in cui la persona si scontra con valori e comportamenti che sente come attribuiti dagli altri e non sente come propri. Se questa fase di "scontro di identità" viene superata, il Self-Reparenting ha successo e la persona, riconoscendo i suoi contenuti identificatori copionali, si dà delle nuove possibilità e ri-decide.

Il Self-Reparenting, che può rappresentare un obiettivo terapeutico, fa parte del naturale processo fisiologico di sviluppo di ogni persona nelle varie fasi della sua vita.

sulla base di informazioni Adulte, con ridecisioni ed attraverso l'interiorizzazione di un modello di rapporto G/B mutato dalla sperimentazione della relazione terapeutica.

Ricorro all'analisi transazionale dei sogni[65] per far riappropriare M. delle parti strutturali di Sé e favorire l'integrazione dei bisogni e dei desideri e come ulteriore verifica della profondità e stabilità dei progressi terapeutici.

Anche le fantasie guidate proiettate, nel passato e nel futuro possono rappresentare uno strumento valido per mostrare a M. che le cose non "succedono" per destino, ma siano determinate dalle aspettative e scelte copionali suscettibili di ridecisione.

5. *Riorientamento*[66] e Riapprendimento finalizzato a rafforzare e sostenere le sue ridecisioni (cristallizzazione di nuovi comportamenti) invitandola, nei momenti in cui riconosce e sperimenta nuovamente (sotto forma di elastico[67]) il "vecchio" vissuto copionale, ad agire nel "qui ed ora" le opzioni individuate.

Il passaggio da una tappa all'altra ha evidenziato nuovi bisogni la cui consapevolezza ha suggerito i contratti che si sono succeduti durante il processo. Ho pensato di supportare gli interventi con l'aiuto dei diagrammi A.T. di struttura e funzione di personalità[68], per stimolarla a riconoscere i

---

[65] L'attività onirica secondo S. Attanasio (S. Attanasio, *Il significato identificatorio del sogno e la sua applicazione clinica in A.T.*, in «Riv. it. di A.T. e Metod. Psicoter.», 4, III, 1983, pp. 67-76) può avere le seguenti funzioni:

1) puntualizzare il momento esistenziale copionale;
2) evidenziare una situazione conflittuale;
3) proporre soluzioni nuove comportanti un ampliamento dell'identificazione copionale;
4) sperimentare nuovi modi di agire questa nuova identità.

Le tecniche usate per enunciare tali elementi nella cornice di riferimento A.T. sono: il dialogo gestaltico, il gioco, le fantasie, le libere associazioni, ecc. .

[66] Il Riorientamento per E. Berne (E. Berne, *A.T. e Psicoterapia*, cit.) è finalizzato a rafforzare e sostenere i cambiamenti dei pensieri, sentimenti e comportamenti messi in atto dal paziente nel "qui ed ora" e quindi i cambiamenti emotivo-cognitivi e comportamentali correlati alla modalità autoidentificatoria in autonomia.

[67] Per "elastico", secondo Haimowitz e Kupfer (M. Haimowitz, D. Kupfer, *Gli elastici*, in «Riv. it. di A.T. e Metod. Psicoter.», 6, IV, 1984, pp. 103-111), si intende l'analogia «tra una situazione di stress qui – e – ora e una situazione dolorosa dell'infanzia della persona di solito non ricordata a livello consapevole che nella situazione attuale suscita nel paziente una risposta sproporzionata all'evento ma proporzionata ad un vissuto antico che da quello stimolo è evocata» (M. Novellino, A. Migliorico, *Seminari clinici: tattiche e strategie in A.T.*, Ist. Osp. Opera "Don Uva", Bisceglie, IAT, Roma, CDP, 1987).

[68] Solitamente nel corso del mio lavoro tendo a condividere con i miei pazienti alcuni concetti e termini tratti dalla teoria analitico-transazionale in quanto, a mio parere, facilitano l'attivazione e la partecipazione del paziente al processo terapeutico stimolando in loro,

suoi Stati dell'Io, le transazioni, i giochi, ecc., e a vedere come questi fossero coinvolti nelle sue relazioni.

3.10. Processo terapeutico[69]

Ritengo che l'uscita dal copione e quindi la cura si realizza non nel cambiare se stessi, ma nella scelta di accettare sé e gli altri, di assumere le

---

più rapidamente, l'*autoconsapevolezza*. Decido la quantità e la modalità dell'informazione teorica sulla base della capacità manifestata dal mio interlocutore; nel caso di Melissa la sua intelligenza, l'acutezza intuitiva, la cultura e l'interesse manifestato, hanno consentito la comunicazione di molte informazioni rispondendo alle sue curiosità e sottolineando le sue elaborazioni personali.

I concetti che utilizzo maggiormente sono gli "Stati dell'Io" (con particolare riferimento alla loro formazione e al loro contenuto) correlati al concetto di "transazione" (con particolare riferimento a quelle ulteriori); alla "posizione esistenziale" (nei due aspetti psicologici e sociali con riferimento al loro significato di "nucleo profondo" e di "copertura", espressioni di una decisione esistenziale presa precocemente allo scopo di sopravvivere). Di qui mi collego alle caratteristiche individuali che ciascuna posizione evidenzia quali le *Linee di forza*, con sottolineatura di quelle autentiche individuate nella mia paziente e dei "blocchi copionali" rappresentati dagli *Ordini*, dalle *Ingiunzioni*, dai *Sentimenti ricatto*, dagli *Scotomi*. Spesso, per dimostrare come questi elementi agiscono condizionando l'autonomia e la spontaneità, parlo degli *Elastici* e descrivo il *Minicopione negativo*, affiancandolo al *Minicopione positivo*, per consentire la " ridefinizione in positivo" anche degli elementi negativi. Tutte queste informazioni sono comunicate con l'ausilio di materiale visivo (disegni, schemi, esempi) per soddisfare le esigenze anche degli altri canali sensoriali.

[69] E. Berne (E. Berne, *Intreatment*, «T.A. Bull.», 1, 10, 1962, pp. 1-12) individua tre fasi differenti che caratterizzano il processo terapeutico ed afferma: «Arriva un momento nel corso della psicoterapia in cui l'atteggiamento del paziente cambia per cui il terapeuta sente che egli è in quel momento "realmente" in psicoterapia... che il paziente ha fatto un affidamento alla terapia...» e prosegue: «Un paziente è in trattamento quando il suo Bambino accetta l'Adulto del terapeuta come sostituto del proprio Genitore... A questo punto è in terapia... Questo gli permette di parlare più liberamente... Un reale miglioramento sopraggiunge quando il Bambino del paziente percepisce che quello che nel terapeuta egli aveva scambiato per un Genitore è in realtà un Adulto, un elaboratore di dati obiettivi. Quando scopre che egli stesso ha una capacità autonoma di elaborare i dati che non aveva mai imparato ad usare in maniera adeguata, incomincia ad esercitarla. Ad un certo momento il Bambino del paziente riconosce che il terapeuta non è più necessario dal momento che si è costruito il proprio Adulto, e può fare da solo quello che il terapeuta stava facendo. Così il trattamento procede in tre fasi per il paziente:

1. Il Bambino valuta il terapeuta come potenziale Genitore...
2. Il Bambino divorzia dal Genitore ed accetta, in sua vece, l'Adulto del terapeuta...
3. Il Bambino accetta il proprio Adulto in sostituzione dell'Adulto del terapeuta, in precedenza percepito erroneamente come Genitore; questo è un cambiamento dinamico...

Nella maggioranza dei casi questo è un obiettivo terapeutico sufficiente. Se desiderabile ed opportuno, una ulteriore de-confusione del Bambino può essere vantaggiosamente intrapresa in queste migliori condizioni dinamiche».

responsabilità dei propri pensieri, sentimenti e comportamenti, eliminando gli aspetti bloccanti insiti nei contenuti copionali, vivendoli, al limite, come alternativa tra le altre alternative, scelte nella consapevolezza del "qui ed ora".

Secondo me, un obiettivo importante del processo terapeutico è il raggiungimento dell'equilibrio intrapsichico, che consiste nel funzionamento sinergico dei tre Stati dell'Io; nella fluidità di comunicazione di ciascun Stato dell'Io con gli altri Stati e con il corrispondente Organo Psichico e del contatto della persona con i suoi Stati dell'Io che la porta alla consapevolezza di ciò che fa e delle possibili opzioni.

Compito del processo terapeutico è quello di favorire l'integrazione dei modelli di sé e dell'altro, all'interno di un senso di identità personale sufficientemente stabile e coerente, in modo da creare una percezione di sé continua ed unitaria.

In riferimento a M., credo che la "cura" consistesse nell'avvicinarsi a se stessa riconoscendo i perché della sua sofferenza, i comportamenti che la mantenevano in quello stato e assumere la capacità e la responsabilità di cambiare.

M. si presentava come vittima, non riconoscendo il suo modo ricattatorio di procurarsi sofferenze, stava passiva, pensando di "scomparire nella malattia".

Penso che nel darsi il permesso di vivere un rapporto terapeutico ci fosse la possibilità per lei di un'esperienza nuova e diversa che le consentisse l'inizio di un "ampliamento dello spazio vitale".

Riprenderò i punti evidenziati nel piano di trattamento per descrivere l'evoluzione del processo terapeutico le cui fasi, come si vedrà successivamente, si sono avvicendate in una "processualità a spirale".

Nelle prime fasi del processo terapeutico, la paziente appariva molto concentrata sui suoi malesseri fisici (gonfiori e dolori allo stomaco) e sulla sua "forte malinconia". Inoltre si sentiva profondamente in colpa perché, a motivo della sua depressione, che la portava a passare giornate intere chiusa nella sua stanza da letto, non riusciva a stare con le figlie né a gestire l'organizzazione della casa.

M., presentandosi a me con la sua "totale impotenza", appariva con poca disponibilità a mettersi in discussione: attribuiva alla malattia la responsabilità dell'andamento della sua vita.

In questa prima fase del lavoro è stata molto importante la comunicazione empatica[70] e l'ascolto: mantenendo un atteggiamento attento e d'interesse, rispettoso di entrambe.

Ho osservato le sue manifestazioni spontanee limitando i miei interventi a raccogliere informazioni su di lei ed intervenendo in quei momenti in cui si presentavano lunghe "deviazioni dal tema trattato", che portavano lontano dall'obiettivo che stavamo definendo. Mi sono accorta che il suo Adulto, indebolito dalle contaminazioni, non le consentiva la piena consapevolezza dei suoi atteggiamenti né degli elementi psichici che li motivavano; sono intervenuta ritrasmettendole in modo morbido e aperto cosa capivo rispetto alle sue modalità percettive e alle sue valutazioni delle situazioni e di se stessa. Credo che l'attenzione prestatale, la mia calma e la mia accoglienza durante gli incontri, le abbia consentito di sperimentare un rapporto paritario ed accettante, del tipo *io sono Ok – Tu sei Ok*, con il quale non aveva familiarità. Questo deve averle suscitato la sensazione di aver trovato un'interlocutrice in grado di comprenderla nei suoi bisogni.

Da subito sono rimasta colpita dall'uso di espressioni esagerate e apparentemente sicure nello stesso tempo, incongruenti con i contenuti che riportava. Mi sentivo incuriosita, perciò ho utilizzato questo stato emotivo per comprendere quale modalità mettesse in atto nelle relazioni, idealizzando e svalutando alternativamente le persone con cui si relazionava.

Anche nell'ambito della relazione terapeutica, all'inizio M. oscillava tra l'idealizzazione (quando mi attribuiva capacità magiche di guarigione: "*solo tu puoi aiutarmi*") e la svalutazione[71] (quando mi percepiva come la

---

[70] S. Attanasio definisce l'*empatia* come la capacità di comprendere i pensieri, i sentimenti e le reazioni degli altri, anche quando avviene inconsapevolmente. C'è empatia quando ci si identifica parzialmente con l'altro, dando spazio dentro di sé alle sue emozioni. Attraverso la capacità empatica si genera "*una penetrazione affettiva che conduce a cogliere la fenomenologia delle sue reazioni*". Accettando il presupposto che l'essere umano esiste solo in una relazione e che quindi in ogni suo atteggiamento l'altro è presente, l'empatia è parte integrante della posizione Io sono Ok – Tu sei Ok. Senza di essa l'altro diverrebbe un mero strumento attraverso il quale soddisfare o frustrare i propri bisogni, eludendo la sua natura di soggetto con bisogni ed affetti propri.

B.D. Clark (B.D. Clark, *Empatic Transactions in the Deconfusion of child Ego States*, in «T. A. J.», 21, 2, 1991, pp. 92-98) sottolinea il posto dell'empatia nel processo e definisce *transazioni empatiche* quelle in cui il terapeuta esprime comprensione dell'esperienza del paziente ed il paziente conferma che è stato compreso.

[71] L'oscillazione tra l'idealizzazione e la svalutazione, così come l'ambivalenza, la diffidenza e la difficoltà di relazione, sono aspetti caratteristici del funzionamento borderline di personalità. Se è vero, perciò, che la costruzione della relazione è la fase iniziale e indispensabile di ogni processo terapeutico, per la personalità a funzionamento bordeline rappresenta la "conditio sine qua non".

mamma cattiva: «*tu non mi credi che sto così male... tu non puoi capirmi*»).

In questa fase ho sentito che M. aveva bisogno del mio Genitore Protettivo, che lei usava come *contenitore positivo*, per permettersi di attivare piccole risorse che contrastassero le pesanti ingiunzioni di "Non godere" e "Non esistere" così come sei.

All'inizio del nostro rapporto mi sono sentita spesso invitata a rispondere dal mio stato dell'Io Genitore in funzione protettiva e mi sono, spesso, sentita investita di significati transferali[72] quando ridefiniva i miei interventi e mi attribuiva emozioni e pensieri che appartenevano a lei. La mia posizione è stata sempre quella di restituirle le sue frasi, metabolizzate dal mio A e dal mio G P, stimolandola ad energizzare il suo A e a trovare da sé delle risposte che non fossero copionali.

Per es.:

- M.: *"So che pensi che sia colpa mia"*.
- T.: *"Cosa ti aspetti che io ti dica?"*.
- M.: *"Tu non mi credi...anche tu come gli altri"*.
- T.: *"Di cosa hai bisogno in questo momento?"*.
- M.: *"Stai pensando che non ce la farò mai?"*.
- T.: *"Io non penso che tu non ce la faccia e tu?"*.

Nelle fasi successive del processo il contenuto di queste proiezioni è diminuito, assumendo significati più positivi grazie all'integrazione di contenuti positivi del G. Per es.:

- M.: *"Ce la sto facendo? È vero che ce la sto facendo?"*.
- T.: *"Vedo che sei più sicura e stai sorridendo"*.

Ho progettato un lavoro fondato sui dati di realtà e su comportamenti osservabili legati al "qui e ora" in modo da scoraggiare la passività e la deresponsabilizzazione che M. metteva continuamente in atto: per ottenere questo, utilizzando il suo contratto iniziale "*esprimermi come mamma e*

---

[72] Transfert e controtransfert sono due concetti che ricorrono facilmente nella letteratura psicoanalitica e non. L'importante è che il terapeuta sia in grado di riconoscere ed utilizzare il proprio controtransfert nel lavoro terapeutico come potente fonte di informazioni riguardo le comunicazioni del paziente e i possibili punti di collusione: «Grazie al suo A il terapeuta potrà riconoscere dalla sua reazione che il paziente sta proiettando il suo B A ed introiettando il suo G Normativo negativo, e potrà entrare in sintonia con il BA del paziente e stabilire una strategia che utilizzi gli Stati dell'Io del paziente (GN e BA) attivi in quel momento» (M. Novellino, A. Migliorico, *Seminari clinici: tattiche e strategie in A.T.*, cit.).

come moglie", ho stimolato dei piccoli contratti di seduta[73] per definire il lavoro da fare insieme nel processo di sedute ("*Qual è il tuo obiettivo per oggi?*", "*Cosa vuoi ottenere per te oggi?*").

Ho utilizzato interventi Adulto – Adulto (con l'uso delle operazioni terapeutiche berniane) volte:

a) alla raccolta di informazioni (*Interrogazioni*), accertandomi di condividere con lei lo stesso significato delle parole usate (*Specificazioni*);
b) al confronto delle generalizzazioni (es: M. : «*Tutti si aspettano da me che io mi dia da fare...*» T. : "*Chi in particolare vuole questo?*") e grandiosità ("*Sento di fondermi con le emozioni negative degli altri*");
c) a riconoscimento ed enfasi delle sue "Linee di Forze" (es. : T.: «*Ti sei accorta di aver utilizzato il tuo intuito e il tuo coraggio in questa situazione?*»; M.: "*È vero, non ci avevo fatto caso*").

In questa prima fase terapeutica, avendo puntato sulla costruzione della relazione, mi sono alleata, spesso, con il suo Bambino, utilizzando interventi B–B volti ad accogliere il suo bisogno di essere ascoltata e di "esserci per come è". Questa fase dell'Alleanza e del contratto è stata molto lunga e messa a dura prova perché per molti mesi della terapia M. occupava la maggior parte del tempo offrendo spesso ganci di gioco[74] del tipo "Prendimi a calci", "Gamba di legno" o "Povera me" (in particolare riportava il fatto che rimaneva a letto per tutta la prima metà della giornata perché *"non ce la faceva"*, *"stava troppo male"* e *"non era in grado di fare altro"*, per questo era in continuazione ripresa e criticata dai genitori,

---

[73] I contratti di seduta esprimono l'obiettivo che il paziente si pone di raggiungere in quella seduta; hanno la finalità di circoscrivere un'area all'interno del contratto generale stabilito come obiettivo di terapia.

G. Magrograssi (G. Magrograssi, *Tipi di contratto nell'Analisi Transazionale*, in «Neopsiche», 4, 8, 1986, pp. 89-99) ha considerato i contratti di seduta come l'espressione di un'intenzione di cambiamento specifico a livello comportamentale, cognitivo o affettivo nel tempo definito dello svolgimento della seduta.

[74] Nel 1972 E. Berne (E. Berne, *Ciao!...e poi?*, cit., p. 29) ha suggerito un'interpretazione dei giochi a partire da una successione di mosse ripetitive e le riassume nella "formula G":

G + A= R→ S→ X→ T.

G sta per Gancio ovvero la svalutazione da cui prende avvio il gioco che fa leva su una contaminazione dell'altro (Anello). Da questo punto hanno inizio una serie di transazioni ulteriori, di solito A–A fino al momento del colpo di scena (Scambio) in cui i messaggi ulteriori divengono evidenti ed i giocatori cambiano i ruoli assunti (X= incrocio) per poi riscuotere il loro tornaconto.

compatita e giustificata dal marito) e aumentava l'intensità del gioco con il passaggio a "Prova a smuovermi" (manifestando ripetutamente che non ci riusciva).

Ho pensato che, giocando a "Prendimi a calci", M. riproduceva, nella relazione terapeutica, un dialogo interno tra BA e GC; il gioco successivo "Prova a smuovermi" era una sfida al G da parte del BA ribelle (non potendo esprimere la rabbia apertamente, lo faceva attraverso una difesa passivo – aggressiva: «Se mi metto a dormire perché sto male, gli altri non possono biasimarmi né chiedermi niente»).

Siccome era frequente in M. il tentativo di strutturare il tempo della terapia con il gioco, ho pensato allora, che fosse opportuno mettere in atto un intervento che, sfruttando la quantità di energia psichica presente[75], diminuisse in M. l'interesse a giocare.

Avendo constatato che le transazioni A–A davano il via ad un "Sì... ma", ho pensato di bloccare il gioco confermando la paziente in ciò che stava facendo di buono per lei, nella stessa situazione che lei stava presentando come disastrosa (es., nel caso del riproporre la sua incapacità ad alzarsi al mattino, T. : «*Ti accorgi di come sai prenderti cura di te per gestire l'ansia?*»).

Il modulare l'intervento dell'Adulto con la presenza di un Genitore Protettivo[76], ha consentito l'interruzione del gioco e ha permesso un lavoro di confronto sulla rabbia sottostante.

M. ha riconosciuto ed è entrata in contatto con la rabbia sentita, che non si era permessa di esprimere da piccola nei confronti dei genitori, soprattutto con il padre.

M. ha iniziato, pian piano, a riconoscere le modalità di gioco che metteva in atto senza sentirsi minacciata, le quali hanno aperto la discussione sui giochi presenti nelle sue relazioni e le hanno permesso di riappropriarsi della sua responsabilità nell'andamento di queste e, quindi, di scegliere alternative possibili.

Come ho introdotto all'inizio del paragrafo, le fasi del processo terapeutico si sono susseguite in una "processualità a spirale": ogni acquisizione

---

[75] S. Attanasio Romanini (S. Attanasio, *I giochi da Berne in poi, quasi uno State of Arts Ragionato*, cit., pp. 30-37) sottolinea come il momento di gioco sia pieno di energia, come «reazione al copione (...) un NO che non riesce tuttavia a completare la sua traiettoria ascendente di uscita dal circuito fisso e ripiomba entro di esso».

[76] M.F. Hoyt (M.F. Hoyt, *Psychodiagnosis of Personality Disorders*, in «T.A. J.», 19, 2, 1989, pp. 101-113) sostiene che il procedere del processo terapeutico è facilitato dall'atteggiamento nutriente del terapeuta, che permette la critica, è giocoso, cerca i sentimenti autentici e accarezza direttamente.

significativa raggiunta da M. nel corso del processo terapeutico, coincideva con momenti di crisi e di piccole regressioni a vecchie modalità prima di passare al consolidamento[77]. In tutto questo processo anche l'alleanza terapeutica è stata messa a dura prova dalle fluttuazioni umorali ed emotive di M., ed ha avuto bisogno di continui rinforzi. Una volta verificato il consolidamento dell'Alleanza (attraverso l'analisi delle transazioni e la formulazione del contratto terapeutico e di seduta) sono passata ad esplorare i contenuti più profondi del suo copione.

I lavori di decontaminazione svolti con M. sono stati finalizzati all'aumento della consapevolezza rispetto a certe sue modalità ricattatorie, attraverso il rinforzo dei confini interpersonali («*Posso fare cose diverse da quelle che pensano i miei*»), il riallineamento dei confini intrapsichici ed il rinforzo delle membrane.

Ho utilizzato le tecniche berniane di Interrogazione, Confronto, Specificazione, Spiegazione, allo scopo di mantenere il rapporto nel "qui ed ora", energizzare lo stato dell'Io Adulto e favorire l'autodiagnosi di personalità.

In questa fase sono stati centrali i contratti di "prendersi cura di sé" e "riconoscere i suoi bisogni" per andare a cogliere il bisogno reale di "essere riconosciuta per quella che è" e per darsi uno spazio e un tempo di ascolto, allo scopo di stimolare l'espressione diretta dei suoi bisogni e sostenerla nel suo "svegliarsi gradualmente" anziché "dormire".

Man mano che si è proceduti nel lavoro, è accresciuta in M. la capacità di una lettura nuova di ciò che le accadeva, che comprendeva anche la responsabilità delle sue azioni. Inoltre, dandosi la possibilità di trovare ed applicare anche una diversa opzione ai suoi comportamenti, portava con sé l'esperienza che "Se voglio, posso cambiare", o "Il cambiamento mi dà dei vantaggi"; questo è stato utile per proseguire il lavoro terapeutico in profondità e iniziare ad uscire dalla passività e dalla dipendenza dalla famiglia. L'ho stimolata, perciò, a trovare dei modi per riconoscere il proprio bisogno e soddisfarlo (es. : T. "*Quali altre possibilità puoi trovare?*").

Il cambiamento della percezione di sé da "vittima impotente": *«ogni volta mi succede che...»* ad autrice della propria vita: *«cosa faccio io perché succeda o non succeda»,* ha determinato in M. l'affiorare di una certa dose di ansia: il riconoscimento del proprio potere comporta necessaria-

---

[77] Melissa provava difficoltà a gestire l'angoscia conseguente all'attivazione di pensieri, sentimenti e comportamenti autonomi rispetto alla modalità autoidentificatoria in adattamento copionale correlata ai messaggi ingiunzionali: "Non godere", "Non riuscire", "Non esistere come sei".

mente un corrispondente riconoscimento della responsabilità rispetto alla vita, risvegliando il G critico e persecutorio: "se provi ad essere autonoma ti dimostrerò che sbagli e rimarrai sola".

M. ha, quindi, lavorato sulla paura di sbagliare, confrontando le grandiosità relative agli eventuali errori o alle inevitabili difficoltà incontrate nel portare avanti una sua decisione. Ciò ha comportato, sul piano comportamentale, un aumento di autoaffermatività, la ripresa del lavoro, l'accudimento delle figlie, interessandosi della loro scuola, l'aumento dei rapporti extrafamiliari con il marito e degli spazi di coppia.

Man mano che si procedeva nel lavoro terapeutico, si manifestava nella paziente la labilità di confine Sé/Altro, soprattutto attraverso transazioni che evidenziavano come qualcosa che qualcuno diceva o faceva (il padre, la madre o il marito) aveva un'influenza diretta su M. Per es.: "*tu mi hai detto questo, ora io mi sento triste*", o come, al contrario, qualcosa che M. diceva o faceva aveva un'influenza diretta su l'altra persona.

Nella relazione terapeutica erano frequenti gli inviti ad entrare in simbiosi complementare con un'oscillazione della paziente tra i ruoli di Vittima e di Persecutore; essi sono stati rifiutati attraverso il mantenimento di transazioni che richiamavano l'Adulto, la non accettazione di gran parte delle ridefinizioni[78] che la paziente produceva, il confronto sulla svalutazione di sé, sull'uso del pensiero grandioso e molto attraverso l'analisi dei giochi con la quale la paziente riprendeva consapevolezza della responsabilità di sé, del proprio sentire ed agire.

Ho utilizzato il percorso minicopionale per mostrare a M. come i giochi che attuava si inserivano, insieme ai sentimenti ricatto, in sequenze di comportamento che si basavano sulla convinzione di copione "non vado bene per nessuno" che alla fine confermavano rinforzando; attraverso questa tecnica ho stimolato M. a trovare un modo nuovo e più autentico di "essere se stessa".

La modalità a cui più frequentemente sono ricorsa nell'intervenire sui rackets è stato l'utilizzo del Sistema Ricatto di Erskine e Zalcman, per

---

[78] J.L.Schiff (J.L. Schiff, *Analisi Transazionale e cura della psicosi*, cit.) ha definito la Ridefinizione come un meccanismo, cui le persone ricorrono, per mantenere una visione stereotipata di sé, degli altri e del mondo. Quando le persone ridefiniscono, il loro comportamento è di gioco o è coerente con il copione. Le transazioni di Ridefinizione sono di due tipi:

- *Tangenziali*: implicano uno spostamento da un aspetto ad un altro della conversazione e conducono ad un argomento diverso da quello da cui si è partiti;
- *Bloccanti*: si blocca l'argomento proposto, discutendo sulla definizione del problema.

mostrare a M. come le tre componenti (credenze e sentimenti di copione, manifestazioni ricattatorie e ricordi di rinforzo) erano interconnesse e si autorinforzassero per mantenersi nel versante limitante (ma anche rassicurante) del proprio copione.

Ho utilizzato il Sistema di Autonomia[79] per stimolare la sostituzione delle credenze copionali limitanti con altre più reali, facilitanti la libera espressione e l'autonomia allo scopo di agevolare l'uscita dal sistema ricatto e stimolare il contatto e l'espressione dei sentimenti autentici fino ad allora coperti.

Durante il percorso terapeutico più volte ho rappresentato graficamente quanto la paziente raccontava, evidenziando i collegamenti tra ciò che pensava, ciò che sentiva e quanto avveniva.

Spesso ciò ha portato ad un *insight* ed alla formulazione di un'opzione di comportamento che permettesse l'uscita dal sistema. In questa fase di trattamento sono state raggiunte, spesso, delle comprensioni che, però, non hanno portato ad un cambiamento profondo, essendo rimasto invariato il modo di sentire.

L'emotività espressa da M. era, per lo più, di tipo ricattatorio: usava la depressione e la tristezza per confermarsi nella sua impotenza, nel "*non ce la faccio*", e "*è troppo pesante per me*" e così non entrare in contatto con i sentimenti reali della rabbia, dolore e paura.

Era evidente la necessità di M. di mantenere alte le difese attraverso l'attaccamento alle ingiunzioni che, secondo lei, avrebbero dovuto permetterle di tenere sotto controllo la realtà esterna, di limitare i pericoli e di non rischiare.

Vista tale situazione emotiva, l'intervento si è strutturato nel tempo tenendo conto dei suoi Stati dell'Io dove l'Adulto era contaminato dal suo Bambino spaventato e il Genitore appariva rigido, in alcuni casi inconsistente, data l'incapacità a gestire il suo quotidiano in modo adeguato e congruente con il "qui ed ora". In questa fase è iniziata una ristrutturazione

---

[79] Il "Sistema di Autonomia" elaborato da Stewart e Joines (I. STEWART, V. JOINES, *L'Analisi Transazionale. Guida alla psicologia dei rapporti umani*, cit.) prevede, a partire dalla scena richiamata dal paziente al momento della definizione del Sistema Ricatto, di interrompere il flusso del Sistema Ricatto, ripercorrendolo momento per momento e, intervenendo in un punto qualsiasi del processo, sostituendo le componenti ricattatorie con altre in autonomia (credenze aggiornate, espressione di sentimenti autentici, comportamenti autonomi, esperienze interne riferite, progetti e visualizzazioni positive, ricordi emotivi positivi). Quanto più numerosi saranno i cambiamenti tanto più forte sarà l'uscita dal copione.

Stewart propone di sostituire il Sistema Ricatto con il Sistema di Autonomia, sostituendo gli elementi ricattatori con altri più spontanei.

dello Stato dell'Io Genitore che puntava ad una maggiore recatexi del Genitore Protettivo (Affettivo) e del Bambino Libero.

Le ho chiesto anche di rappresentare graficamente in quale proporzione tra loro fossero presenti le sue funzioni dell'Io, usando l'Egogramma di Dusay[80].

È stata definita e circoscritta la presenza del Bambino Adattato (Compiacente e Ribelle) e del Genitore Critico che tendevano a riemergere e dei quali non era più soddisfatta.

Ho pensato, dunque, che fosse opportuno lavorare su un maggiore investimento di energia libera (Recathexi) del Genitore Protettivo di M., in modo tale da favorire un Self-Reparenting, dandosi il permesso di esprimersi con il Bambino Libero "sano" e limitando il rischio che si prendesse i suoi spazi "mettendocela tutta" (senza riuscirvi) o pretendendo di "essere perfetta".

Per energizzare il suo Genitore Protettivo ho fatto molto affidamento sul suo Adulto, intuitivo e veloce nell'insight, e le ho chiesto di pensare al modo con cui stava prendendosi cura delle figlie e definire quali atteggiamenti le sembrassero più idonei ad essere considerati tali.

A partire da quelli già presenti ha iniziato, pian piano, a costruirne altri adatti a sé. Questo le ha consentito di scoprire con gioia quante possibilità ci sono di relazionarsi, anche sbagliando, in modo rispettoso di se stessi e degli altri.

Contemporaneamente ha iniziato a riconoscere i suoi bisogni e ad esprimerli in modo appropriato, senza svalutare gli altri e senza sforzarsi.

Progressivamente diminuiva la sofferenza per i possibili errori commessi, si stava dando il permesso di "sbagliare" e di "cambiare".

Era in grado di riconoscere e controllare il suo Bambino Adattato e di scegliere una via espressiva più gratificante e rispettosa, che lasciasse più spazio al suo Bambino Libero.

In questa fase è stato importante per Melissa lavorare sulla differenziazione dall'altro, l'individuazione ed il rinforzo delle parti autentiche di sé. Es:

M.: "*Mio padre vorrebbe che gli dicessi 'Hai ragione, la penso come te'*".

T.: "*E tu che pensi?*".

M.: "*Io la penso diversamente da lui e mi sento di fare queste cose..., se per lui non vanno bene è un problema suo!*".

---

[80] J.M. Dusay, *Egogrammi*, cit., pp. 7-12.

Ho stimolato Melissa a trovare la soluzione ai suoi problemi invitandola ad entrare nel ruolo di madre affettiva delle sue figlie, chiedendole: «*Se tua figlia avesse questo problema, cosa le diresti?*». Questo intervento, orientato ad aumentare l'energia libera nel suo Genitore Protettivo, ha avuto successo con Melissa facilitando il processo di decontaminazione.

Un lavoro importante è stato quello del confronto della "risata della forca" che Melissa riproduceva ogni qualvolta raccontava situazioni dolorose per lei. La "risata della forca" era la manifestazione esterna di un dialogo interno, indicatore della modificazione di investimento di energia a livello di Stati dell'Io, nonché espressione del suo repentino passaggio dalla valorizzazione di sé alla svalutazione (espressione della sua ambivalenza).

La "risata della forca" assumeva per M. il significato di coprire la paura e il dolore di essere punita per essersi opposta agli insegnamenti genitoriali ("*Non godere*" e "*Non esistere come sei*").

Nel corso del lavoro terapeutico, man mano che Melissa ha preso consapevolezza del suo dialogo interno autosvalutante, la risata di sottofondo è diminuita come intensità e frequenza e, all'interno della relazione terapeutica, si è modificata in un "sorriso di condivisione" in seguito ad interventi di confronto della sua incongruenza nel qui ed ora, rispetto al vissuto espresso da Melissa verbalmente.

L'aumento di energia libera nell'Adulto ha consentito a M. di riorientarla a riappropriarsi della responsabilità di avere un pensiero e un comportamento autonomo (*"...posso godere di stare qui"*).

Il cambiamento della modalità della risata è stata l'espressione di una maggiore energizzazione dell'area funzionale del Bambino Libero, in seguito ad interventi di rinforzo dei confini tra il sentire, il dolore dei sentimenti reali ed il pensare; in tal modo M. ha sperimentato la consapevolezza che può sentire i sentimenti reali senza disattivare la possibilità di pensare e la capacità di affrontare e trovare soluzioni nuove per risolvere i problemi.

Tutto ciò le ha consentito di riprendere il lavoro ed occuparsi delle figlie con maggiore continuità.

Questo processo contemporaneo di rinforzo, di confini e di ridecisioni è stato possibile attraverso piccole e graduali fasi terapeutiche, durante le quali si alternavano una ridecisione e un lavoro di rinforzo dei confini, per poi procedere verso un'altra ridecisione.

Queste esperienze di riappropriarsi di aspetti della sua vita, come il ritorno al lavoro e la cura delle figlie, consentiva a M., nella terapia, attraverso una continua decontaminazione, di cominciare a mettere in crisi alcune convinzioni di copione: "Non vado bene per nessuno", "Non sono in grado di essere una donna (madre) come le altre".

Cominciava, a questo punto, a crescere in lei la necessità di un lavoro analitico che andasse più nel profondo e che avesse come finalità avvicinare M. ai suoi bisogni e deconfondere il suo Bambino, in modo da renderla consapevole della molteplicità e diversità delle proprie emozioni.

Nello stesso tempo, il lavoro, su un maggiore investimento funzionale del Genitore Protettivo e del Bambino Libero, ha fatto in modo che M. individuasse dei bisogni e scoprisse dei permessi e delle carezze (*«Posso prendermi cura di me e del mio dolore invece di intristirmi e poi deprimermi»*).

All'inizio della relazione terapeutica M. sperimentava frequentemente una sensazione di "gonfiore allo stomaco", espressione di una impasse di 3° tipo[81] (*"Sento una tensione così forte e dolorante che mi riempie tutta")*.

All'interno del Bambino, quello Adattato, carico di contenuti svalutanti e limitanti, alimentava il senso di inadeguatezza, impotenza e di non esistenza del Bambino Libero, che si poteva esprimere solo sotto forma di segnali fisici e di empasse di 3° tipo.

Tale impasse di 3° tipo si evidenziava particolarmente quando M. affrontava la rabbia nei confronti della madre e del padre e si palesava nella percezione fisica di blocco dovuta al conflitto tra i sentimenti di amore e di odio e tra due sensazioni contrastanti a livello fisico (desiderio di esprimere la rabbia urlando e paura di farlo) espresse in questo modo: «Non ce la faccio, mi sento pesante, c'è come una palla dentro di me che mi toglie le forze, mi immobilizza».

Ho utilizzato, a questo proposito, una tecnica corporea per sciogliere la tensione e facilitarle il contatto con questi bisogni. Esempio:

T.: "*Utilizza le mani, prendi questa palla e fai in modo che non ti immobilizzi più. Cosa puoi farci?*"

M.: "*Posso sgonfiarla*"

T.: "*Ok. Come ti senti ora?*"

[81] Vedi par. 3.9. Il 3° tipo di impasse consiste in un conflitto di sensazioni sperimentate a livello somatico, espressione di due parti funzionali del Bambino: la parte Adattata e la parte Libera del Piccolo Professore. Affermano i Goulding (M. Goulding, R. Goulding, *Il cambiamento di vita nella terapia ridecisionale*, cit., p. 67): «*... Si ha quando il paziente sente di essere sempre stato nel modo in cui è*»; il fatto che in questo tipo di impasse le ingiunzioni siano state date molto precocemente ed in forma non-verbale, fa sì che la persona non ne possa essere consapevole. In questo tipo di impasse il dialogo è "Io – Io" ed è orientato a fare in modo che l'A1 riconosca le sensazioni corporee sperimentate.

M.: "*Meglio, più leggera... e anche più sgombra*"

T.: "*E puoi anche urlare?*"

M.: "*Sì, posso urlare 'Basta! Voglio parlare io'*".

Negli incontri successivi ho potuto appurare lo spostamento dell'energia dal Bambino Adattato al Bambino Libero nell'affermazione di M.: «Ho fatto di nuovo l'esperienza che, sgonfiando con le mani quella palla, mi sono sentita più leggera ed ho potuto dire a mio padre e mia madre quello che io pensavo».

Successivamente ho verificato che il mancato riconoscimento della rabbia è la causa della sua "chiusura totale con il mondo" quando si sente male.

Infatti, quando M. ha iniziato a contattare la rabbia, è diminuita la necessità di dormire e, contemporaneamente, è diminuita la "tensione dolorosa" allo stomaco. La rabbia era, infatti, per M. un sentimento distruttivo: aveva fatto esperienza, molte volte da piccola, come le esplosioni di rabbia del padre fossero state devastanti per la sua famiglia.

A questa emozione aveva attribuito il contenuto magico di "distruggere sé e/o l'altro".

Il processo intrapsichico era espresso attraverso la modalità del disturbo del pensiero di "grandiosità": «*Se esprimo la mia rabbia, chissà cosa può succedere di catastrofico*».

L'assenza di autonomia e la sensazione di impotenza («*Ho bisogno degli altri, sto così male che non ce la faccio da sola*») erano indici della sua passività espressa con il comportamento di astensione, utilizzato come "fuga" dallo sperimentare il rifiuto e l'abbandono.

In questo momento del processo terapeutico ho utilizzato con lei la tecnica della fantasia per contattare la parte emotiva del Sé, dicendole: «Immagina che i tuoi genitori siano qui ora, come puoi comunicare a loro che sei arrabbiata?». E poi: «Cosa puoi farci con questa rabbia per ottenere qualcosa di positivo per te?».

Ho prestato particolare attenzione all'identificazione dei bisogni reali di M. (in particolare di essere riconosciuta, d'intimità e di tenerezza) e delle emozioni (in particolare, la rabbia, il dolore, la paura), in modo da permetterle di sperimentare un senso di sé completo attraverso la valorizzazione di tutti i suoi aspetti.

All'inizio della relazione terapeutica M. era svalutante nei confronti dei propri bisogni ed aveva difficoltà ad entrare in contatto con i sentimenti; utilizzava proiezione e razionalizzazione come meccanismi di difesa. Abbiamo contrattato di fare un lavoro graduale procedendo dal "sentire e riconoscere il sentimento" (es.: T. "*Come ti senti ora?*"), attraverso il "sentire e verbalizzare" (es.: T. "*Cosa provi mentre dici questo?*"), fino ad arrivare al "sentire, verbalizzare e manifestare" (es.: T. "«*E mentre provi rabbia e pensi che tuo marito non ti capisce, cosa puoi permetterti di fare?*»).

Ognuna di queste tappe ha richiesto un tempo abbastanza lungo e ha presentato delle difficoltà perché è stata contrassegnata dal riattivarsi di difese da parte di M., con ritorno a modalità precedenti.

L'obiettivo è stato quello di identificare il sentimento reale (il dolore), che poggiava sul bisogno reale (di essere riconosciuta), e di progettare un comportamento coerente che la soddisfacesse.

Man mano che è entrata in contatto con i suoi sentimenti, ha cominciato ad affrontare e superare alcune decisioni di copione (operando una risoluzione di impasse di II° tipo) attraverso delle *ridecisioni* come ad esempio: "*mi impegnerò quando serve e quando voglio*" al posto di "*mi impegnerò il più possibile fino a sfinirmi e stare male*" e "*voglio ascoltare la mia paura ed il mio dolore mentre decido cosa fare*" al posto di "*se mi ritiro e dormo non sentirò la paura ed il dolore*".

Ho utilizzato l'analisi dei sogni e le fantasie guidate nel processo terapeutico: a) come ulteriore contributo alla rappresentazione della parte del Bambino Libero escluso ed alla integrazione di nuovi comportamenti autoidentificatori; b) come ricerca di indicazioni creative e di modalità nuove di risolvere le impasse; c) come controllo e conferma dell'avvenuta e stabile assimilazione dei lavori di ridecisione.

Con il Self-Reparenting ho guidato M. alla costruzione di una struttura Genitoriale più benevola ed accettante, in grado di stimolare l'Adulto a prendere delle ridecisioni più funzionali alle sue esigenze.

Attraverso la relazione terapeutica, caratterizzata dall'uso del "doppio Okness" e dal riconoscimento della parità nella "reciprocità dei ruoli", M. ha potuto allargare il proprio Genitore metabolizzandone gli aspetti funzionali protettivi[82].

Nella relazione terapeutica, infatti, costruita sulla stimolazione della libera espressione di M., sulla vicinanza empatica e sul riconoscimento paritario dei vissuti a livello emotivo-cognitivo, M. ha trovato un nuovo modo di vivere la relazione, sentendosi di "esistere senza condizioni", dandosi il permesso di pensare e di agire in autonomia.

---

[82] A. Fornaro (A. FORNARO, *Il terapeuta come modello genitoriale*, in «Riv. it. di A.T. e Metod. Psicoter.», 26-27, XIV, 1994, pp. 62-68) enfatizza il ruolo della relazione terapeutica sottesa ad una valida alleanza per «rielaborare una nuova modalità autoidentificatoria, mettendo in discussione il modello copionale in base al quale ha costruito la visione di sé e delle proprie relazioni».

Attualmente gli interventi sono finalizzati a favorire in M. la metabolizzazione dei suoi cambiamenti, invitandola ad agire nel suo quotidiano le opzioni individuate, cioè tutti quei comportamenti, pensieri e sentimenti, orientati all'autonomia che M. mette in atto come "altra risposta" in tutte quelle situazioni in cui è ancora presente il vissuto copionale (fase di riapprendimento-cristallizzazione).

Esplicativo di questo processo è stato un sogno che M. ha fatto e ha riportato in terapia. Nel sogno eravamo io e lei che camminavamo lungo una strada e, nel frattempo, mi raccontava delle dimostrazioni di stima che stava ottenendo sul lavoro e del piacere che provava ad occuparsi delle figlie. Ad un tratto entrano in scena il marito di M. e mio marito che invitano ognuna di noi ad andare con loro per due strade diverse. M. ha qualche istante di smarrimento e pensa: "*Cosa c'entrano loro con noi due*"; sente nello stesso tempo la curiosità ed il desiderio di continuare il cammino con il marito, sente che "ha le forze per farcela". Mi chiede conferma, dicendo: «*Ho paura a camminare da sola con lui... paura di quello che posso trovare... paura di affrontare situazioni nuove*».

Partendo da questo sogno ho fatto interventi volti al riconoscimento delle acquisizioni raggiunte: "*Come hai fatto ad arrivare fino a qui?*"; "*Cosa sentivi all'inizio del percorso?*"; "*Come ti senti ora?*"; "*Quali cambiamenti ti riconosci?*".

Ho stimolato la trasformazione di alcuni particolari del sogno che risultavano essere degli elastici copionali: «*Vuoi che venga con te o vuoi che rimanga per un po' a guardarti mentre tu riprendi il cammino con F.?*», ed ho incoraggiato nuove ridecisioni. Es.:

T.: "*Se dai ascolto alla tua curiosità e al tuo desiderio, cosa puoi fare?*".

M.: "*Continuare a camminare insieme a F.*".

T.: "Ok. *Cosa altro puoi fare per tranquillizzarti?*".

M.: "*Posso darmi il permesso, di tanto in tanto, di fermarmi e riposare*".

Nel corso della terapia ho potuto assistere ad alcuni cambiamenti comportamentali: la voce da squillante ed alta è passata ad essere tranquilla e calma; l'ideazione è più congruente al qui ed ora; la postura, inizialmente rigida e protesa in avanti, ora è più rilassata.

M. ha allargato il suo copione[83] in seguito all'energizzazione del Ge-

[83] Quando lavoro con i miei pazienti mi oriento al raggiungimento dell'obiettivo dell'*Autonomia* che per Berne è fatta di Consapevolezza, Intimità e Spontaneità. Concordo con il concetto di "cura" di Romanini M.T. (M.T. Romanini, 1989, *op. cit.*, p. 6) inteso

nitore Protettivo (attraverso i permessi di prendersi cura di sé, esprimersi liberamente, seguire i propri ritmi di tempo) ed al rinforzo dei confini.

Ho dedotto ciò dall'osservazione comportamentale e dalle verbalizzazioni circa le nuove modalità di relazione che sta sperimentando.

Attualmente riferisce di sentirsi "più leggera", perché esprime il proprio punto di vista riconoscendolo diverso da quello dei genitori. Riferisce di sentirsi meno coinvolta nelle loro discussioni rifiutando di farsi "agganciare" dai loro giochi.

3.11. Prognosi

È nella fase di riapprendimento e cristallizzazione che M. mi ha chiesto di distanziare i nostri incontri perché sentiva la necessità di "*camminare da sola*" e non aveva più bisogno del suo "*contenitore positivo*".

Inizialmente sono stata preoccupata per lei, ho pensato che fosse ancora "troppo presto". Riflettendo ho capito che stavo provando la stessa paura che sentiva M. in questo suo "viversi in un modo nuovo, più ampio".

Ho ripensato alle prime sensazioni che avevo provato due anni e mezzo prima, quando avevo conosciuto M.: curiosità per lei, per i suoi vissuti, per il suo mondo.

Allora ho fatto una cosa: "ho cambiato la paura in curiosità"; ho accolto la richiesta di M. e abbiamo contrattato degli incontri prima quindicinali e poi mensili, durante i quali continuare a consolidare i cambiamenti ottenuti.

---

nel senso di "assistenza al curarsi": «specifico dell'analista transazionale è il porsi in accettazione paritaria di sé e dell'altro e in questo senso non solo non impedisce all'altro la conoscenza della teoria, ma anzi la sollecita, in questo senso propone un contratto che per essere tale deve essere paritario nel rispetto reciproco». Stimolando il lavoro di autoanalisi si facilita un processo di "autoguarigione".

La guarigione per M.T. Romanini, «pur non essendo necessariamente legata alla ristrutturazione della personalità, coincide con il superamento delle strettoie di copione». Fine ultimo degli interventi analitico transazionali, per l'autrice, è quindi la "*liberazione e l'aumento di energia psichica in autonomia*".

Concordo con S. Attanasio Romanini (S. Attanasio, *Il dialogo maieutico*, in «Riv. it. di A.T. e Metod. Psicoter.», 23, XII, 1992, pp. 7-12) sull'utilizzo di una tecnica "non direttiva" centrata sul "proporre al cliente di scegliere e mantenere una posizione", enfatizzando un "ascolto attento" alle problematiche dei bisogni del paziente ed un "silenzio ascoltante", consistente nel lasciargli il tempo di immergersi nel "suo spazio interiore": «*Le strutture del mondo interiore esistono e si trasformano a condizione di essere ascoltate, portate alla luce*».

Ritengo che, rispetto all'inizio del processo terapeutico, M. abbia ottenuto per sé, oggi, la capacità di vivere la sua esistenza utilizzando le risorse di cui dispone, in armonia con il contesto nel quale vive e lavora.

Ha acquisito un ventaglio maggiore di strategie per affrontare i problemi, ossia da Bambino Adattato, impotente e sofferente, che si appoggia all'altro o si rifugia nella depressione, si vive molto più spesso ora in Adulto che sa darsi protezione e che riconosce il proprio potere.

Il *potere esecutivo* è sempre più frequentemente in Adulto; riconosce i suoi desideri e i suoi bisogni e si dà il permesso di entrare in contatto con i suoi sentimenti di rabbia, paura e dolore, mantenendo contemporaneamente la capacità di pensare cosa fare.

M. manifesta una maggiore consapevolezza ed autonomia rispetto al "prendersi cura di sé" ed "esprimersi direttamente"; si evidenzia una significativa diminuizione di giochi sia a livello di frequenza che di intensità. Vuole "essere se stessa" e sta scoprendo di "piacersi così com'è".

Il dialogo interno che la caratterizzava all'inizio della terapia, molto rigido e svalutante, ha assunto caratteristiche più benevoli ed affettive: non mette più in discussione il senso di sé, ormai stabilizzato in direzione di "essere Melissa".

In uno degli ultimi incontri mi ha detto: «Sto godendo di questo tempo in cui mi sto riappropriando della mia vita e delle cose belle ed importanti per me».

3.12. Note conclusive

L'esperienza del rapporto con Melissa è stato importante per me, soprattutto da un punto di vista professionale.

La personalità ricca e creativa di M. ha stimolato la mia curiosità, ampliando le mie possibilità di comprensione e fornendo chiavi di lettura nuove, attraverso le quali dare una costruzione logica agli elementi che via via emergevano.

Il lavoro con M. è stato pieno di significati per la proiezione, da parte sua, di forti contenuti emotivi.

Ho particolarmente apprezzato in M. la capacità intuitiva e l'acutezza intellettiva, ma anche il coraggio e la determinazione nel tirarsi fuori dallo stato di sofferenza che la caratterizzava, rimettendo in discussione i valori e le convinzioni fino a quel momento raggiunte.

Ho particolarmente apprezzato in me la capacità di mantenermi in Adulto nella relazione con M., anche nei momenti in cui il richiamo simbiotico ad entrare nel mio Genitore Protettivo era forte.

Attraverso il suo tono umorale alternante tra il depresso e l'euforico, con il frequente ricorso massiccio alle ridefinizioni, ho esercitato il mio modo di sentire l'altro senza perdere il senso di me, mantenendo una separazione che ha arricchito i suoi confini di partecipazione, ascolto empatico ed attento.

Da un punto di vista personale ho confermato l'idea che, andando oltre le apparenze, si possono "incontrare" le persone, riconoscerle ricche di emozioni e di vita.

Il lavoro terapeutico con Melissa ha stimolato in me il desiderio di andare oltre le apparenze, di incontrare e di cercare le persone "al di là del copione", scoprendo la bellezza che c'è in loro.

Il lavoro terapeutico è continuato nella co-terapia di gruppo (2° Focus/setting) e nell'*outdoor setting* (3° Focus/setting) della *psicoterapia multisetting*.

Capitolo quarto

L'*outdoor setting*: le fasi della psicoterapia

Che ti move, o omo,
ad abbandonare le tue proprie
abitazioni delle città,
e lasciare li parenti e amici,
e andare in lochi campestri
per monti e valli,
se non la bellezza del mondo.
Leonardo da Vinci

4. Premessa

Nei capitoli precedenti abbiamo avuto modo di comprendere la complessità di un trattamento psicoterapeutico e la necessità del metodo clinico per condurre le persone in un tale percorso di maturazione umana.

Nel presente capitolo, prima di procedere nell'approfondimento delle tematiche e delle fasi che interessano il *percorso interno alla psicoterapia outdoor setting* (come 3° Focus del "setting esteso multifocale"), soprattutto dal punto di vista del trattamento clinico e psicoterapeutico, ritengo didatticamente utile presentare al lettore un quadro d'insieme degli elementi che intervengono in questa esperienza, riferendomi in particolare:

a) alla progettazione;
b) agli obiettivi;
c) ai ruoli: pazienti e psicoterapeuti;
d) ai modelli di apprendimento;
e) al clima generale.

Ricordiamo che la *formazione dell'outdoor training*, intesa come formazione "fuori dell'aula", ha una *finalità non psicoterapeutica*[1].

Diversamente, la nostra psicoterapia *outdoor setting è un trattamento che, all'interno di un setting esteso multifocale, ha finalità propriamente psicoterapeutiche.*

Riteniamo necessario esplicitare la distinzione delle *finalità* (non-psicoterapeutica e psicoterapeutica), anche se il linguaggio si presta, in generale, a sovrapposizioni con il concetto di "formazione", forse parzialmente inevitabile, ma ad un approfondimento della teoria, del metodo e dell'applicazione della psicoterapia *outdoor setting* ci si rende conto che si tratta di un vero e proprio lavoro psicoterapeutico.

Mentre l'*outdoor training* non ha finalità psicoterapeutica, il nostro *outdoor setting*, sviluppando, invece, una finalità psicoterapeutica, contribuisce comunque implicitamente, in quanto accompagnamento psicologico, alla formazione umana globale della persona del paziente.

Probabilmente, la ricerca di definizione e di demarcazione degli ambiti propri dell'*outdoor training* e della psicoterapia *outdoor setting* non dipendono solo da una riflessione epistemologica sulla teoria della tecnica, ma chiamano in causa lo psicoterapeuta o il formatore con i suoi personali presupposti, sia epistemologici, sia di esperienza formativa, sia di visione antropologica dell'uomo, della cura e del significato che attribuisce ai fenomeni che riscontra, oltre che ai criteri (cognitivi ed emotivi) con cui organizza la sua percezione della realtà. Lo psicoterapeuta, in definitiva, "costruisce" il mondo in cui decide di vivere, nel senso che è un "organizzatore dei significati" che ad esso attribuisce, per sé e per gli altri.

4.1. La progettazione

La *preparazione logistica*[2] è fondamentale in un'esperienza come la psicoterapia *outdoor setting.*

---

[1] M. Rotondi, *Facilitare l'apprendere. Modi e percorsi per una formazione di qualità*, cit., p. 153.

[2] A tal proposito, sono stato impiegato per circa 10 anni nella Direzione Logistica di una Ditta italiana per la produzione di armamenti di Guerra Elettronica, occupandomi della formazione del personale tecnico militare italiano ed estero per l'uso di tali strumenti elettronici sulle navi da guerra. L'esperienza protrattasi per un tempo significativamente lungo, trascorso in Italia e all'estero, a terra e sulle navi, mi ha permesso di acquisire una competenza specifica per la pianificazione delle attività che richiedevano conoscenze tecniche e organizzative di notevole responsabilità.

La fase organizzativa richiede una particolare attenzione per le diverse risorse messe in campo: umane e tecniche, e per la complessità della progettazione delle diverse fasi di lavoro e la loro scansione e integrazione temporale.

Nella progettazione vengono valutate, dopo un attento studio delle situazioni ambientali, le *esperienze* che debbono essere affrontate, il loro *livello di difficoltà* e la *sequenza* che occorre dare ai momenti terapeutici di gruppo e alla progressione della partecipazione fisico-corporea per i percorsi escursionistici: il dislivello da affrontare, il tempo di percorrenza considerando il passo del più lento dei partecipanti al *trekking*[3], alla ferrata[4] o alla cordata[5], ecc.

La valutazione migliore risulta sempre quel percorso che è già stato tecnicamente sperimentato personalmente da noi, e non studiato solo sulla carta, cosicché essa è una valutazione reale e concreta, misurata su se stessi, riguardo a fatica, tempi e distanze, ad eccezione solo delle condizioni climatiche, imprevedibili al momento della fase di progettazione rispetto ai giorni dell'*outdoor setting*, ma si sa che, in montagna, la mutabilità climatica è repentina non solo da un giorno all'altro, ma a volte da un'ora all'altra.

4.1.1. La dimensione del gruppo

Il numero dei partecipanti ai gruppi della *psicoterapia outdoor setting* di montagna è compreso tra i 10 e i 20 pazienti.

---

[3] Dal verbo inglese "*to trek*" indica il camminare quale attività che permette di godere la natura nell'escursionismo.

[4] Si tratta di un percorso su roccia modificato per facilitarne la percorrenza grazie all'aggiunta di infissi artificiali (funi metalliche, scale di ferro, gradini intagliati nella roccia, staffe, pioli, a volte ponti sospesi di tipo tibetano). Nelle ferrate, il punto in cui hanno inizio gli infissi metallici si chiama "attacco". Ai fini della programmazione dell'escursione, rivestono importanza due dati specifici: a) la quota in cui è posto l'attacco; b) il cammino necessario per portarsi all'attacco (espresso in ore oppure minuti), in quanto esso avrà un'incidenza sullo sforzo fisico complessivo.

[5] Si parla di cordata quando due o più persone procedono legate con imbracatura e funi per garantire la sicurezza. Nel caso delle vie ferrate si procede autonomamente grazie all'autoassicurazione, anche se è possibile legare in cordata gli elementi più inesperti del gruppo per aiutarli nella progressione.

4.1.2. I tempi

La durata media di una psicoterapia *outdoor setting* in alta montagna va da quattro a sette giorni.

L'impegno di tempo giornaliero è *full-time*, utilizzando anche le ore dopo cena per le sessioni di lavoro terapeutico e per la serata artistica.

4.1.3. Gli strumenti

Nel caso si debbano effettuare delle ferrate in alta quota, vengono fornite ai pazienti le attrezzature necessarie (kit di imbracatura complete per ferrata[6]) per poter partecipare in assetto di massima sicurezza. Anche per la serata artistica viene organizzata la strumentazione necessaria: amplificatore, casse acustiche, mixer, microfoni, cavi, strumenti musicali, ecc.

4.2. L'inizio della psicoterapia *outdoor setting*: presentazione e contratti terapeutici individuali

Una buona partenza è ciò di cui si necessita per vivere l'esperienza dell'*outdoor setting* con l'entusiasmo che essa richiede. Nella prima giornata ci troviamo con i pazienti per discutere gli obiettivi, la situazione organizzativa, le regole del gioco. Quando la psicoterapia *outdoor setting* "alta montagna" è la combinazione di due diversi gruppi terapeutici che vengono seguiti in sede e che si incontrano per la prima volta in questa occasione, insieme ai tecnici, ai collaboratori e agli specializzandi, avviamo qualche simpatica modalità psicosociale di presentazione per permettere una prima conoscenza tra i pazienti, attivarne l'autenticità e la reciproca fiducia, nonché autoesplorare i propri *contratti terapeutici individuali.*

---

[6] L'equipaggiamento del kit da ferrata include l'imbracatura (bassa o completa), il casco, un dissipatore metallico, uno spezzone di corda da 11 millimetri e due moschettoni a ghiera: questi elementi sono raccolti nel kit e sono prodotti da varie ditte. Includiamo nella dotazione anche un paio di guanti da ferrata, che lasciano liberi i polpastrelli e riducono i danni alle mani causati dalle corde metalliche. L'imbracatura è un sistema di bande di stoffa (o sintetico) che cinge i fianchi, le cosce e il busto dell'escursionista permettendo, unitamente all'uso di corde e moschettoni applicati all'imbracatura stessa, di potersi autoassicurare agli infissi posti sulla via ferrata. Il moschettone è un elemento del kit da ferrata: si tratta di un anello metallico che presenta un lato apribile o richiudibile per potersi assicurare o liberare da un infisso metallico. Il moschettone a ghiera impedisce un'accidentale apertura del braccetto apribile, in caso, d'urto contro uno spuntone di roccia.

4.3. Gli obiettivi

Vediamo ora gli obiettivi che intendiamo far raggiungere ai nostri pazienti, o quantomeno orientarli alla consapevolezza che tali obiettivi esistono e che sia possibile raggiungerli, in misura diversa per ognuno di loro, sia *durante* l'esperienza della psicoterapia *outdoor setting* in alta montagna, sia nel *successivo* rientro in sede. Essi possono essere raccolti in 4 categorie di finalità:

I – il piano *relazionale*:
a) sviluppo delle *competenze relazionali* in diverse situazioni esperienziali;
b) *accettazione* del sano contributo degli altri del gruppo, dei loro feedback disinteressati, del loro senso di solidarietà;
c) sviluppo della *capacità di ascolto* degli altri, del senso di osservazione e di empatia;
d) miglioramento delle *capacità relazionali comunicative* in gruppo;
e) aumento della *tolleranza* delle diversità degli altri;

II – il piano dell'*autonomia*:
f) attivazione di *nuove energie individuali* per i propri progetti di cambiamento personali;
g) sviluppo del *senso di responsabilità* e dell'autonomia personale;

III – il piano del *problem solving*:
h) sviluppo della *capacità di affrontare situazioni impreviste*, nuove, non ben definibili a priori;
i) capacità di *confrontarsi con il rischio*;
l) sviluppo delle capacità di *vincere la sfida* con se stessi;

IV – il piano *metacognitivo*:
m) attivazione di un *metodo di riflessione* sulle proprie esperienze e dei risultati raggiunti;
n) sviluppo dell'*autoconsapevolezza di sé* e del proprio agire;
o) scoperta dei propri *valori.*

È a seguito dell'attivazione dei *processi metacognitivi* (IV° piano) che gli obiettivi terapeutici, contrattati individualmente durante la psicoterapia *outdoor setting* e *prima* della partenza di ritorno, saranno oggetto di rielaborazione negli incontri individuali (*1° Focus*) e di gruppo (*2° Focus*) per il proseguo del lavoro psicoterapeutico in sede.

4.4. I Ruoli

4.4.1. I pazienti

I Goulding[7], provocatoriamente, direbbero: «non c'è nessun criterio se non che il paziente sia vivo, che si abbia un posto per lui nel gruppo e che venga al gruppo».

Da parte nostra, richiediamo che i pazienti partecipino attivamente alle diverse sessioni di lavoro, si prendano la responsabilità delle proprie azioni, di accettare le regole della vita di gruppo (i posti a tavola, la sistemazione in albergo, la posizione in ferrata, ecc.), di essere comprensivi con gli altri e di convincersi che possiamo dare sempre il meglio di noi stessi.

I gruppi che partecipano all'*outdoor setting* sono eterogenei per età, scolarità, competenze, status, cultura e sesso: questo criterio è un importante fattore di apprendimento e di tolleranza.

I pazienti vengono messi al corrente dell'esperienza di *outdoor setting M.A.C.R.O.* che potranno sperimentare in seguito durante il trattamento, fin dai primi colloqui della co-terapia di gruppo (2° Focus), come parte integrante di un più ampio progetto terapeutico (la psicoterapia multisetting).

In alcuni passaggi iniziali del lavoro terapeutico di gruppo (2° Focus) si promuove la partecipazione all'*outdoor setting* e poi si lascia che i pazienti riflettano nel tempo e vaglino le loro possibilità, sottolineando comunque, da parte nostra, che non si tratta di una "gita fuori porta", né di una "bizzarria" dei Paluzzi, né di un'occasione di "vacanza" o di "turismo". Anzi, per chi vuole approfondire il tema, li invitiamo a cercare in letteratura e in Internet che cosa significhi, nel linguaggio tecnico psicologico, il termine "outdoor training" o "maratona psicoterapeutica" e cominciare così a farsene una prima idea.

4.4.2. Gli psicoterapeuti

Nella *psicoterapia multisetting*, noi, in qualità di co-terapeuti, abbiamo la responsabilità condivisa della riuscita di tutto il progetto della psicote-

---

[7] M. Goulding, R. Goulding, *Il cambiamento di vita nella terapia ridecisionale*, cit., p. 54.

rapia *outdoor setting*: il coordinamento e la preparazione di tutto il *team* (tecnico delle videoriprese per interni ed esterni, tecnico audio per la serata artistica, tirocinanti, specializzandi, autisti per il viaggio e il trasporto, albergatore, tecnico per il montaggio delle foto e delle videoriprese, l'ideatore grafico del gadget di ricordo, ecc.), il rispetto dei tempi nell'articolazione degli impegni delle giornate intense e la creazione di una buona atmosfera generale.

In tal senso, gli psicoterapeuti sono i *Project manager* della psicoterapia *outdoor setting M.A.C.R.O.,* ma anche gli psicoterapeuti del gruppo, nell'azione terapeutica in senso stretto, catalizzatori dell'analisi e dell'interpretazione dei processi, senza assumere mai uno stile "taumaturgico".

Operando più con la presenza che con le parole, potremmo collocare il nostro comportamento tra "l'immersione" nel gruppo (*contatto empatico* di presenza nel gruppo) e "l'osservazione distanziata" (*controllo e padronanza* delle situazioni).

Noi psicoterapeuti, fin dall'inizio del M.A.C.R.O., ci appelliamo allo stato dell'Io "Adulto" dei pazienti e comunichiamo che non vogliamo essere né i "Baby-sitter", né i "sorveglianti inquisitori", né i "controllori ossessivi", né gli "istruttori", né le "guide alpine", né gli "animatori del villaggio", né i "terapeuti guru" e né i "Genitori colpevolizzanti", ma semplicemente *quello che siamo* per loro in molti mesi dell'anno. Inoltre, li informiamo che in questa esperienza di M.A.C.R.O. abbiamo il piacere/responsabilità di condividere *quello che sappiamo*, rispetto alle attività non strettamente terapeutico-cliniche, come quelle artistiche, escursionistiche o semplicemente conviviali.

Ricordiamo ai pazienti le *regole* da osservare nel M.A.C.R.O., e ne richiediamo l'*adesione esplicita,* sia prima della partenza, sia la prima sera di *debriefing* (v. paragrafi successivi sulle Regole dei Goulding).

Il ruolo dello psicoterapeuta rappresenta, normalmente, una risorsa a disposizione del singolo e del gruppo per tutto il tempo della psicoterapia *outdoor setting M.A.C.R.O.,* a cominciare dal viaggio di andata. Egli può essere di stimolo e di supporto per favorire l'autonomia e l'autovalutazione. Può mostrarsi per quello che è realmente, creando un clima dove ognuno possa sentirsi libero con lui e con gli altri partecipanti. Può cercare di costruire relazioni "calde", ma non "affettive", evitando la creazione di legami dipendenti da sé.

Lo psicoterapeuta, nella psicoterapia *outdoor setting*, è sempre coinvolto in prima persona, 24 ore su 24 ore, attraverso le identificazioni, i rispecchiamenti e le risonanze che avvengono, soprattutto nel processo di gruppo: come diceva Foulkes[8] egli è "il primo paziente del gruppo" e, aggiungerei, un "paziente" che sta in "terapia" da oltre... 20 anni!

Condividiamo quanto afferma Lo Verso[9], riguardo allo psicoterapeuta che non tollera di essere "visto" dal gruppo, perché, invece, sosteniamo che egli sia il "luogo dello sguardo", della comunicazione complessiva (verbale, corporea, ecc.) e che debba essere coinvolto in prima persona. Se lo psicoterapeuta non gestisce la propria ansia e i propri timori mostrerà incertezza rispetto al proprio compito e rischierà di rifugiarsi nel *narcisismo professionale* o nella logica della convinzione che "tutto dipende dal paziente" (per non dire che "è tutta colpa sua"), pensando ingenuamente di tirarsi "fuori" dalla relazione (concezione deterministica lineare della comunicazione).

Lo psicoterapeuta, nell'*outdoor setting*, deve disporre di un immenso patrimonio psicologico clinico e di una completa esperienza psicologica, maturata in lunghi anni di psicoterapia individuale e di gruppo con ogni forma di patologia, al fine di poter trattare tutte le possibili eventualità e perfino gli *interventi in crisi* e in situazioni di emergenza. In altre parole, deve possedere competenze professionali e propensioni naturali come la fiducia in sé e negli altri, la generosità e l'aiuto verso gli altri.

Nonostante l'esperienza clinica richiesta, deve anche aver chiaro che non è un *Superman* e neppure il *Salvatore* (vedi il "triangolo drammatico" in Analisi Transazionale), ma attivare per tutto il tempo della durata dell*'outdoor setting terapia* il suo "Adulto", disposto a credere in se stesso, con piena coscienza dei propri limiti fisici e psichici, perché li ha già sperimentati. Deve credere, inoltre, nell'opportunità che sta offrendo ai pazienti che in quei giorni si fidano di lui, per poter trarre da loro un buon livello di cambiamento personale, di fiducia e di speranza.

Gli psicoterapeuti devono conoscere bene il *profilo psicodiagnostico individuale* di ogni paziente partecipante alla psicoterapia *outdoor setting*, per poter prevenire e lavorare adeguatamente alla promozione di competenze relazionali e formative, consone al contratto terapeutico.

Se gli psicoterapeuti non hanno le capacità fisiche e tecniche per condurre le esperienze all'aria aperta è indispensabile la presenza di un *tecnico professionale* (per esempio, una guida alpina) che sia in grado di garantire ai partecipanti la massima sicurezza nello svolgimento delle esercitazioni

---

[8] S.H. Foulkes, *Analisi terapeutica di gruppo*, Torino, Bollati Boringhieri, 1967.

[9] G. Lo Verso, *Lavorare con i gruppi clinici: proposte per un inquadramento*, in F. Del Corno, M. Lang (a cura di), *Elementi di psicologia clinica*, Milano, Franco Angeli, 2005, pp. 419-434.

e delle escursioni nell'ambiente montano. Il tecnico deve essere in grande sintonia non solo con gli psicoterapeuti e osservare le loro direttive, ma anche con lo spirito generale dell'*outdoor setting.*

Per quanto si riferisce al nostro ruolo di psicoterapeuti, si può affermare che la complementarietà di indole e professionalità di entrambi risulta essere determinante: una danza a due, dove l'uno non porta l'altro se l'altro non si fa guidare.

In alcune risposte, espresse dai nostri pazienti della psicoterapia *outdoor setting* (alcune anche a distanza di qualche anno), siamo stati diversamente descritti come una coppia di co-terapeuti: "incalzanti", "tallonatori", "provocatori", "destrutturatori", "zelanti" e "supportativi" in tutti i momenti di terapia di gruppo strutturati, esprimendo in tal modo "l'intuizione" risolutiva di passaggi terapeutici "efficaci" e, a volte, "indimenticabili". Anche gli psicoterapeuti hanno bisogno, ogni tanto, di qualche sana "carezza positiva" per l'impegno che mettono nel loro lavoro.

4.5. Il Modello di Apprendimento

Nel *Focus* della psicoterapia *outdoor setting* è possibile riscontrare, sul piano teorico, la combinazione di diversi metodi che appartengono tradizionalmente all'ambito della formazione: metodo *learning by doing*, apprendimento *per imitazione*, apprendimento per *osservazione e feedback* e modello *esperienziale* "qui ed ora"[10]. Tali metodi, presenti nell'*outdoor training,* non sono ad esclusivo appannaggio della formazione, anche perché molte tecniche e strategie sono riprese dalle teorie della personalità (Gestalt, Analisi Transazionale, Cognitivismo, ecc.) in ambito psicoterapeutico. I metodi sopra elencati, li facciamo rientrare, opportunatamente adattati, nel modello di apprendimento che definiamo M.A.C.R.O., le cui iniziali significano:

M – *Metafora*: l'uso della *metafora*, come spiegheremo più avanti, unisce l'esperienza richiesta nella psicoterapia *outdoor setting* con i *reali contesti di vita*; garantisce l'efficacia del trasferimento degli apprendimenti realizzati in quota con i contesti quotidiani dei pazienti[11];

---

[10] M. ROTONDI, *Facilitare l'apprendere. Modi e percorsi per una formazione di qualità*, cit., p. 155.

[11] Lo slogan/metafora "*salire in su per ritrovarsi in sé*", coniata nella lettera ai partecipanti alla psicoterapia *outdoor setting,* vuole spiegare alcune suggestioni rappresentative

A – *Azione*: ossia, la situazione in cui ogni partecipante "si mette in gioco" per migliorare le proprie capacità; si tratta di attingere al bisogno di una sana curiosità volta all'esplorazione di territori sconosciuti, prezioso supporto psicologico per l'apprendimento di nuove realtà;

C – *Coinvolgimento*: è necessario l'entusiasmo di chi "accetta la sfida" con grande energia emotiva e relazionale, oltre che intellettuale;

R – *Riflessione*: tutti i momenti di lavoro terapeutico della psicoterapia *outdoor setting* richiedono ai pazienti di fare affidamento sulle proprie risorse riflessive *metacognitive* per raggiungere gli obiettivi individuali e di gruppo. Ci si osserva e si riflette in diversi momenti e in diversi modi, utilizzando, ad esempio, l'auto-osservazione, l'osservazione dei comportamenti altrui e la riflessione sui diversi comportamenti, mentre si rivedono le videoregistrazioni delle esperienze realizzate o nella condivisione delle esperienze svolte (*debriefing*);

O – *Operatività (Decisione)*: se l'azione è il punto di partenza per ottenere re-azioni ed emozioni e imparare su se stessi attraverso i *giochi* e le prove di gruppo, la realtà concreta di ciò che "agisce" il paziente e il "momento riflessivo" successivo sono, invece, fasi privilegiate per l'"*apprendimento dall'esperienza*"[12] in direzione delle decisioni "Adulte".

4.6. L'atmosfera generale

Dal momento che all'interno del gruppo dei pazienti si attivano spesso ansie, paure, angosce, fughe dalla percezione di rischio e momenti euforici e disforici, si richiede agli psicoterapeuti la capacità di essere coinvolgenti e supportivi, aperti e pieni di entusiasmo; una tale capacità necessita inevitabilmente di un grande impegno di "testa" ed energie vitali costanti ed abbondanti, tali da consentire una "sintonia" fra tutti i pazienti.

Dagli *Appunti di viaggio e Note tecniche*:

---

per lo svolgersi dell'esperienza quotidiana. Così come le altre metafore che vengono impiegate nei moduli di lavoro durante le giornate residenziali dell'*outdoor setting*.

[12] Nel ciclo dell'apprendimento, come quello di Kolb (cit. in M. Rotondi, *Facilitare l'apprendere. Modi e percorsi per una formazione di qualità*, cit., p. 160), l'apprendimento viene concepito come un ciclo a *quattro stadi* in cui colui che apprende deve avere la capacità di: 1) coinvolgersi pienamente in esperienze nuove (Esperienza Concreta); 2) riflettere su queste esperienze ed osservarle da molte prospettive (Osservazione Riflessiva); 3) creare concetti che inseriscano le sue osservazioni in teorie logicamente valide (Concettualizzazione Astratta); 4) usare queste teorie per prendere decisioni e risolvere problemi.

Il paziente Carlo, a proposito della tentazione di scappare e andarsene, mentre una mattina caricavo in macchina i kit da ferrata, (consistenti in caschetto, imbracatura, corde, moschettoni, dissipatori, metri arrotolati di corda), mi disse con preoccupazione che vedere tutto quel materiale di prima mattina gli aveva fatto venire una tale paura che stava decidendo di non venire più alla ferrata e di rimanere in albergo. Mi sono sentito solamente di tranquillizzarlo sorridendogli, mentre continuavo "comunque" a caricare...

In montagna c'è una presenza ricorrente di rischi, anche se ai fini delle nostre sessioni di lavoro, sono più apparenti che reali: mi riferisco a strumenti come la seggiovia, l'ovovia, il moschettone, le cinture dell'imbracatura, la corda, o a condizioni climatiche come la pioggia, i repentini sbalzi termici, la caduta massi, i colpi di sole. La parola d'ordine non può che essere: "prudenza" e "testa sulle spalle", anche perché si fa esperienza che "si pensa con i piedi e si cammina con la testa".

4.7. Le attività all'aperto

Nella cornice dell'ambiente naturale dolomitico vengono proposti dei lavori terapeutici in momenti particolari dell'itinerario escursionistico, esercizi centrati sul corpo o sul contatto con le proprie emozioni, individualmente, ma più frequentemente in coppia o in piccoli gruppi. Di seguito, illustriamo alcuni degli esercizi che proponiamo ai nostri pazienti:

1. Esercizi di *warm-up*[13]:
- spesso il *warm-up* è fisico e mira a rilassare i muscoli e la tensione corporea (esercizi di rilassamento e di respirazione profonda). Lo psicoterapeuta può chiedere, in una sessione all'aperto, di chiudere gli occhi e di immaginare una *scena particolare*. L'immaginazione può essere evocata dal terapeuta tramite direttive verbali, l'uso di suoni o musica.

2. Esercizio del "ponticello":
- questo esercizio del "ponticello" ha lo scopo di aiutare anche quei pazienti che hanno resistenze rispetto al contatto fisico: l'uso del ba-

[13] *Warm up*, dall'inglese, significa "riscaldamento".

stoncino ponticello come "oggetto transazionale"[14] di contatto non li "allarma" e permette loro di vivere un contatto molto profondo. Verso la fine della sessione, anche i pazienti "più difficili" passeranno senza problemi al contatto del palmo delle mani che chiude l'esercizio, danzando con i compagni e divertendosi quando il ritmo del bongo diventa sempre più incalzante.
Dagli *Appunti di viaggio e Note tecniche*:

In uno dei primi incontri all'aperto con il gruppo, sulle sponde del lago Sorapiss, li abbiamo divisi in coppie e invitati a muoversi, quasi danzando, al suono del ritmo di un bongo. Chiedemmo a ciascuna bozza di tenere un dito poggiato sulla punta di un bastoncino (lungo un metro), costituito da un ramoscello raccolto nel bosco, e di tenere gli occhi chiusi per tutto il tempo dell'esercizio, della durata di 10-15 minuti. Abbiamo sperimentato che in questo modo, imparano ad *ascoltarsi cinestesicamente*, a seguire o a guidare, concentrandosi sull'altro, senza mai far cadere il bastoncino. Se il bastoncino dovesse cadere, questo significherebbe che l'uno o l'altro di loro ha spinto troppo o non è stato pronto a seguire sensibilmente l'iniziativa del proprio compagno.

3. Esercizio dello *specchio*:

- Si fanno accomodare i pazienti a terra, a coppie e in ordine sparso, seduti con le gambe incrociate uno di fronte all'altro. Ad un segnale convenuto, uno dei due guida il gioco per primo, ossia, come se stesse di fronte ad uno specchio propone dei movimenti a partire dalle mani e l'altro, specularmente, cerca di seguirlo nei movimenti del corpo e delle mani, come se fosse l'immagine riflessa dello specchio. Ad un nuovo segnale, dopo 10 minuti, si opera il cambio tra colui che guida e colui che riflette la sua immagine. Presa dal gioco dell'esercizio, la coppia di compagni inventa situazioni di movimento che suscitano spesso la loro ilarità.

4. Esercizio delle *fantasie guidate*:

- Vengono date ai componenti del gruppo le seguenti istruzioni: «Ognuno di voi trovi una posizione comoda, meglio se giacete supini». Ad ogni componente viene data la consegna:

[14] D.W. Winnicott, *La famiglia e lo sviluppo dell'individuo*, Roma, Armando Editore, 1970; Id., *I bambini e le loro madri*, Milano, Raffaello Cortina Editore, 1987.

«Chiudi gli occhi e distogli l'attenzione dagli eventi esterni a te. Immagina di camminare in un sentiero di montagna. Come vedi il sentiero? Cosa senti mentre cammini?
Arrivi pian piano alle propaggini di un bosco di abeti, vi entri attraverso un sentiero battuto. Che atmosfera respiri? Raccogli delle pigne da terra: le tocchi, le osservi, le odori. Quali sono le loro qualità? Ti ricordano qualcosa? Ascolta ogni sensazione che arriva ai tuoi sensi. Ora ascolta il tuo respiro: senti l'aria fresca attraversare il tuo naso, poi la bocca, fino a scendere giù nella gola; avverti il tuo torace che si muove con il ritmo del respiro; renditi conto se stai dando abbastanza spazio all'aria o se stai rimanendo compresso: se lasci che il torace si espanda per inspirare l'aria di cui hai bisogno o se invece limiti il suo movimento. Immagina ora di essere una farfalla. Permetti alla tua fantasia di svilupparsi liberamente. Di che colore sei? Cosa succede quando passi da un fiore all'altro? Quali sensazioni provi quando ti fermi sulle spine, sulle foglie, sui tronchi, sui fiori? Cosa è piacevole e cosa è spiacevole? Ascolta il tuo corpo e le sue reazioni spontanee. Ritorna in silenzio alla realtà e apri gli occhi. Qual è il messaggio di questo esercizio per la tua vita? Puoi dare un tuo feedback?».

5. Esercizi di *rilassamento*:
- Sono esercizi fisici che curano molto la respirazione.

6. L'esercizio della *fiducia*:
- Camminare bendato e guidato per un breve tratto del sentiero.
  Dagli *Appunti di viaggio e Note tecniche*:

In questo *outdoor setting*, siamo arrivati dal Passo Tre Croci e dopo circa tre ore di cammino in salita, ancora una volta, sulle sponde del lago Sorapiss. Il colore ceruleo del lago, la sua superficie apparentemente glaciale e immobile, in netto contrasto con il rapido movimento delle nubi più basse e il bianco colore delle sponde e delle rocce dolomitiche del gruppo del Sorapiss, rimangono uno dei più emozionanti scorci di ambiente alpino che abbia mai visto in Val Cadore. E ancora una volta sono contento come un "papà" di offrire questa meraviglia ai nostri pazienti. Negli ultimi 50 metri abbiamo loro proposto l'esercizio della fiducia: li bendiamo uno alla volta e con Antonietta li conduciamo per mano sul sentiero fino a che, "via la benda", "scolpiscono" nel cuore l'incanto alpino di questo luogo "conquistato" con fatica e sudore. L'atmosfera sembra avere un'acustica ovattata, come quando si parla sotto un soffitto a volta e si ascolta la propria voce avvolgente, dall'effetto sordo e dall'eco smorzato. Ricordo di aver scritto all'amica Simonetta una cartolina, descrivendo il colore delle acque del lago, con questa frase: "Se Dio avesse degli occhi, questi non potrebbero essere che del colore ceruleo delle acque del Sorapiss", tanto mi estasiò la bellezza di questo lago la prima volta che lo vidi.

7. L'esercizio *catartico*:
- Il momento dell'urlo[15]. Proponiamo ad ognuno di individuare una situazione o una persona della propria storia, che evoca sentimenti di rabbia o di paura, di buttare fuori l'urlo, simbolicamente inteso come un buttare fuori di sé il negativo che schiaccia, e recuperare il positivo che è rimasto sommerso. Questo esercizio aiuta il paziente a prendere contatto con la propria rabbia, considerata come energia, per sperimentarne la potenza, e poi pensare che è possibile canalizzarla per dei fini e dei progetti positivi.

La descrizione terapeutica che segue l'urlo, il "grido liberatorio", realizzato in uno degli *outdoor setting* residenziali sulle Dolomiti, è un'esemplificazione di quello che spieghiamo come "contatto" con le proprie emozioni ed esperienza "catartica".

---

[15] Le prime teorie di J. Breuer e di S. Freud (J. Breuer, S. Freud, *Studies in Hysteria*, London, Hogarth, 1936) e il lavoro di J.L. Moreno (J.L. Moreno, *Manuale di psicodramma. Il teatro come terapia*, vol. I, Roma, Astrolabio, 1987) sulla *catarsi* sostengono che, se il paziente può liberare la sua rabbia o la sua ostilità repressa, riacquisterà un senso di equilibrio e di reattività. Nella originaria concezione estetica aristotelica, per *catarsi* si intendeva la "purificazione" dalle passioni da parte del pubblico, presente alla rappresentazione delle tragedie, piuttosto che del protagonista. Nelle tragedie classiche, il pubblico si aspettava almeno un momento drammatico di grande spessore emotivo e gli scrittori teatrali, da Sofocle a Shakespeare e Miller, riuscirono a creare questi momenti senza fallire (R.J. Landy, *Drammaterapia, concetti, teorie e pratiche*, Roma, EUR, 1999).

Nel nostro caso, la *catarsi* è un atto creativo e riguarda sia il paziente, che viene portato ad essere in grado di esprimere le emozioni quando sono sufficientemente distinte da sé, sia i membri del gruppo che partecipano alla sua catarsi e che si identificano con la sua esperienza.

Dagli *Appunti di viaggio e Note tecniche: Marta e il grido liberatorio "voglio volare"*:

Era giunto il turno di Marta. Mi risuona ancora nella mente e nel cuore la frase liberatoria "voglio volareeee" urlata in piedi, a voce piena da Marta, a duemila metri di altitudine, sull'altura, con le dita delle mani tese ai lati della bocca, con il corpo esile e teso e il suo sguardo indirizzato all'orizzonte, a cercare il punto del "proprio abisso" tra la catena montuosa delle Tre Cime di Lavaredo, delle valli boschive e del lago di Misurina che si aprivano ai nostri occhi a oltre centottanta gradi di visuale. Eravamo immersi in un silenzio irreale, quasi "liturgico" e "sacro", con al fianco, seduti sul sentiero di montagna, gli altri dieci componenti del gruppo e Antonietta, co-terapeuta in questo *outdoor setting*.

Avevamo progettato quel momento terapeutico selezionando, tra gli innumerevoli sentieri che conoscevamo di quelle valli, quello che ci sembrava più opportuno, come percorribilità, come senso estetico, come possibilità di scegliere la postazione sulla roccia per "il grido liberatorio". Siamo arrivati a quel momento e la fatica delle oltre cinque ore di cammino tra sentieri e ferrate dal punto di partenza sembrava fosse stata magicamente riassorbita. Forse il tuffo o i piedi nudi, che avevamo immerso nelle fredde acque cerulee del lago alpino Sorapiss, al termine della camminata di andata, avevano rinfrancato parte della nostra fatica e attenuato il sudore della camminata di ritorno.

Ho invitato il gruppo a sedersi lungo il sentiero e a togliersi lo zaino dalle spalle; a non preoccuparsi all'idea che potevano passare altri escursionisti (e in quei quaranta minuti surreali non ne passò neppure uno), perché sarebbe stata una preoccupazione solo mia e di Antonietta, e a contemplare, invece, il panorama delle vette dolomitiche colorate a forti tinte contrastanti in quell'ora pomeridiana.

Anch'io, con loro, in piedi, cercavo di gustare lo spettacolo che "sapevo" essere incantevole, ma un po' di apprensione tendeva a deconcentrarmi, nel tentativo di dedicarmi terapeuticamente a loro, vera parte viva di quell'incanto surreale. Con le spalle rivolte alla roccia, percepivo il cielo come un panno di tenda setato celeste che, partendo dall'orizzonte e dispiegandosi *a soffitto a volta*, sovrastando le innumerevoli cime, le valli boschive verde scuro di abeti e le nostre persone, si ricongiungeva, in un qualche punto sopra di noi, nel versante verticale e roccioso della parete grigia alle nostre spalle.

Dopo aver scambiato alcuni suggerimenti e il da farsi con Antonietta, toccava a me prendere la parola per preparare e costruire quel momento delicato che poteva rimanere indimenticabile per ognuno di loro. Mentre comunicavo con il gruppo, avvertivo dentro di me quel poco di agitazione che conosco quando mi accingo a fare qualche cosa di importante per gli altri. Li ho invitati a cercare una posizione da seduti di maggiore equilibrio tra le rocce del sentiero. Ogni tanto sentivo l'odore dolciastro del pino mugo combinato con il sudore della camminata e con l'impressione che avevo dei loro volti, uno per uno, volti assorti, tesi, preoccupati, seri: alcuni sguardi intenti a cercare oltre l'orizzonte e altri rivolti a terra, a contemplare, magari, un sassolino. Osservavo le loro posture: alcuni erano seduti con le gambe ripiegate e la testa poggiata sulle braccia, altri con gli scarponi "piantati" a terra, in equilibrio sulle pietre sfalsate di diversa altezza, altri ancora con il busto piegato in avanti, il gomito sul ginocchio e la visiera del berretto stretta tra le mani.

Man mano che parlavo loro, mi rendevo conto che diventavano sempre più "monadi", isolati l'uno dall'altro; del gruppo era rimasta solo la denominazione per la loro vicinanza fisica, spaziale, ma la mente di ognuno era percettivamente dentro un processo personale di rivisitazione storica, che procedeva, probabilmente, per immagini ed emozioni. Mi rendevo conto che i loro sensi retrocedevano dal concentrarsi sull'ambiente e sullo spettacolo naturale, verso un ambiente più ostico e molto meno suggestivo: l'ambiente interno a sé. Osservando le loro persone ricordavo le loro storie, i frammenti di vita personale e, nel contempo, la globalità di una propria storia, la loro, e immaginavo quale potesse essere la parola o la frase che avrebbero individualmente, di lì a pochi minuti, gridato al mondo, dentro e fuori di loro, riprendendosi la libertà della volontà di vivere pienamente. La conoscenza degli obiettivi terapeutici che avevano definito individualmente con noi, davano il significato terapeutico a quello che stava succedendo. Era giunto il turno di Marta...

Vengono proposti anche *compiti fisici* che prevedono il superamento di qualche difficoltà, come l'*esposizione* ad uno stimolo fobico[16] per vincerne

[16] Nel campo delle strategie cognitivo-comportamentali, si utilizzano molte tecniche per il *trattamento dell'ansia*. Le strategie, cosiddette, di *riattribuzione comportamentale* producono un cambiamento cognitivo-comportamentale ottimale. Le tecniche vengono da noi applicate nella psicoterapia multisetting e, in particolare, nell'*outdoor setting*.

Nell'ambito di tali strategie si pratica la *tecnica dell'esposizione*, per la terapia dell'ansia, che consiste di due principali tipi di esposizione: 1) a stimoli di paura esterni e 2) a stimoli di paura interni. Tale metodo viene utilizzato principalmente per il cambiamento delle credenze, dei pensieri negativi automatici (NAT) e degli schemi cognitivi (A. WELLS, *Trattamento cognitivo dei disturbi d'ansia*, Milano, McGraw-Hill, 1999).

la paura. A tale scopo proponiamo l'attraversamento del Ponte Cristallo (30 metri), costituito da tavole di legno e funi di acciaio che congiunge due pareti verticali di roccia che, per quanto sia sicuro, rimane sospeso e traballante ai venti e al camminamento su un precipizio di centinaia di metri.

4.7.1. Intervento in crisi

Nelle esperienze di attività all'aperto possiamo trovarci anche di fronte a situazioni impreviste, ma che comunque vanno gestite.

Durante la psicoterapia *outdoor setting* è possibile che possa verificarsi un *intervento sulla crisi*: il compito degli psicoterapeuti è quello di aiutare il paziente a recuperare velocemente la padronanza di sé attraverso *tecniche di sostegno*. Con un intervento direttivo si può trasformare rapidamente, ad esempio, *l'attacco di panico* in un ritorno al funzionamento abituale.

Dagli *Appunti di viaggio e Note tecniche*:

> Scendendo a valle in ferrata, presso le cascate di Fanes, Marina era rimasta con entrambi i moschettoni dell'imbracatura agganciati al cavo d'acciaio, con il corpo raccolto e con il fianco sulla parete inclinata della ferrata e non aveva più nessuna intenzione di muoversi da lì. Aveva percorso solo 20 metri di ferrata sulla parete, rispetto ai 300 metri che completavano la nostra escursione.
>
> Richiamato dai componenti del gruppo che erano agganciati lungo il cavo tra me e lei, mi sono avvicinato risalendo e scavalcando i punti di ancoraggio degli altri per avvicinarmi a Marina. Mentre gli altri, su mia direttiva, continuavano la loro discesa in ferrata seguendo Antonietta, io cercavo di tranquillizzare Marina con il tono della voce, con lo sguardo e con la mia vicinanza fisica. L'ho trovata con le braccia piegate e tese e il volto rigato dalle lacrime. Dapprima ho provato a convincerla a lasciare quella postazione rigida per trovarne una più rilassata. Infatti una gamba era rimasta incastrata sotto il suo stesso peso e gli scarponi faticavano a trovare una cavità di appiglio nella roccia, rendendo ancora più rigida la presa delle mani al cavo. Ma mi gridava contro, poi, piagnucolando mi diceva "non ce la faccio, non ce la faccio" e, guardando in basso verso il letto del ruscello a un centinaio di metri di strapiombo, rinnovava il suo "Silvestro, non ce la faccio". Dopo diversi minuti in cui ho cercato di tranquillizzarla anche prospettando l'evenienza di tornare indietro solo con lei, ho restituito in positivo, in quella scomoda posizione per entrambi, il suo aver provato comunque a "mettersi in gioco" e aver piantato la sua "bandiera" sulla cima,

la “sua” cima: quel chiodo della ferrata nella roccia è stato il suo “punto di arrivo”. Si era comunque “messa in gioco” ed aveva conquistato la sua “cima”: quella è stata la sua personale conquista della “vetta”. Dicendole queste parole, sentivo di aver fatto il mio “dovere professionale” ma, ora da parte mia, rimaneva da elaborare interiormente un pensiero di “sconfitta” che in quei minuti mi interpellava. Le reazioni di Marina al mio “inutile” tentativo di convincerla a continuare la ferrata, mi imponevano un limite, il “mio” limite: accettare la “sconfitta” di non essere riuscito a farla proseguire con il gruppo, come invece ero riuscito in altre occasioni precedenti, significava accettare di percepirmi “non bravo”, come avrei voluto nel farle superare la crisi d’ansia e continuare la discesa nella gola della montagna. In quei minuti questi pensieri attraversavano la mia mente. Quando ho poi visto il suo volto tranquillo e rilassato per le parole di fiducia e di incoraggiamento che le avevo comunicato e, soprattutto, per la sua decisione condivisa di tornare indietro io e lei, ho sentito anch’io una pace interna per l’accettazione del mio “limite”: questa era stata la “mia cima”, a quel chiodo ho piantato la mia bandiera del “ridimensionamento”.

L’esperienza riportata nel brano precedente è stata motivo di riflessione nel *debriefing* serale di gruppo. Nel paragrafo sul *debriefing* presento alcune riflessioni sull’esperienza avuta con Marina.

4.8. Le attività al chiuso

Sotto questa voce riportiamo principalmente due esperienze: i *momenti terapeutici di gruppo*, per i quali vale quanto si è riportato nelle diverse parti del presente lavoro, e la *serata artistica*.

La *serata artistica* è un momento espressivo e creativo richiesto fin dal momento della lettera di invito all’*outdoor setting*:

> […] Tutti noi, nessuno escluso, avremo modo di vivere la nostra serata artistica, per cui siete invitati a preparare qualcosa di espressivo che vi appartiene (poesia, canzone, danza, recitazione di un brano, ecc.) di vostra composizione o di altri autori, ma che ha un senso profondo per la vostra vita. Verrà con noi il Tecnico Audio e sarà a vostra disposizione anche la strumentazione di una chitarra, una tastiera, un amplificatore, un microfono, un computer e un proiettore LCD. Contattateci per le vostre proposte, in modo da organizzare al meglio la scaletta della serata […].

La creazione di uno "spazio di gioco" si ricollega alla nozione di *spazio transizionale* di Winnicott[17], ossia, a quell'area intermedia tra realtà esterna e mondo interno che è alla base della creatività e del pensiero simbolico. Nello spazio e nel tempo della psicoterapia *outdoor setting*, la proposta della serata artistica, promossa da noi psicoterapeuti, consente ai partecipanti del gruppo di passare dal piano della realtà a quello delle rappresentazioni, delle fantasie e del sogno, in un clima di sicurezza e di accettazione.

4.8.1. La serata artistica

Attraverso la serata artistica si vuole proporre un gioco educativo, un'educazione *estetica*, dove il "Bambino Libero" e creativo possa avere il suo spazio.

Dalla trascrizione della videoregistrazione relativa alla presentazione, improvvisata da Antonietta, della serata artistica proposta all'*outdoor setting* in Val Cadore, dopo una giornata di ferrata in alta quota, si può avere un'idea del clima sereno che si viene a creare:

> Antonietta: (*In piedi, sul palco e con il microfono in mano, accompagnata da un sottofondo solo musicale della canzone* Il mio canto libero): «Vi abbiamo accennato che questa sera avremmo vissuto una serata artistica; in realtà, il protagonista di questa serata sarà il vostro "Bambino Libero", il nostro "Bambino Libero". Non è cosa da poco mettersi in gioco, non ne siamo abituati. Silvestro vi diceva oggi che i ruoli sono importanti, come no, ognuno di noi ricopre diversi ruoli: in famiglia, sul lavoro, all'università, tra le persone, ma quello che è importante è che il ruolo non faccia perdere di vista la persona. Con Silvestro, prima, ci confrontavamo e ci chiedevamo "Come ci vedranno dall'esperienza di questo outdoor? Ci vedranno 'camaleontici' (*ride*)... in realtà, siamo un po' così» (*pausa*).
>
> Silvestro: (*seduto su un lato del palco*): "Parla per te!" (*ride e ridono alla battuta*).
>
> Antonietta: (*sorridendo*): «Nel senso che, se mi permettete, ve ne parlo due minuti in termini teorici: quello che facciamo stasera è ciò che, in Analisi Transazionale si chiama "transazione di permesso", cioè si investe su tutti e tre gli stati dell'Io: il Bambino crea, l'Adulto si diverte e il Genitore approva e si compiace. È il massimo. Penso che non potrei fare il mio la-

[17] D.W. Winnicott, *La famiglia e lo sviluppo dell'individuo*, cit.

voro se non credessi nell'uomo. Qualcuno afferma che ci sono "vincitori" e "perdenti". Io non credo che ci siano vincitori e perdenti, ma credo che ci siano persone che hanno avuto la possibilità, nella propria storia, perché è stata una storia felice e serena, di darsi tutti i "permessi" per poter vivere in maniera "funzionale", per poter tirare fuori le proprie energie e altre persone, invece, che per la storia e le situazioni, non hanno avuto queste possibilità. Noi affermiamo che ogni persona ha almeno un'altra possibilità ed è per questo che scegliamo di fare questo lavoro. Stasera siamo qui, dove non ci sono né vincitori né perdenti, ma persone bellissime che hanno bisogno di scoprirsi, hanno bisogno di tirar fuori il coraggio di scoprirsi. Le paure? Io ho avuto tante volte paura. Ho tantissime paure. Alcune riesco a smontarle» (*pausa*).

Silvestro: «Le tue paure di oggi?».

Antonietta: «La mia paura di oggi è stato il freddo. Ad un certo punto della ferrata non sentivo proprio più le punte delle dita e volevo ritornare indietro. Ho poi altre paure: la paura di essere debole. Siamo abituati che dobbiamo essere forti. Non ci si può permettere di essere debole. Perché no? Chi lo dice? Importante è conoscere la propria debolezza, il limite (*breve pausa*). Il limite può diventare una risorsa, l'importante è conoscere i nostri limiti. Io non ho una bella voce, però mi piace cantare; non ho fatto una scuola di danza, però mi piace ballare. Mi possono prendere in giro? Che importa? Io mi diverto. Questo non è stato facile per me, c'è stato un percorso. Una serie di conquiste: ce n'è voluto per tirar fuori il mio "Bambino Libero"!»

Silvestro: (*ridendo*): «Se non ci fossi stato io...» (*tutti ridono*).

Antonietta: (*ridendo*): «È vero ... (*pausa*). Allora, siamo tutti invitati a fare qualcosa stasera. Io ho pensato di iniziare così, con un piccolo assaggio della mia terra, la Calabria. Procediamo in questa maniera: su un ritmo calabrese e con delle frasi calabresi molto semplici che adesso vi insegno, così le cantiamo tutti insieme, Silvestro vi chiamerà per nome e uno alla volta voi venite sul palco e vi inventate una presentazione insieme con me. Adesso Silvestro comincia con me, dirà il nome della persona, la prima sono io e poi dice "*a vinduv'è*" che significa "la vedi dov'è". Invece, per i ragazzi dice "*u vinduv'è*" che significa "lo vedi dov'è". Nel momento in cui Silvestro ci accompagna con quel ritmo alla chitarra e chiama, la persona sale sul palco e fa un piccolo passo di ballo con me, una tarantella, saluta il gruppo e poi ritorna al suo posto».

Dagli *Appunti di viaggio e Note tecniche*:

Alla performance di Antonietta, quella sera, seguirono altre espressioni artistiche: poesie, canti, un canto lirico, barzellette, la mostra di una composizione floreale di perline sul legno, la proclamazione di un passo della Bibbia e, infine, un "artistico" dolce tiramisù, preparato nel tardo pomeriggio da Alessia e Bruna.

Sono seguite canzoni libere, dopo la scaletta della serata artistica, fino a tarda notte in un clima sereno e disteso. Poi, tutti a dormire.

4.8.1.1. Le espressioni artistiche: prodotti di valore etico ed estetico

Nelle serate artistiche dei nostri *outdoor setting* alcuni membri del gruppo si intimoriscono all' idea di potersi esprimere e di sentirsi "valutati" dagli altri, in particolare coloro che hanno fobia sociale, Disturbo di Personalità Evitante, Schizoide[18] o Organizzazioni Cognitive di Significato di tipo DAP[19]. E parte proprio da questo timore il nostro invito a "superarsi" e ad accettare la sfida con se stessi: "mettersi in gioco" nel "cerchio creativo".

Con una poesia di sua composizione si era espresso Lucio G., di 23 anni, ragazzo timido ed introverso, quanto geniale e sensibile. La poesia di un amore segreto adolescenziale:

Così la polvere dannata
oro purissimo divenne,
dai superbi bagliori.
Solo adesso ho compreso
d'essere un cuore palpitante
sotto l'esigua volta del cielo.

Ricordo,
un petalo leggiadro e ardente
mi accarezza l'anima.
E non conobbi mai il suo nome.

Cirrum agnosce meum, redeam tibi munere gratus
ut miserae longo post tempore grata sorori
illa fuisse ferunt dulcis vestigia fratris.

---

[18] American Psychiatric Association, *Manuale Diagnostico e Statistico dei Disturbi Mentali* (DSM-IV-TR), cit.

[19] V.F. Guidano, *Il sé nel suo divenire*, cit.

Riconosci il mio ricciolo,
possa io tornare a te gradito per il dono
come dicono gradite alla sorella,
dopo lungo tempo,
furono le tracce
care del fratello.

La recitazione della sua stessa poesia era condotta con voce timida, ma conoscendo la sua storia personale, era l'espressione di una "vittoria", la sua, come anche la nostra, di psicoterapeuti.

Con l'esperienza, abbiamo visto che la possibilità di *dividerli in gruppi,* per mettere a punto la loro espressione creativa, è risultata vantaggiosa rispetto ai timori valutativi. Come si può immaginare, le espressioni artistiche realizzate hanno sempre toccato, in un modo o nell'altro, le nostre corde di commozione, soprattutto quelle di alcuni di loro, veri doni in lotta per un riscatto dalla vita spesso avara, ma si sa, questa è storia da assumere e superare.

Nell'*outdoor setting* dell'anno successivo, sempre Lucio G., dopo alcune settimane dal ritorno, nel *debriefing a distanza*, dedica a noi psicoterapeuti una poesia da lui composta, accompagnata dal suo stesso commento, che propongo per intero:

DEDICATA A VOI[20]

Non lascerò dispersi
i vostri passi,
trepidi fra le ombre
avare del dolore.

Rendete al Sole
le anime splendenti
e ai venti, alle tempeste
gridate i vostri nomi,

saprebbe il mare
della tua voce
e i flutti umidi di stelle,

---

[20] La poesia *Dedicata a voi* è dedicata a Silvestro Paluzzi e Antonietta Tropea da Lucio G.

se lo volessi
e fosse tuo il coraggio.

E una scintilla
di lacrime versavo
nel buio del mio cuore.

Per il tuo dono,
per le parole amiche,
ch'io possa nascere di nuovo
né più solerte alla salvezza voli
l'artefice che l'ala
sottrasse lieve a quel sentiero ambiguo,
al tuono orrendo della Bestia,
lontano
fra le cangianti nudità del Cielo.

Io credo che la vera poesia consista nel creare l'immagine delle proprie emozioni, dare ad esse una forma. Significa richiamare un magma dal profondo della nostra essenza e poi modellarlo mentre è ancora caldo. Tuttavia dare forma alle proprie emozioni non è semplice: bisogna, infatti, vuotare il sacco fino all'ultimo granello del nostro sentire, avere il coraggio di manifestare veramente tutto quello che è contenuto in noi.

I sentimenti sono vari: gioia, dolore, tristezza, odio, amore, rabbia, serenità. Dal modo in cui noi li rappresentiamo, gli altri, quelli che leggono, provano a loro volta altri sentimenti ed emozioni. Si costituisce così un legame in cui, alle nostre emozioni, si aggiungono in risposta quelle degli altri. Ma l'interpretazione rimarrà sempre del singolo. Io non posso commentare me stesso né indicare l'interpretazione-emozione più corretta che voi dovrete sentire. Posso solo continuare a dare forma, in queste righe, a quello che da tempo ho già avvertito in qualche angolo del mio cuore.

Le prime tre strofe rappresentano la trasposizione poetica delle vostre parole, delle esortazioni da voi fatte ad ognuno di noi. Ho riflettuto sulle esperienze di questi anni, dalle prime fino alle ultime. Così nei primi versi ho sottolineato la vostra funzione di guida, l'atto di raccogliere i passi dispersi di chi si rivolge a voi in cerca di un sostegno. I passi sono trepidi, timorosi perché trattenuti fra le ombre di un male che non li lascia andare lungo il percorso della vita. Le ombre di questo male sono avare, avide nell'opprimere continuamente chi soffre.

Successivamente però l'ombra scompare nella luce di quel sole verso il quale ci esortate a rivolgere le nostre anime. Il sole è il sole della speranza, della fiducia, è la luce di chi crede nelle proprie capacità. Le anime le ho definite splendenti perché create appositamente per brillare alla luce del sole. Non credo siano corpi oscuri, ma, si può dire, sono nate per essere illuminate.

Il grido, che riprende quello del gruppo M.A.C.R.O., è forse l'affermazione del proprio io, il nome non indica solo la persona, ma ne racchiude l'identità. L'io si afferma di fronte al mondo, i venti e le tempeste rappresentano le nostre paure, sono l'immensa realtà che ci circonda, quella che spesso temiamo di affrontare.

Il mare, sordo ed indifferente, conoscerebbe così la nostra voce, in grado di vincere il rumore continuo della risacca. Nei flutti umidi di stelle vedo la notte che si riflette sopra le onde. Il cielo notturno si specchia nel mare ed ascolta anch'esso, nel suo silenzio e nella sua vastità, la nostra voce. Ma questo può avvenire solo se troviamo la volontà e il coraggio di gridare, di affermare quello che sentiamo e che siamo.

Le vostre parole hanno comunque lasciato un segno. Pensando ad esse si versa una lacrima che è come una scintilla. La sua breve luce illumina un cuore che è rimasto a lungo nell'oscurità. La scintilla è una consapevolezza, ma breve perché ancora non del tutto realizzata e confermata.

La parte finale è un ringraziamento. In quest'ultima strofa ho ripreso il concetto di rinascita. La rinascita, come anche la libertà, è strettamente legata al nostro volere. Tale riflessione mi ha evocato l'immagine di Dedalo, il mitico artefice della propria salvezza. La fuga dal Labirinto, il sentiero ambiguo, e dal mostro in esso relegato, il Minotauro, la Bestia, è frutto delle proprie capacità. È Dedalo che costruisce le sue ali, quelle che lo sollevano infine verso l'alto. Debbo confessare che gli ultimi due versi già esistevano, li avevo composti in precedenza, in un momento di profonda inquietudine, nella volontà di evadere. Anche da soli riuscivano ad esprimere il loro concetto, ma li ho aggiunti al resto della poesia per rendere ancora più forte l'idea che avevo in mente.

Le cangianti nudità del cielo non sono altro che le nuvole, il loro continuo mutare, e gli spazi fra le nuvole in cui è possibile scorgere la purezza e la libertà del cielo stesso. Il Cielo poi, con la maiuscola, rappresenta tutto, la meta finale. Si è partiti dalla terra e dalle ombre per arrivare al Cielo e alla luce. Il Cielo, penso, è tutto quello che mi manca, quello che è distante e che voglio raggiungere. Non so dire se vi riuscirò, ma, sicuramente, con il vostro aiuto la distanza si è fatta più breve.

La psicoterapia *outdoor setting* è l'opportunità di avvicinarsi ad incontrare se stessi attraverso le azioni, il coinvolgimento emotivo, ma anche le parole, i versi, le rime, i sentimenti e le speranze, espresse con il canto e la poesia.

Nella serata artistica, sia l'eterogeneità dei gruppi che l'unicità dell'esperienza vissuta, rendono irripetibile l'esperienza emotiva e difficile la stessa narrazione. Un patrimonio creativo che rimarrà nella mente e nel cuore dei partecipanti.

Tutti i prodotti di valore artistico e creativo vengono messi in moto dagli strumenti psicoterapeutici che il *setting esteso multifocale* sollecita e che, nell'esperienza residenziale dell'*outdoor setting,* emergono e vengono condivisi.

4.9. L'alleanza terapeutica

Ogni attività della psicoterapia *outdoor setting*, all'aperto o al chiuso, è resa possibile solo grazie all'*alleanza terapeutica* con i nostri pazienti.

"Alleanza terapeutica" (*therapeutic alliance*), "alleanza di lavoro" (*working alliance*), "alleanza d'aiuto" (*helping alliance*) sono le formule più usate in letteratura per indicare la *dimensione interattiva tra psicoterapeuta e paziente*.

Tali denominazioni sono riferite alla capacità di entrambi di sviluppare una relazione basata sulla fiducia e la collaborazione, al fine di affrontare le difficoltà del paziente.

Al di là delle differenti prospettive di base, i modelli di alleanza terapeutica delle attuali terapie cognitive hanno molti punti in comune con la prospettiva *psicodinamica.* In questo paragrafo richiamiamo le principali posizioni e informazioni sul ruolo dell'alleanza terapeutica e come essa sia un potente *fattore di cambiamento* da impiegare strategicamente nell'*outdoor setting.*

Per Giusti[21], l'alleanza terapeutica è «un legame emozionale basato sulla fiducia che rinforza il sentimento di responsabilità condivisa».

Safran e Muran[22], sostenitori dell'*alleanza terapeutica* come "processo di negoziazione intersoggettiva", affermano che *l'esperienza relaziona-*

---

[21] E. Giusti, *Psicoterapie: denominatori comuni*, Milano, Franco Angeli, 1997, p. 40.

[22] J.D. Safran, J.C. Muran (a cura di), *L'alleanza in psicoterapia a breve termine*, Roma, ASPIC Edizioni Scientifiche, 2001; Id., *Negotiating the Therapeutic Alliance: a Relational Treatment Guide*, New York, Guildford, 2000.

le costruttiva con il terapeuta sia una delle variabili più importanti nel *processo di cambiamento:* l'alleanza terapeutica non è solo un prerequisito per il cambiamento, bensì l'essenza stessa del cambiamento. Le citate ricerche di Safran e Muran nascono nel contesto della "terapia interpersonale", ma trovano ben presto applicazione sia nell'ambito delle terapie cognitive sia delle terapie dinamiche di taglio relazionale[23].

Nell'*outdoor setting*, ci si trova spesso in condizioni particolarmente coinvolgenti sul piano delle emozioni e delle situazioni di *problem solving*, in particolare, quando si deve affrontare una lunga escursione tra ponti di legno sospesi tra pareti a strapiombo, passaggi difficili in ferrata, fessure[24], camini[25], cenge[26], creste[27] o diedri[28]. In queste occasioni, il paziente vive a stretto contatto con gli psicoterapeuti delle nuove *esperienze* "benefiche" che giocano un ruolo importante nel determinare il cambiamento terapeutico. Ciò che permette tale cambiamento è la possibilità del terapeuta di fornire al paziente, sia *in diretta,* durante le attività in ambiente naturale, che nella *riflessione metacognitiva* successiva all'esperienza agita, una più adeguata visione della realtà, attraverso quella che Alexander[29] chiamerebbe "esperienza emotiva correttiva". Gli psicoterapeuti si comportano in quelle circostanze in modo diverso dal "genitore patogeno", anzi utilizzano se stessi come modello di realtà: essi si comportano, nella comunicazione verbale e non verbale, come "guastatori" delle illusioni, ansie e fobie del paziente facendolo "incontrare" con una nuova esperienza "realista" e, con straordinaria sorpresa di tutti, indurlo "perfino" a superarla.

Il paziente, nelle sue fobie, ha spesso una "visione distorta" della realtà: compito del terapeuta è mostrargli, attraverso l'azione, la discrepanza tra quello che sperimenta e quello che sono i suoi pensieri a contenuto fobico.

---

[23] V. Lingiardi, *L'alleanza terapeutica. Teoria, clinica, ricerca*, cit., pp. 9-63.

[24] La "fessura" è una fenditura presente in una parete rocciosa. Non sempre sono verticali e a volte risultano ampie da contenere il corpo di una persona.

[25] Il "camino" è una stretta fessura tra due pareti rocciose anche verticali. La forma suggerita dalla fessura richiama alla mente la forma dei camini delle case.

[26] La "cengia" è un sottile terrazzo orizzontale che interrompe una parete rocciosa. Diverse ferrate sfruttano volutamente sottili cenge per la progressione, presentando una forte esposizione sul sottostante baratro, ma un impegno tecnico limitato con le funi metalliche che fungono unicamente da corrimano.

[27] La "cresta" è la linea che divide due pareti montuose, separando talvolta le vallate. Può essere rocciosa o prativa, può essere più o meno larga.

[28] Il "diedro" è costituito da due pareti rocciose che si uniscono a formare un angolo più o meno aperto.

[29] F. Alexander, *Psychoanalysis and Psychotherapy*, New York, Norton, 1956 (cit. in V. Lingiardi, *op. cit.*, p. 35).

Nell'affrontare delle situazioni di impegno psicofisico, come una ferrata in cresta o una scalata in cima, il terapeuta non può esimersi dall'assumere atteggiamenti fondamentali di fiducia, rispetto e accettazione calorosa nei confronti del paziente: il terapeuta deve continuare ad essere quello che realmente è, in quel contesto particolare, ed essere disposto, se necessario ed opportuno, a comunicare i suoi stati d'animo che emergono alla coscienza in quei momenti della relazione.

Se nella relazione il terapeuta non è una persona autentica, afferma C. Rogers[30], non è possibile alcun incontro interpersonale. In sintesi, *genuinità* e *autenticità* sono considerati gli aspetti più importanti dell'atteggiamento del terapeuta, per porsi al paziente come "base sicura"[31].

Nell'*outdoor setting*, data la brevità temporale dell'esperienza (da 3 a 7 giorni), vi è la necessità di individuare una "terapia su misura". L'esperienza ci ha mostrato che tale "terapia su misura" deve favorire un processo di crescita nel paziente, basato più sull'esperienza del terapeuta che sull'applicazione di tecniche e di principi, utilizzando "l'alleanza terapeutica" con lui e in funzione dei suoi cambiamenti contrattati.

Il *Focus* della psicoterapia *outdoor setting* è *temporalmente circoscritto* alla residenzialità di quei giorni, ma è anche un "punto dinamico" sull'asse del *setting esteso multifocale*, comprendente gli altri due Focus (individuale e di gruppo) del percorso terapeutico. Alcuni problemi relativi al sintomo, alle difficoltà, alle "tensioni" sociali (rifiuto, conflitto, ansia sociale) possono influire notevolmente su alcuni partecipanti a questa esperienza residenziale.

Mutuando da Safran e Muran[32] alcuni loro principi, sul rendere efficace una psicoterapia breve, indichiamo alcune *linee guida* che possono essere di ausilio nella fase di progettazione dell'*outdoor setting terapia*:

a. *selezionare* adeguatamente i pazienti;
b. facilitare lo sviluppo della componente di legame dell'*alleanza terapeutica*, comunicando calore, rispetto e interesse genuino;
c. stabilire *obiettivi realistici*;
d. stabilire e mantenere un *Focus terapeutico*;
e. mantenere un *equilibrio* tra attività e metariflessione;
f. individuare e trattare fin dall'inizio le *rotture* nell'alleanza;

---

[30] C. Rogers, *La terapia centrata-sul-cliente*, Firenze, Martinelli, 1970, p. 88.

[31] J.E. Bowlby, *Una base sicura. Applicazioni cliniche della teoria dell'attaccamento*, cit.

[32] J.D. Safran, J.C. Muran (a cura di), *L'alleanza in psicoterapia a breve termine*, cit.

g. essere consapevoli dell'esistenza di *alleanze multiple* all'interno di uno stesso sistema;
h. preparare i pazienti al *termine dell'esperienza* ed esplorare il significato che tale conclusione ha per loro.

Tra i diversi autori, che hanno studiato il ruolo dell'*alleanza terapeutica*, i cognitivisti Guidano e Liotti[33] propongono un approccio che rivaluta il ruolo della relazione come *elemento determinante* e non come semplice cornice di intervento, basato esclusivamente sulle procedure tecniche. La relazione terapeutica viene da loro considerata «un rapporto reale nella vita del paziente [...], l'elemento che più di ogni altro influisce sull'efficacia e sull'incisività dell'intervento terapeutico».

Altri terapeuti cognitivisti sottolineano che i processi interpersonali e il clima relazionale favorevole sono i fattori che consentono un incremento della complessità cognitiva del paziente. Per Beck[34], la *collaborazione paritetica* tra terapeuta e paziente è lo *sforzo congiunto* per affrontare il problema. L'accordo sulle mete da raggiungere e la collaborazione su come raggiungerle costituisce una componente fondamentale dell'alleanza terapeutica.

Anche per Liotti[35], il raggiungimento degli *obiettivi terapeutici* può avvenire solo mediante un rapporto basato sulla *collaborazione e pariteticità*. Egli sostiene che nel corso della relazione terapeutica possono attivarsi tutti e cinque i sistemi motivazionali interpersonali: attaccamento, agonismo, accudimento, sesso, cooperazione[36], ma solo il sistema paritetico-collaborativo permette una relazione terapeutica più proficua per il paziente. Il terapeuta funge da "base sicura" e offre al paziente, soprattutto nelle *fasi iniziali del trattamento*, un'esperienza di *attaccamento* quale spesso non ha avuto nella sua storia infantile.

Nella psicoterapia *outdoor setting*, affrontando diverse situazioni ambientalistiche limite, il *cambiamento terapeutico* è la risultante di un *insight cognitivo* sui "Modelli Operativi Interni"[37] disadattivi e *l'interioriz-*

---

33 V.F. Guidano, G. Liotti, *Elementi di psicoterapia comportamentale*, cit., pp. 112-114.

34 A.T. Beck, *Principi di terapia cognitiva*, Roma, Astrolabio, 1984.

35 G. Liotti, *La dimensione interpersonale della coscienza,* Roma, NIS, 1994.

36 G. Liotti, *La dimensione interpersonale della coscienza,* cit.; Id., *Le opere della coscienza. Psicopatologia e psicoterapia nella prospettiva cognitivo-evoluzionista*, Milano, Raffaello Cortina, 2001.

37 J.E. Bowlby ha formulato l'ipotesi che il bambino costruisca, come apprendimento delle esperienze di relazione con le figure di attaccamento principali, dei "modelli operativi interni" di sé e di ciascuna figura di attaccamento. Ogni modello operativo interno,

zazione di un'esperienza interpersonale correttiva, associata ad una forte alleanza terapeutica: è grazie a questo processo che l'alleanza terapeutica funziona come diretto agente di cambiamento.

4.10. La rielaborazione

In linea con il significato attribuito all'acronimo M.A.C.R.O., in molti momenti dell'*outdoor setting* vengono esaminati i comportamenti, le decisioni e le reazioni agite durante le attività all'aperto, che riguardano sia il singolo paziente, che alcuni di loro o il gruppo nella sua interezza.

Gli psicoterapeuti chiedono ai pazienti di riportare le sensazioni, le emozioni, le proprie percezioni e i pensieri nel *qui ed ora*; a volte tale richiesta viene realizzata subito dopo un'esperienza, a volte sullo stesso terreno utilizzato per lo svolgimento dell'esercizio (*debriefing immediato*), altre volte a distanza relativa di tempo per dare l'opportunità di maturare, nell'autovalutazione, l'esperienza vissuta (*debriefing a distanza*). Inoltre, quando il tipo di attività svolta lo permette, i pazienti vengono stimolati a pensare ai possibili *trasferimenti delle metafore alla loro vita quotidiana.*

4.10.1. Il debriefing

Nello specifico della psicoterapia *outdoor setting*, l'*attività metariflessiva,* dopo l'esperienza particolare, prende il nome di *debriefing*. È sostanzialmente la "lettura" di quello che è avvenuto dopo ogni esercizio o attività.

Distinguiamo un *debriefing*:

1) *immediato*: a chiusura di alcune sessioni di lavoro;
2) *serale*: dopo cena, su moduli di lavoro progettati per la serata o come feedback di attività del giorno;
3) *finale*: a conclusione dell'*outdoor setting*, nell'ultimo giorno prima della partenza;

---

rappresentazione del rapporto sé-altro, è composto da strutture mnestiche che riflettono sia le esperienze soggettive del bambino durante le interazioni interpersonali con le figure di attaccamento sia le azioni-reazioni della figura di attaccamento durante tali episodi. Queste strutture di memoria costituiscono il supporto per l'elaborazione di aspettative su come la figura di attaccamento risponderà in futuro alle richieste di attaccamento del bambino. I modelli operativi che si saranno formati nei primi anni di vita potranno essere poi confermati da successive esperienze di relazione interpersonale se queste si svolgeranno con modalità analoghe a quelle originarie e/o ricercate attivamente per averne conferma (J.E. Bowlby, *Costruzione e rottura dei legami affettivi*, Milano, Raffaello Cortina, 1986).

4) *a distanza*: in sede, a distanza di qualche settimana o mese dall'*outdoor setting*.

Nel *debriefing*, attraverso le sei operazioni berniane (interrogazione, specificazione, confronto, spiegazione, illustrazione e conferma) si portano i componenti a diventare consapevoli del modo in cui le convinzioni personali hanno determinato i loro comportamenti. Le nuove "alternative" comportamentali, attraverso un'integrazione cognitiva e affettiva, li inducono a ri-osservare le proprie convinzioni copionali.

In termini A.T., si cerca di:

a) Energizzare l'A dei componenti del gruppo conducendoli alla consapevolezza di quali comportamenti potevano agire e non hanno agito. Si possono usare le seguenti domande tipo:
   1. dovendo ripetere l'attività quali azioni cambieresti;
   2. quali comportamenti agiti sono stati funzionali alla meta;
   3. in che momento sono stati agiti.
b) Per ampliare la consapevolezza delle relazioni interpersonali nel gruppo:
   4. come sono andate le relazioni nel gruppo;
   5. ci sono stati sottogruppi, alleanze, esclusioni, autoesclusioni;
   6. cosa ho fatto per facilitare la relazione con gli altri;
   7. cosa ho fatto per mettermi a mio agio;
   8. con chi mi sono trovato meglio;
   9. con chi avrei voluto relazionarmi meglio;
   10. nella vita quotidiana quali strategie relazionali uso analoghe o diverse da quelle agite nell'outdoor.
c) Sviluppare nell'A il ricordo dell'esperienza in funzione di un'attualizzazione nella vita quotidiana:
   11. quali sono state le emozioni prevalenti nei diversi contesti di attività;
   12. quali erano i pensieri associati a quelle emozioni;
   13. quali emozioni, vissute nelle attività di outdoor, sono simili a quelle presenti nella vita quotidiana.

Con riferimento al *debriefing* (*immediato* e *serale*), riportiamo, a titolo esemplificativo il caso di Marina (v. il paragrafo 4.7.1. "Intervento in crisi").

4.10.2. L'immersione graduata in vivo e debriefing finale

Nei confronti di Marina avevamo progettato, per la psicoterapia *outdoor setting, l'immersione graduata in vivo nella situazione ansiogena*: la tecnica è basata sul principio dell'estinzione dell'ansia.

Avevamo costruito per Marina una gerarchia di situazioni ansiogene da affrontare in questo *outdoor setting*: tale gerarchia prevedeva il passaggio da situazioni meno ansiogene a quelle più ansiogene, in cui lo psicoterapeuta accompagnava la persona a rimanere *in esposizione* fintantoché l'ansia non tendesse a diminuire.

Tale procedura implica una leggera "forzatura" del paziente ad affrontare situazioni gradualmente più ansiogene e una "direttività" da parte dello psicoterapeuta, che pur con il consenso della paziente, stabilisce di volta in volta quale dovrà essere il compito che dovrà eseguire.

Probabilmente il nostro errore con Marina è stato quello di non aver lasciato che la paziente decidesse quale situazione voleva provare ad affrontare nell'escursione alle cascate di Fanes, magari facendo con lei un giro di *perlustrazione visiva*, dall'altro scorcio panoramico della gola.

Rivalutando l'esperienza, in quella ferrata, per Marina l'obiettivo non doveva essere il *compimento completo* dell'itinerario fino a valle, ossia il raggiungimento del *compito fino in fondo*, come per gli altri componenti del gruppo, ma che riuscisse a *costruirsi la situazione come né auto- né etero-costrittiva,* e quindi che si sentisse capace di porsi *di fronte alle proprie decisioni in completa libertà*, stabilendo chiodo per chiodo, metro per metro, se era opportuno o meno, in rapporto alle proprie *sensazioni interne* (che provava nella situazione specifica), rimanere agganciata e proseguire oppure fermarsi. Il *dialogo interno* doveva essere: «me la sento di scendere ancora un metro o preferisco fermarmi anche se l'obiettivo "teorico" di arrivare a valle non è stato raggiunto? Non esiste nessuna ragione per cui io mi debba imporre di andare necessariamente avanti». Se la decisione è quella di continuare, questa decisione va di nuovo effettuata al termine del metro successivo; se, invece, la decisione è quella di fermarsi si aprono diverse possibilità che richiedono ulteriori scelte: attendere per un po' di tempo, ferma al chiodo, per valutare se l'ansia tende a diminuire e, quindi, se "me la sento di proseguire" oppure "tornare indietro" oppure "grido di venirmi ad aiutare".

In altre situazioni di *outdoor setting*, siamo riusciti a realizzare più puntualmente le strategie sopra menzionate, ottenendone risultati soddisfacenti.

Ritornando al caso di Marina, se *oggettivamente* è fallito il tentativo di terminare la ferrata insieme al gruppo (riferimento *esterno*), è invece avvenuto *soggettivamente* uno spostamento positivo sull'*autonomia* del *processo decisionale* e sulla congruenza tra ciò "che sento" e ciò che "decido di fare" (riferimento *interno*).

Marina ci darà testimonianza nel *debriefing finale* che, nonostante la situazione di panico iniziale, dopo l'arrivo accanto a lei dello psicoterapeuta, si è sentita molto più libera di decidere quello che voleva fare, soprattutto si è sentita *riconosciuta* e *creduta* nella sua paura del momento dallo psicoterapeuta, che non "rideva di lei".

L'obiettivo progettato per Marina in questa psicoterapia *outdoor setting* era di facilitare in lei la *costruzione di sé* come "persona capace di affrontare situazioni che precedentemente venivano evitate a priori", di iniziare a farle costruire esperienze di vita in termini di "possibilità di scegliere" e non di "costrizione" e di spingerla, inoltre, a porre "attenzione alle proprie sensazioni interne" per utilizzarle nel processo decisionale.

Nella serata artistica, due giorni dopo la ferrata, Marina ha cantato un brano musicale *soul* inglese, su base musicale, che ha commosso tutti i partecipanti al gruppo, sia per la straordinaria capacità canora e sia per la tenerezza che suscitava, soprattutto dopo che tutti avevano condiviso precedentemente l'esperienza della sua difficoltà in ferrata. Anche quell'esibizione, a due giorni dalla ferrata "critica" per lei, fu una "vetta" che non credeva di poter raggiungere.

4.10.3. Riflessione sugli obiettivi nel debriefing a distanza

Con riferimento al *debriefing* del quarto punto (*a distanza*), invitiamo i pazienti a trascrivere su un blocco notes le riflessioni e le considerazioni personali sulla base di una traccia di temi-stimolo proposti, e altre riflessioni libere, che ognuno di loro ritiene opportuno condividere in una sessione di terapia di gruppo dedicata a questo scopo.

I temi-stimolo proposti si riferiscono alle aree che abbiamo inteso attivare in fase progettuale, per permettere il cambiamento nella consapevolezza di sé e delle proprie capacità relazionali.

Riprendiamo per punti, anche se diversamente ordinati, quanto abbiamo citato nei paragrafi precedenti a proposito degli "obiettivi", riportando di seguito le considerazioni che i nostri componenti di un *outdoor setting* di alta montagna hanno trascritto a testimonianza di questa loro esperienza (*debriefing a distanza*):

a) attivazione di *nuove energie individuali* per i propri progetti di cambiamento personali:

Nel corso di questa esperienza ho trovato esattamente quello che cercavo e molto di più. In termini di energie ho trovato la forza necessaria per affrontare i giorni immediatamente successivi all'outdoor che mi hanno vista da subito faccia a faccia con i problemi familiari. Mettendo a posto la valigia e gli scarponi da trekking mi sono resa conto che ero riuscita con quel peso addosso e un abbigliamento altrettanto pesante a trovare energie per camminare e scalare una montagna. Mi sono chiesta da dove venissero quelle energie e se anche adesso potessi affidarmi a loro per difficoltà diverse...

Serena

Certamente questa esperienza mi ha suggerito un cambiamento. Quando si torna nella "valle" non si è mai uguali a quando la si è lasciata. Almeno nei giorni successivi all'outdoor ho sentito che potevo compiere qualcosa di valido al di là dei soliti schemi e dell'oppressione dell'ambiente circostante. Soprattutto ho capito di dover prendere in mano la mia vita autonomamente, senza lasciarmi troppo trascinare da una visione fatalista.

Leandro

b) sviluppo delle *competenze relazionali* in diverse situazioni esperenziali:

Da quando ho iniziato il percorso di psicoterapia, prima individuale e poi di gruppo sono cambiate tante cose per me e una delle più importanti è sicuramente il mio modo di interagire con gli altri. Oggi interpongo meno barriere con il mondo esterno, do più occasione agli altri di conoscermi per come sono, anche nei momenti in cui mi sento tanto giù e la tendenza naturale sarebbe quella di allontanare tutti. Oggi mi permetto il lusso di piangere quando lo sento, non piango più solo tra le mura domestiche o con i miei, anzi, questo praticamente non avviene più. Credo che proprio questo sforzo di arrivare più naturalmente e autenticamente agli altri abbia dato frutto anche durante l'outdoor, perché ho sentito gli altri rivolgersi a me senza timore di dimostrare le loro debolezze o di incontrare le mie, e questo sempre di più mi accade anche nella quotidianità.

Serena

Per me questo è stato l'*outdoor setting* del silenzio e dell'introspezione. Ammetto di aver esercitato poco le mie competenze relazionali sul piano attivo, ma credo di aver lasciato aperto un canale comunicativo basato su gesti di disponibilità ed azioni di sostegno “da lontano”. Spero che gli altri non abbiano inteso in maniera troppo negativa il mio comportamento.

Leandro

Per quanto riguarda questo, mi sono sentita fuori posto e inadeguata in molte occasioni. Mi sono sentita inferiore a tutti, anche se questo non mi ha impedito di poter stare bene in gruppo. Ho legato più o meno con tutti, anche se ho avuto la tendenza a “rifugiarmi” in alcune persone, diciamo dei “porti sicuri” dove aggrapparmi quando mi vedevo troppo in difficoltà con tutti gli altri.

Marina

c) sviluppo del *senso di responsabilità* e dell’autonomia personale:

Durante l’outdoor la maggiore responsabilità che ho sentita è stata quella verso me stessa; ho sentito forte la necessità di lottare e tirare fuori tutte le mie forze perché così come ero sospesa nel vuoto, ero certamente responsabile della mia vita, quindi cercavo di fare ogni movimento nel modo corretto. Non penso fosse solo istinto di sopravvivenza, ma amore verso me stessa, perché mi voglio bene e tengo alla mia vita, il dono più grande che Dio potesse farmi. Sia nella “ferratina” della cascata che in quella finale ho avuto bisogno di consigli e sostegni e non mi è pesato chiederli.

Serena

Il senso di responsabilità si è manifestato soprattutto in occasione della prima ferrata. Anche se avevo già fatto questa esperienza, stavolta sono stato messo di fronte alle mie azioni e alle possibili conseguenze che ne sarebbero derivate. È stato utile per poter prendere contatto con la propria autonomia.

Leandro

d) *accettazione del sano contributo degli altri* membri del gruppo, dei loro feedback disinteressati, del loro senso di solidarietà:

Mi è piaciuto il contributo di ognuno nel gruppo, sia per il sorriso con il quale ho visto scegliere di intraprendere questa esperienza dell’outdoor, sia per la solidarietà spontanea nei momenti difficili di ciascuno. Ho visto sempre mani tese e felici di accogliere.

Serena

Ho ascoltato in silenzio, ma sempre con molto interesse, quello che gli altri esprimevano su di me. Così è stato per i complimenti, i consigli, le critiche e per quanti hanno cercato di scuotermi dal torpore relazionale di cui ero vittima. A loro va il mio grazie più sincero. Leandro

Ho fatto fatica ad accettare il loro aiuto, il loro interessamento, mi chiedevo sempre: "Ma perché lo fanno, perché si prendono cura di me? Che meriti ho?". Però li ringrazio tantissimo, perché in molte occasioni sono stati preziosi; purtroppo, per me è molto difficile pensare che ci sia qualcuno che mi voglia bene così, perché io sono la prima a non volermi bene.
Marina

e) sviluppo delle *capacità di affrontare situazioni impreviste,* nuove, non ben definibili a priori:

In effetti avevo diverse paure nel non sapere a cosa andavo incontro. La serenità e la gioia di partire però mi sono derivate dal pensare che non sarei stata sola ad affrontare le prove, a confrontarmi con l'imprevisto e lo sconosciuto, ed anche che altri ragazzi negli anni precedenti erano "sopravvissuti" ed entusiasti al loro ritorno. Temevo di non farcela fisicamente perché venivo da almeno quattro mesi di vita sedentaria passati sui libri di medicina e non avevo fatto praticamente nulla dell'allenamento che ci era stato giustamente consigliato nell'e-mail. Mi sono detta che avrei tirato fuori il massimo, che volevo farlo e che volevo arrivare di fronte alla difficoltà, alla montagna, guardarla con i miei occhi, provarmi e che solo dopo, in caso, avrei deciso che non ce la potevo fare. Serena

In questa occasione penso di aver affrontato in maniera meno ansiosa gli imprevisti che si sarebbero potuti presentare. Ho vissuto le varie attività così come venivano, accettandole per quello che erano senza piegarle necessariamente alle mie personali esigenze. Leandro

Quando abbiamo fatto la prima ferrata, io non sapevo minimamente di cosa si trattasse; avevo una paura tremenda ma ci ho provato lo stesso. Non sono arrivata fino in fondo, ma non importa. Diciamo che anche se mi sono sentita un peso per tutti e per Silvestro quando mi sono fermata, quella è stata la mia piccola vetta. Anche un altro giorno, quando ritornando dal

Rifugio[38] siamo rimasti al buio nel bosco, dopo tutto quel camminare non ne potevo più, ma ho continuato ad andare avanti, a non perdermi d'animo. Un'altra situazione imprevista è stata quando siamo andati su per "urlare", non ci potevo credere che sotto di noi c'era il vuoto e avevo paura, ma sono comunque riuscita a stare calma. Marina

f) capacità di *confrontarsi con il rischio*:

Il rischio maggiore con il quale mi sono confrontata è stato quello di andare nel panico. Ho avuto un solo attacco di panico nella mia vita e da allora non mi è mai più capitato, ma è stato molto brutto perdere il controllo e non respirare più. Oggi ho imparato meglio a controllare l'ansia in ogni situazione ma di certo non mi ero ancora testata in una situazione così estrema. Nell'outdoor non ho avuto nemmeno un accenno di agitazione, facevo un passo alla volta, secondo i miei tempi e non mi sono mai persa d'animo. Un altro rischio che sentivo era quello di soffrire di vertigini e in questo il Signore mi ha fatto il grande regalo di ricoprire di nebbia fitta la montagna mentre salivamo e così mi è sembrato soltanto di camminare lungo un sentiero dove bisognava tenere la destra. Serena

In un momento in particolare ho avvertito il rischio e mi ci sono confrontato: è stato durante la discesa dalla cima quando, insieme ad altre tre persone del gruppo, ho seguito un percorso diverso da quello fatto per la salita. In tale occasione ho risposto razionalmente alla paura che sentivo emergere e sono sceso orientandomi senza difficoltà. Leandro

g) attivazione di un *metodo di riflessione* sulle proprie esperienze e dei risultati raggiunti:

Come sempre le riflessioni più profonde le facevo prima di andare a dormire e nella preghiera, ma il sonno e la stanchezza evitavano che questa fase durasse troppo trasformandosi in un turbinio di pensieri ossessivi e non produttivi. Tutto sommato ho riflettuto poco, penso che lo farò a posteriori; nell'outdoor ho cercato di vivermi l'esperienza e sperimentarmi sen-

[38] Il Rifugio è un edificio che funge d'appoggio nelle vie ferrate o negli itinerari di vetta. Essi offrono servizio di cucina o dormitorio, per chi affronta itinerari più lunghi di un giorno. Sono di solito gestiti nella stagione primaverile-estiva e rimangono fondamentalmente punti di appoggio alpinistici mirati a fornire supporto e soccorso agli escursionisti.

za starmi troppo ad arrovellare il cervello e, infatti, mi sono mentalmente molto riposata e ricaricata. Serena

I numerosi momenti che ho vissuto da solo o con gli altri mi hanno dato modo di riflettere su come ero arrivato all'esperienza dell'outdoor e di come la stavo terminando. Senza dubbio ho avvertito la differenza tra i primi giorni (soprattutto l'arrivo) e quelli conclusivi in cui è cominciata a filtrare una qualche luce in mezzo alla nebbia. Leandro

Penso di aver affrontato delle cose più grandi di me, che non avrei mai creduto di poter fare. Marina

h) sviluppo della *consapevolezza di sé* e del proprio agire:

Su questo aspetto ho compreso che posso confrontarmi con diverse situazioni senza che l'ansia arrivi a bloccarmi. Ho capito, in una riconferma dell'esperienza fatta due anni prima, che, pur trovandomi ad altezze vertiginose e poggiando i piedi su pochi centimetri di roccia, posso gestire la realtà che mi circonda. Leandro

i) sviluppo della *capacità di ascolto* degli altri, del senso di osservazione e di empatia:

Anche se poche volte sono entrato materialmente in relazione con gli altri, ho comunque osservato e partecipato a tutte le emozioni e i sentimenti che esprimevano. In tal modo la mia empatia con gli altri, più che verbale, è stata nel modo di ascoltarli. Tuttavia, quelle volte che ho interagito, ho cercato di utilizzare un canale comunicativo che facesse parte del loro mondo. Stavolta sono stato meno "didascalico", mi sono posto sulla stessa lunghezza d'onda degli altri. Leandro

In passato confondevo l'empatia con la simbiosi, oggi sono riuscita a fare una sana distinzione e vivo le relazioni indubbiamente meglio.
Serena

Penso di essermi aperta con gli altri, accogliendo le loro esperienze di sofferenza, di averle sentite, condivise, provando a mettermi nei loro panni, anche se la mia profonda insicurezza mi ha bloccato e magari avrei voluto un dialogo un po' più aperto con alcuni di loro. Marina

l) sviluppo delle *capacità di vincere la sfida* con se stessi:

La mia sfida personale è stata di essere riuscita a partecipare all'outdoor e di averlo fatto con spirito leggero, entusiasmo e nei tempi che desideravo. Sono contenta di aver vinto questa sfida, adesso posso dire di aver scalato 3000 metri, anche se sento di averne fatti molti di più. Serena

Per me è stato importante l'aver affrontato e realizzato le varie attività proposte (la ferrata, l'escursione al Sorapiss, la salita verso la cima dell'Averau), a fronte dell'apatia in cui spesso, mio malgrado, mi ritrovo. In quei giorni credo di aver vinto la mia "piccola" sfida con me stesso proprio nel non essere rimasto bloccato (cosa che temo di più) nel fisico e nella mente. Leandro

L'ho provata quando ho cantato nella serata artistica: vincere la propria paura, azzerarla, semplicemente "agendo", dominandola invece di farsi dominare, un po' come sul sentiero a strapiombo verso il Sorapiss.

Marina

m) miglioramento delle *capacità relazionali comunicative* in gruppo:

Credo di essermi un po' "ammorbidita" e di essere più autentica nel gruppo. Non ho più paura di piangere o di mostrare le mie emozioni, non chiedo più "scusa" per questo. Serena

In alcuni casi mi sono chiusa, autocondannandomi come sempre. Ma mi sono anche messa in gioco cercando di stare in armonia con tutti.

Marina

n) aumento della *tolleranza delle diversità* degli altri:

Mi ha molto colpito Franco: credevo che il suo handicap della sordità mi trovasse lontana nel riuscire a comunicare con lui e che tutto sommato mi sarei dimostrata intollerante perché poco paziente. In realtà è stato lui a superare questa barriera nella comunicazione stupendomi nella sua capacità di leggere le labbra, cosa che non avevo mai visto fare. Mi ha commosso davvero come sia riuscito ad uscire dall'isolamento, con tenacia ed un dolcissimo sorriso. Serena

A prima vista ho pensato di non avere nulla in comune con alcuni componenti del gruppo. Tuttavia, durante l'esperienza vissuta ho dovuto ricredermi; ho scoperto infatti di condividere uguali passioni con persone molto lontane dal mio modo di vedere e di intendere la vita. Leandro

Non ci sono mai stati momenti di giudizio forte. Forse verso qualcuno, ma man mano che sono passati i giorni, quei giudizi si sono appianati.
Marina

o) scoperta dei propri *valori*:

Provo ad elencare qui di seguito dei valori che credo di aver riscoperto anche grazie all'outdoor: fiducia nell'altro, volontà, sincerità, amore verso il prossimo, salvaguardia della propria vita, rispetto per la natura. Desidero aggiungere che spiritualmente credo di aver ricevuto davvero tanto e un pensiero ricorrente che ho da quando siamo tornati è questo: se Dio ha creato tutta questa meraviglia nel mondo, non oso pensare cosa ha posto dentro ognuno di noi. Serena

Dopo ognuno dei due outdoor a cui ho partecipato, mi sono ritrovato "parzialmente" rigenerato nei miei valori. Leandro

4.10.4. Debriefing a distanza sulle considerazioni delle persone degli psicoterapeuti

Proponiamo, nel *debriefing a distanza* di tempo (un mese, tre mesi e sei mesi) dall'*outdoor setting*, alcune domande che si riferiscono direttamente alle persone degli psicoterapeuti. Le risposte ci aiutano a lavorare sui processi proiettivi di idealizzazione o di altri contenuti (disagio, conflitto, ecc.) per mettere a punto sempre di più una "terapia della realtà", oltre ad essere un indicatore, insieme ad altre informazioni[39], che ci segnala la fase raggiunta nel processo di attaccamento alla "base sicura". Le domande propongono contenuti molto diretti:

---

[39] Il rapporto paziente-terapeuta e il grado di alleanza terapeutica può essere valutato con delle Scale appositamente impiegate nella somministrazione al paziente e al terapeuta, come la Working Alliance Inventory, WAI-P, WAI-T (V. Lingiardi, *L'alleanza terapeutica. Teoria, clinica, ricerca*, cit., pp. 191-222).

A) «Come hai vissuto la *persona dello psicoterapeuta S.* fuori dal contesto della stanza di terapia in sede?»:

> Al di fuori della stanza di terapia S. mi ha stupito, mi ha dato sicurezza e anche spaventato per le grandi cose che il Signore ha fatto nella sua vita.
> Serena

> Ho conosciuto la persona di S. oltre l'aspetto professionale, nella figura di capogruppo e nelle sue capacità organizzative. Questa volta ho osservato inoltre il suo senso religioso e il modo in cui vive la fede, rimanendone io stesso, per certi versi, commosso. Leandro

B) «Come hai vissuto la *persona della psicoterapeuta A.* fuori dal contesto della stanza di terapia in sede?»:

> Non essendo la mia terapista individuale, ho conosciuto A. solo nell'ambito del gruppo e dell'outdoor. Ma ho sviluppato anche con lei una forte sintonia, perché è bello avere nella terapia anche un aiuto dal punto di vista femminile. È con lei che ho dato una forte spinta al cambiamento, scoprendo il termine "azzardare" nella propria vita; questo mi ha portato a non fossilizzarmi sulle mie paure e sui miei schemi, ma a sperimentare la spontaneità e le novità che la vita porta con sé. Dietro la sua professione ho sentito una persona molto forte, "umana", e non un modello di perfezione, dato che ha lottato anche lei nella sua vita per vincere le sue battaglie, trasmettendo al gruppo questa forza che ha. Giovanni

Utilizzando l'approccio dell'Analisi Transazionale si analizzano, mediante una serie di domande, le esperienze realizzate.

4.11. La chiusura dell'*outdoor setting*

È lo spazio dedicato al *feed-back* dell'esperienza complessiva dell'*outdoor setting (debriefing finale)*. La centralità è sui commenti e le valutazioni, sia quelle personali sia quelle riferite agli altri partecipanti; non di meno, è il tempo di riflessione dedicato alla *trasferibilità* dei *nuovi apprendimenti* alla vita quotidiana e ai *nuovi progetti* nella propria realtà quotidiana, una volta ritornati nelle proprie case.

A titolo di esempio, vediamone l'esperienza attraverso l'uso della *metafora*, che ancora una volta viene in "soccorso" alla riflessione personale. Dagli *Appunti di viaggio e Note tecniche*: "*Queste scarpe sono di...*":

Questa è l'ultima sessione di lavoro all'aperto, prima di ripartire per Roma. Nel parco dell'albergo trovo un luogo tra un boschetto e un falso piano erboso e ci sediamo, in cerchio, chi all'ombra e chi al sole, con le scarpe tolte e poste di fronte a sé.

A rotazione ognuno parla delle scarpe da un punto di vista distanziato, in terza persona, iniziando con la frase: "queste scarpe sono di...". Prende la parola Gianna e afferma: "queste sono le scarpe di Gianna; sono scarpe nuove, comprate appositamente per venire a questo outdoor; sono l'espressione nuova di continuare a prendermi cura di me, adesso che ho appena iniziato e sono felice. Queste scarpe affermano che non è tanto importante la meta da raggiungere, quanto il percorso; ossia, posso rallentare il passo e gustare quello che c'è intorno a me: questa è una *metafora* nuova per me. Nell'incontro con le altre scarpe sono stata bene "non mi sono sentita giudicata". Una riflessione sulla mia paura della ferrata di ieri è che in situazioni critiche tendo a non fidarmi più di me. Di sicuro voglio fare un cammino di maggiore autenticità".

Poi prende la parola Nello e afferma: "queste scarpe sono di Nello e l'esperienza della ferrata di ieri mattina è stata importante per me; io sono un individualista ed un autosufficiente, ma ho scoperto ieri che il suggerimento di Silvestro di usare la forza delle braccia, di fidarmi della forza delle mie braccia per rimanere in contatto con il cavo d'acciaio e non temere se le rocce erano scivolose e ghiacciate per le mie scarpe, tanto c'era il moschettone, è stato importante per avere meno paura e alleggerire la fatica. Vivo ancora molta rabbia verso delle antiche ferite e anche nei confronti di Dio e mi urtano, però, le domande come quella di Silvestro e di Antonietta di individuare una meta".

Segue la riflessione di Carlo: "queste scarpe sono di Carlo e sono partito da Roma carico di ansie, immedesimandomi in ciò che sarei andato a fare nell'outdoor. L'impatto è stato però tranquillo fino alla scala a pioli in cui è iniziata la ferrata Ivano Dibona. Appeso sull'ultimo piolo della scala per sganciarmi e iniziare il percorso di ferrata sulla roccia innevata, ho provato un panico micidiale che ho superato. Mi sono sorpreso e ho tirato fuori un grande senso di responsabilità dopo aver superato la paura. Nel percorso guardavo le scarpe di Silvestro per capire dove diavolo dovevo mettere i piedi e fare lo stesso".

Dopo aver ascoltato la riflessione di Alessia, le ho chiesto di far parlare le sue scarpe con le scarpe di un altro paziente, dando vita ad un dialogo espressivo emotivo proiettivo importante per Alessia, che, riferendo alcuni aspetti della sua esperienza di vita, si è messa a piangere. Antonietta ha chiesto, in quel momento, chi volesse nel gruppo, porre le proprie scarpe vicino a quelle di Alessia, per offrire così una "carezza positiva": tutti si sono mossi dalla loro posizione e hanno posto le proprie scarpe al fianco di quelle di Alessia che piangeva e rideva contemporaneamente fino a riequilibrare il suo stato emozionale e a formulare pensieri positivi per il suo ritorno a Roma.

Come il paziente e il gruppo, anche gli *psicoterapeuti hanno bisogno di una conclusione.* Anche loro hanno bisogno di raggiungere un equilibrio tra i propri ruoli e acquisire la capacità di rientrare nel mondo quotidiano.

La conclusione, sia per lo psicoterapeuta che per il paziente, si riferisce a tre diverse prospettive: una riguarda il passato, ossia la chiusura è un momento di revisione su ciò che è avvenuto nell'*outdoor*; un'altra riguarda il presente, nel "qui ed ora", dal momento che riporta riflessioni attuali; infine, la conclusione punta al futuro, cioè al momento in cui paziente e psicoterapeuta lasceranno l'*outdoor* per tornare al proprio ambiente di vita.

Una combinazione di paura e speranza portano paziente e psicoterapeuta a intraprendere la *transazione*, non sempre facile, dalla realtà intensa delle giornate di outdoor alla routine della vita quotidiana. Comunque sia, la conclusione è sempre un'*apertura*: un cammino verso un'esistenza sempre più autentica.

4.12. Vantaggi e svantaggi dell'esperienza dell'*outdoor setting*

Come è riportato nei paragrafi precedenti, realizzare un intervento nel "setting esteso multifocale" di un *outdoor setting,* richiede un approccio complesso scomponibile in diverse fasi:

- proposta al gruppo dell'esperienza dell'*outdoor setting*;
- accoglienza della richiesta;
- analisi dei problemi clinici;
- progettazione dei diversi momenti terapeutici e non terapeutici del periodo dell'*outdoor setting*;
- contratto terapeutico individuale nel contesto dell'*outdoor setting*;
- programmazione;

– intervento clinico;
– verifica degli esiti.

I confini tra queste fasi, nel processo di intervento, non sono mai netti.

Tra i *vantaggi* dell'utilizzo dell'*outdoor setting* vi è: il confronto aperto tra i pazienti, favorito anche dall'*intergruppo* situazionale di due gruppi terapeutici seguiti entrambi dai Paluzzi; la possibilità di una migliore conoscenza di sé e degli altri; lo sviluppo della capacità di apprendere e tutto l'elenco degli obiettivi citato nei paragrafi precedenti sugli "obiettivi".

Vi può essere il rischio che un programma fitto di azioni e di fatica fisica schiacci la dimensione della riflessione e dell'elaborazione delle esperienze, e non si raggiunga, quindi, un apprendimento adeguato. In tal caso, solo l'esperienza acquisita negli anni resta il miglior moderatore e calibratore delle iniziative da intraprendere.

Con i pazienti che hanno particolari disagi psicologici costruiamo relazioni "calde" e, al contempo, "autorevoli", accompagnandoli in una "graduale progressione" delle difficoltà, mentre altri li esponiamo ad una *shock terapia*, se riteniamo questo sia coerente al raggiungimento dell'obiettivo terapeutico che hanno contrattato con noi.

Anche quando i pazienti possono percepire, prima di avviare un'iniziativa della sessione di lavoro, di correre rischi eccessivi per loro e danno luogo a comportamenti di non disponibilità o fuga, lavoriamo terapeuticamente con loro. Se questo non è sufficiente, non spingiamo nessun paziente a nessuna adesione forzata perché, anche se non ci è mai capitato, è risaputo che la partecipazione con timore e paura può essere premessa per incorrere in incidenti.

Come si è detto, l'esperienza ambientale dell'*outdoor setting* deve essere molto diversa dalla vita quotidiana, per non causare cadute d'interesse, e la scelta della *metafora* deve essere ogni volta nuova anche per quei pazienti che abbiano già vissuto una precedente esperienza di outdoor, affinché non rispondano con comportamenti stereotipati.

L'*outdoor setting* si conclude, psicologicamente, molti mesi dopo l'esperienza, a motivo dei continui rimandi, da parte degli psicoterapeuti e da parte dei pazienti, all'esperienza condivisa.

A distanza di quattro o sei mesi si effettua una seduta di gruppo di *follow up*, nella quale si riesamina tutto quanto sperimentato e agito nel corso del GT *M.A.C.R.O.*, confrontandosi con le videoregistrazioni e le fotografie (*debriefing a distanza*): un modo per stabilizzare, in maniera permanente, gli apprendimenti ottenuti durante l'outdoor.

4.13. Note conclusive

La fase organizzativa del 3° Focus della psicoterapia *multisetting* richiede notevole attenzione per le diverse risorse messe in campo, da quelle umane a quelle più propriamente tecniche.

Per quanto riguarda la cornice ambientale naturale, nei giorni residenziali dell'*outdoor setting*, l'impatto iniziale del paziente con lo spettacolo delle Dolomiti è una combinazione di stupore e di timore; si tratta di una bellezza fuori da ogni aspettativa. Probabilmente, la persona nasce con il sentimento dell'*alto*, non fosse altro per bilanciare la forza gravitazionale che tira verso il basso, dove in su, simbolicamente, sta il bello, il divino, il cielo, il paradiso, Dio e in basso l'inferno, come ci ha ben proposto Dante Alighieri nell'immaginario de *La Divina Commedia*.

La *psicoterapia outdoor* è un'opportunità per incontrare se stessi attraverso le azioni e il coinvolgimento fisico-corporeo dell'ascensione in montagna. La montagna è *simbolo*, ma nello stesso tempo è realtà materiale; nell'*outdoor setting* la montagna è *metafora* e nello stesso tempo è un *vivere* la metafora: fare un'esperienza della metafora non solo concettuale/razionale, ma anche emotivo-corporea, alla luce delle funzioni metarappresentative che stimoliamo nel lavoro clinico.

La montagna raffigura la tendenza all'elevazione e, nel contempo, la possibilità di realizzarla. Di fatto, l'ascensione, la salita in vetta, non è un atto unicamente fisico, ma assume il significato di un'esigenza *etica* e, nell'*outdoor setting*, cerchiamo di compierla con scienza e arte.

Anche l'esperienza della serata artistica è *simbolo*: è il momento espressivo e creativo che richiediamo ai nostri pazienti, attraverso la musica, il gesto o la parola. L'espressione delle emozioni che spingono all'azione artistica, rendono autentico il contatto tra i membri del gruppo: ci si lascia emozionare continuando a interagire, vivendo sintonizzati su di sé e sugli altri, per scoprire il proprio mondo interno.

Nell'*outdoor setting* il momento "artistico" è di per sé momento "terapeutico", nel senso che ciò che conta non è il valore estetico, ma il senso profondo di quanto la persona vuole comunicare con la scelta della rappresentazione di quel canto, di quella poesia, di quella musica, di quella danza o di quella immagine.

Con l'attività metariflessiva del *debriefing* i pazienti hanno la possibilità di rileggere e rivalutare le esperienze svolte durante i giorni dell'*outdoor setting*, da quelle escursionistiche a quelle artistiche, da quelle individuali a quelle di gruppo.

In tale rielaborazione, che continua negli altri due *Focus* della *psicoterapia multisetting*, la persona è sollecitata a mettersi in gioco, a scoprire le multiformi realtà dentro di sé e su cui progettare scelte, decisioni, ridecisioni, cambiamenti che siano efficaci e significativi per la propria vita, a guardare avanti con curiosità e fiducia, ad abbandonare gli automatismi per abbracciare nuove modalità di essere. In altre parole è: "scoprire di esistere e decidere di vivere", come hanno ben illustrato sul piano clinico F. Montuschi, S. Attanasio Romanini e A. Fornaro[40], nel loro lavoro sull'ingiunzione berniana più arcaica e profonda "*non esistere*"; ingiunzione dagli effetti destabilizzanti nella vita della persona se non vengono offerti faticosi percorsi di apprendimento di nuove opzioni affettive, cognitive, comportamentali e sociali[41].

Nel quadro della *nozione di complessità*, non manchiamo di esplicitare il nostro sistema valoriale, un "auto-svelamento", quando lo riteniamo efficace nello stabilire una relazione di umanità e di esortazione a vivere ed esistere. A tal proposito, concludiamo con il finale della lettera di invito ai pazienti dei Paluzzi ad uno degli *outdoor setting* in alta quota (Dolomiti Bellunesi):

> [...] Carissimi, Io e Antonietta, ringraziamo Dio per averci dato, insieme alla vita, la passione per la nostra professione. Non avete idea di quante volte ci si è salvati grazie a questa passione. Pensiamo che le persone che hanno passione per qualcosa siano delle privilegiate. Solo quando si ama qualcosa con passione si supera qualsiasi ostacolo: è la nostra esperienza. Siamo nati per servire con passione, tutti per donare passione, la passione per la vita. Stringila forte e amala con gioia.
>
> Con stima e affetto, a presto, Silvestro e Antonietta.

---

[40] F. Montuschi, S. Attanasio Romanini, A. Fornaro, *Scoprire di esistere, decidere di vivere. Le molte facce della ingiunzione "non esistere"*, Milano, Franco Angeli, 2009.

[41] F. Montuschi, *Introduzione*, in F. Montuschi, S. Attanasio Romanini, A. Fornaro, *Scoprire di esistere, decidere di vivere. Le molte facce della ingiunzione "non esistere"*, cit., p. 9.

Parte terza

STRUMENTI DI INTERVENTO PSICOTERAPEUTICO

Capitolo quinto

Il gruppo: la terapia *nel* gruppo

... Lassù, nello splendore del mondo alpino
tutto è verità e le meditazioni si fanno
più vaste e più profonde...
Lassù, alle altitudini eccelse,
il vero e l'umano non hanno
difficoltà a farsi strada...
Giovanni Sala

5. Premessa

L'utilizzazione del "gruppo", nel trattamento terapeutico dei diversi disturbi somatici e psichici, ha radici molto antiche e precede la nascita delle teorie contemporanee sulla *dinamica di gruppo*.

Nell'antichità, il trattamento terapeutico consisteva spesso in un insieme di accorgimenti medici e psicologici collocati, per lo più, in un contesto religioso[1] come, ad esempio, le terapie termali, farmacologiche e dietetiche prescritte dai sacerdoti di Esculapio.

Secondo Neri[2], la *psicoanalisi di gruppo* discende, attraverso una lunga serie di esperienze e di riflessioni succedutesi nel tempo, proprio da quei primi tentativi di utilizzazione del gruppo a fini terapeutici. L'Autore, riferendosi al trattamento psicoanalitico, afferma che esso non intende solo curare, ma sviluppare anche la *conoscenza del funzionamento mentale* dell'individuo e del gruppo. La psicoanalisi, a differenza delle pratiche religiose sopra citate, non vuole ottenere "guarigioni" miracolose, sottomettendo gli individui a un capo "guaritore" e alle superstizioni di gruppo, ma intende promuovere un processo di "guarigione" che comporti una maggiore consapevolezza e autonomia dell'individuo.

---

[1] C. Neri, *Gruppo*, Roma, Borla, 2004.
[2] Ivi, p. 19.

Nei paragrafi successivi descrivo la psicoterapia di gruppo che portiamo avanti in co-terapia, nel setting interno di Roma (*2° Focus*) e, a fine esemplificativo, anche alcune parti di una seduta di gruppo.

5.1. 2° Focus: la psicoterapia "nel" gruppo del setting "interno"

Berne[3] usa l'espressione *trattamento di gruppo* per indicare quel trattamento di pazienti in psicoterapia, nel quale un conduttore incontra in un posto specifico, per un breve periodo di tempo, un numero limitato di pazienti, di solito da sei a dieci.

Lo scopo dichiarato degli incontri è il sollievo dai disturbi psicologici.

Nella letteratura sulla terapia di gruppo possiamo distinguere tre tipi di approcci[4]: la "terapia *del* gruppo", la "terapia *nel* gruppo" e la "terapia *col* gruppo".

Nel primo approccio, la terapia *del* gruppo, il gruppo viene trattato come un'entità globale, pertanto la terapia è centrata sui fenomeni che coinvolgono la vita del gruppo visto come una singola entità.

Nel secondo approccio, la terapia *nel* gruppo, il terapeuta si rivolge ad ogni paziente come se si trattasse di una seduta individuale pur essendo un setting di gruppo. Il terapeuta fa accomodare il paziente sulla cosiddetta "sedia calda"[5], cioè la sedia per il paziente che intende "lavorare". Normalmente, di fronte ad essa è posta una "sedia vuota", la sedia per le

---

[3] E. Berne, *Principi di terapia di gruppo*, cit.

[4] C. Moiso, *Il setting in psicoterapia di gruppo*, in M. Novellino (a cura di), *L'approccio clinico dell'Analisi Transazionale. Epistemologia, metodologia e psicopatologia clinica*, cit., pp. 66-87.

[5] La tecnica della "sedia calda" è la modalità più usata nella terapia della Gestalt per insegnare al paziente a "stare in contatto" nel "qui e ora" con le proprie emozioni, pensieri e azioni. La tecnica consiste nell'immaginare "l'altro", che può essere una persona o una parte di sé, seduto nella sedia di fronte alla propria. Il paziente viene invitato e stimolato dallo psicoterapeuta a immedesimarsi alternativamente nei due ruoli, passando da una sedia all'altra, e mettere in risalto le caratteristiche, le differenze e i conflitti delle personalità (o parti di se stesso) messe a confronto.

Spesso, il paziente viene aiutato a differenziare al massimo le polarità per "esasperare" il contraddittorio e prendere coscienza, nel "qui e ora" dell'esercizio, dei bisogni profondi dell'una e dell'altra parte; l'auspicio terapeutico è che da tale "contatto" possa nascere una risposta intuitiva, creativa, chiarificante o risolutiva del conflitto. Nella "sedia calda" il paziente ha a disposizione un ventaglio ampio di possibilità espressive: spaziare con la fantasia, dire illogicità, esprimere umori, per giungere a scelte intuitive di maggiore benessere. I dialoghi che si intessono sulle due sedie sono sorprendentemente fedeli alla realtà delle situazioni che vive il paziente e pertanto validi per proporre delle soluzioni che risultino funzionali alla sua vita reale.

proiezioni[6]. Il gruppo, in questa forma di approccio, ha la funzione di risonanza e di sostegno. Il gruppo viene usato anche per *feedback* proposti e richiesti dal terapeuta, con lo scopo di favorire prese di consapevolezza quasi sempre riferiti al paziente della "sedia calda".

Nel terzo approccio, la terapia *col* gruppo, gli psicoterapeuti si occupano direttamente delle transazioni esplicite e degli insiemi di transazioni per come avvengono durante l'incontro di gruppo. I comportamenti dei partecipanti vengono analizzati come conseguenza e/o espressione di un dialogo interno, inteso come analisi strutturale degli stati dell'Io.

Il nostro approccio di psicoterapia di gruppo (*2° Focus*), sostanzialmente va nella direzione della terapia *nel* gruppo.

Spesso usiamo più sedie, rappresentative dei diversi stati dell'Io, e facciamo muovere il paziente da una sedia all'altra, nella stessa seduta, quando si lavora con lui. Da ogni sedia possiamo richiedere, pensieri, emozioni, convinzioni, esperienze, e portare a confronto le proiezioni con gli altri stati dell'Io, rappresentati dalle posizioni assegnate alle altre sedie.

Un altro aspetto peculiare del nostro gruppo è quello di lavorare con gruppi *eterogenei*; ossia riteniamo che la costituzione del gruppo debba essere rappresentativa dell'abituale situazione sociale. Diversamente, un gruppo *omogeneo* è un gruppo "monosintomatico", ossia costituito solo da pazienti con la stessa patologia.

La proposta del gruppo terapeutico ad alcuni dei nostri pazienti, che sono seguiti in psicoterapia individuale, avviene dopo che "sentiamo" si sia stabilita un'alleanza terapeutica. Se ne comincia a parlare, come una proposta che riteniamo opportuna, e dopo un determinato tempo di preparazione e informazione delle regole, avviene l'inserimento.

L'azione terapeutica di seduta viene effettuata a partire dalla richiesta che inizialmente facciamo loro, ad ogni incontro, di portare il "materiale" che reputano di proporre e su cui si vogliono cimentare a lavorare.

5.2. Seduta di gruppo nel 2° Focus

Esaminiamo analiticamente, come esempio metodologico di trattamento *nel* gruppo del 2° Focus, (così come è stato proposto il lavoro analitico individuale del 1° Focus, nel capitolo terzo) uno spaccato del nostro lavoro, sottolineando i seguenti punti:

1. inquadramento tipologico del gruppo terapeutico in sede;

---

[6] F. Perls, *La terapia gestaltica parola per parola*, Roma, Astrolabio, 1980.

2. presentazione grafica della presenza dei componenti del gruppo in una seduta;
3. inquadramento diagnostico di una paziente (E);
4. inquadramento diagnostico di un paziente (M);
5. contratto di seduta;
6. trascrizione della cassetta audio;
7. processo della seduta.

5.2.1. Inquadramento tipologico del gruppo terapeutico in sede (2° Focus)

Ritengo necessario un inquadramento della seduta di gruppo a partire da alcune informazioni di metodo. Nella *psicoterapia multisetting*, un nostro gruppo terapeutico in sede (*2° Focus* del *setting esteso multifocale*) è iniziato nel febbraio del 2006; al momento della trascrizione del verbale di seduta (v. paragrafi successivi) è composto da 12 giovani (sei uomini e sei donne) dell'età compresa tra i 20 e i 34 anni ed è condotto in co-terapia. Il gruppo si incontra per 90 minuti ogni due settimane. Si tratta di un gruppo terapeutico "aperto" dove tutti i membri svolgono anche un percorso terapeutico individuale (*1° Focus*) con me o con la co-terapeuta.

È nelle intenzioni metodologiche della psicoterapia *multisetting* offrire ai singoli membri un percorso "integrativo" di gruppo (*2° Focus*) della durata utile al conseguimento degli obiettivi terapeutici di ciascuno di loro; quasi tutti i membri del gruppo condividono una comune difficoltà nelle relazioni interpersonali.

Tali difficoltà sono espresse da stati d'ansia, timidezza, fobia sociale e disagio nella costruzione della relazione affettivo-sentimentale.

Ogni membro del gruppo ha stabilito con i terapeuti, nelle sedute precedenti l'inserimento nel gruppo, un *contratto individuale* su cui lavorare nella terapia *nel* gruppo. Sarà cura dei co-terapeuti tenere presenti, nei processi terapeutici di gruppo, tali contratti individuali per attivare le risorse di ognuno e lavorare in tale direzione.

All'inizio di ogni seduta chiediamo al gruppo, in continuità con la seduta precedente, se c'è qualcuno che ha intenzione di lavorare portando una sua riflessione, un fatto per lui importante o l'esperienza vissuta nell'incontro precedente. Tale nostra richiesta è motivata dall'offrire, in primo luogo, una continuità psicologica temporale all'esperienza terapeutica del gruppo, attraverso contenuti e vissuti sperimentati nel precedente incontro e, in secondo luogo, una verifica di eventuali decisioni, riflessioni o esperienze intervenute dall'ultima seduta.

5.2.2. Presentazione grafica della presenza dei componenti del gruppo in una seduta

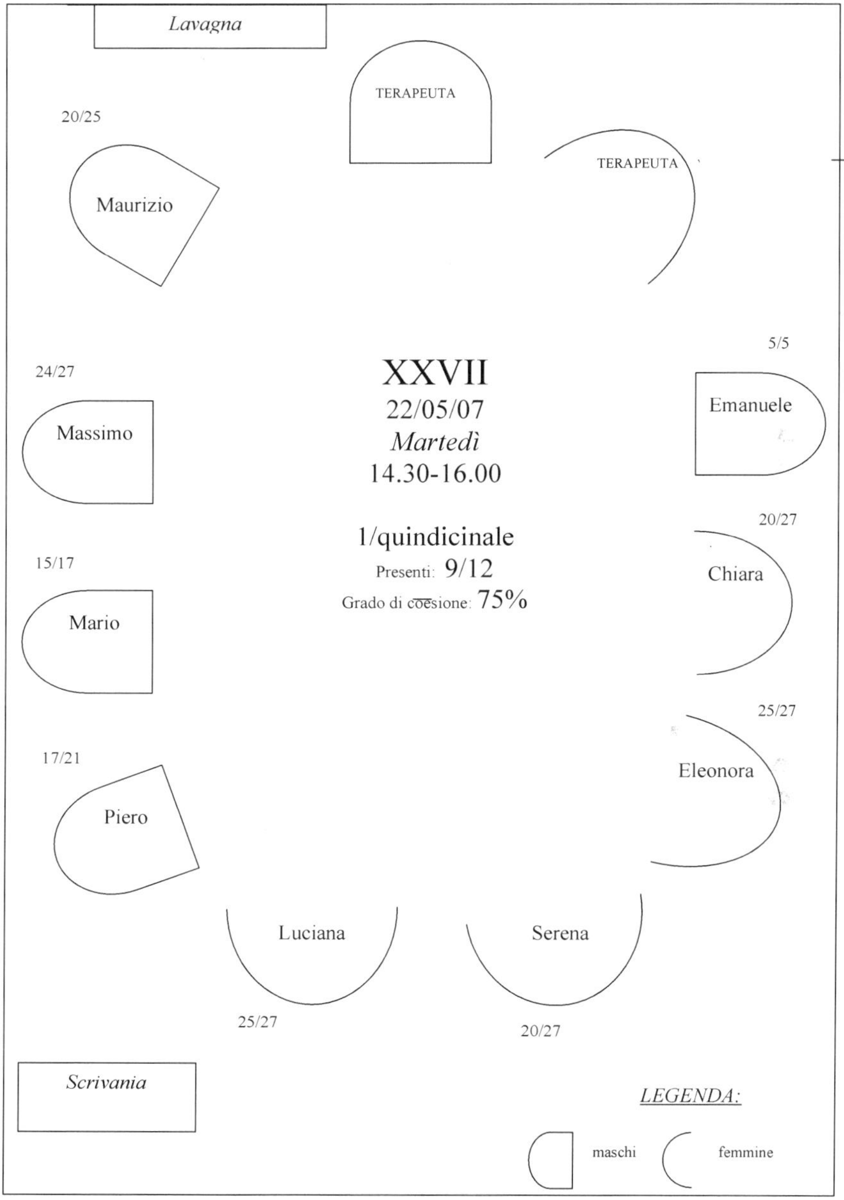

5.2.3. *Inquadramento diagnostico di una paziente: Eleonora (E)*

SCHEDA

Eleonora ha 23 anni, è la terza di 5 figli (5 femmine). Ha conseguito ad aprile dell'anno precedente la laurea triennale in Scienze della Comunicazione; lavora in maniera precaria come educatrice di comunità presso una Cooperativa; studia canto e teatro. Ha iniziato il lavoro terapeutico con Antonietta Tropea nel marzo 2005 a motivo di una serie di rituali serali che precedevano il suo andare a letto. Aveva difficoltà ad instaurare legami affettivo-sentimentali (fino ad allora non aveva mai avuto un ragazzo), era "gelosa", inoltre, nelle sue amicizie.
Da gennaio di questo anno ha intrapreso (per la prima volta) una relazione sentimentale con F.

Richiesta iniziale: superare le paure di vivere legami sentimentali e di "perdere" gli amici.

Diagnosi DSM-IV-TR:
Disturbo d'Ansia tipo Ossessivo-Compulsivo (Asse I)
Tratti di Personalità Paranoide (Asse II).

Diagnosi A.T.:
Posizione esistenziale Sociale: - +
Posizione esistenziale Psicologica: - -
Ordini: "Sii perfetta", "Compiaci"
Ingiunzioni: "Non fidarti", "Non guardare", "Non sentire"
Rabbia: di Rancore
Sentimento ricatto: ansia
Sentimento reale: paura
Giochi: "Ti ho beccato", "Tutta colpa tua"
Ruoli: V/P
Copione: "Mai".

Contratto a breve termine:
stare a contatto con le sue emozioni.

Contratto a lungo termine:
prendersi cura di sé ascoltando i suoi bisogni.

5.2.4. Inquadramento diagnostico di un paziente: Mario (M)

SCHEDA

Mario ha 32 anni, è il secondo di quattro figli, ha un fratello di 34 anni, una sorella di 30 anni e un fratello di 24. È laureando in Architettura e lavora nell'azienda del padre.
Ha iniziato il lavoro terapeutico individuale con me nel Gennaio del 2005, a motivo di un "blocco" negli esami universitari e di una forte dipendenza provata nei confronti dei suoi genitori.
Nel corso di questi due anni Mario ha sostenuto tutti gli esami, sta preparando la tesi. Nel frattempo ha iniziato a lavorare nella ditta del padre, contrattando con lui uno stipendio che gli permette oggi di essere in parte autonomo, anche se vive ancora con i suoi genitori.

Richiesta iniziale: instaurare il rapporto con suo padre in modo paritario; concludere con l'università; acquisire un'autonomia pratica e affettiva rispetto alla famiglia.

Diagnosi DSM-IV-TR: Disturbo d'Ansia, Disturbo dell'Umore di tipo depressivo (Asse I)

Diagnosi A. T.:
Posizione esistenziale sociale: - +
Posizione esistenziale psicologica: - -
Ordini: "Compiaci", "Sii perfetto", "Metticela tutta"
Ingiunzioni: "Non sentire", "Non essere intimo", "Non crescere"
Rabbia: di Frustrazione
Sentimento ricatto: depressione
Sentimento reale: rabbia
Giochi: "Non è la volontà che mi manca", "Sì… ma", "Tutta colpa tua"
Ruoli: V/S
Copione: "Sempre".

Contratto a breve termine:
prendersi cura dei suoi bisogni avendo fiducia in se stesso.

Contratto a lungo termine:
autonomia; esprimere se stesso dandosi spazio con l'altro, dare valore a ciò che pensa.

5.2.5. Contratto di seduta

In questo incontro il contratto di seduta di Eleonora è relativo all'acquisizione della consapevolezza del bisogno di sentirsi importante, come nuova modalità di riconoscimento.

Per Mario il contratto di seduta è relativo all'acquisizione della consapevolezza del bisogno di stare a contatto e di vivere i sentimenti.

5.2.6. Trascrizione della cassetta audio

Di seguito viene riportata una trascrizione da un registrato audio di seduta di gruppo in co-terapia.

Legenda:
T1: Antonietta Tropea
P1: Eleonora
P2: Mario

1. «T.1	Ritorna un po' quello che diceva Silvestro all'inizio che tu, intorno alla tua paura ci hai costruito tutto un filo spinato?
2. P.1	Sì, è così perché io, per esempio, ci pensavo proprio adesso, ehm... poco fa! Con la mia gelosia, in qualche modo cerco la conferma, da parte sua, che io sia importante, quindi nel momento in cui questa gelosia viene meno, io come faccio ad avere conferme che, per lui, sono importante?
3. T.1	Ah! Allora questo è il punto
4. P.1	E quindi mi serve, cioè...
5. T.1	Quindi non essere gelosa...usi la tua gelosia per avere la tua conferma
6. P.1	Sì, io la vivo così
7. T.1	Ma ti conferma poi? Ti basta la conferma che ti dà?
8. P.1	In quel momento sì, però poi quando torno a casa no, devo trovarne altre
9. T.1	In quel momento
10. P.1	In quel momento sì
11. T.1	Quindi vuol dire che c'è qualcosa che non va in quel tipo di conferme, cioè il modo con cui cerchi la conferma. La conferma che tu sei importante. [OSSERVANDO IL GRUPPO MI ACCORGO CHE MA-

RIO, MENTRE SI AGITA SULLA SEDIA, ANNUISCE PIÙ VOLTE].

12. T. 1 Mario, che ne pensi di questo, di cercare conferme all'esterno, che tu sei importante?

13. P. 2 Ho trovato diverse cose in comune confrontarmi con la mia situazione attuale. Eh sì, cioè, poi sono d'accordo che uno rischia di non vivere il presente, di...

14. T. 1 Uno chi?

15. P. 2 No, appunto, io rischio di non vivere il presente e di non valorizzare quelle relazioni, no? Quelle relazioni di amicizia, familiari che... cioè ti accorgi però che sei sempre sulla difensiva, cioè in realtà non ti vai mai a coinvolgere per non metterti in difficoltà, per non... cioè tu cerchi la conferma dagli altri, ma in realtà, tu hai paura del giudizio degli altri. Cioè almeno a me succede questo, succede, no?

16. T. 1 Questo è quello che ti vivi

17. P. 2 Che automaticamente sto, rimango così con un cerino in mano che...

18. T. 1 La conferma di cosa cerchi negli altri? In che cosa ti devono confermare gli altri, Mario?

19. P. 2 Ma, probabilmente la conferma del mio essere, direi essere utile, ma soprattutto una persona che ama e che sa ricevere l'amore degli altri. Insomma è una questione proprio forte di saper vivere i sentimenti...

20. T. 1 Ascolta, se tu lo dovessi esprimere come un bambino, un bambino di 7-8 anni, non più grande, che cosa cercheresti dagli altri? Parla con il linguaggio di un bambino di 7-8 anni

21. P. 2 Probabilmente di... essere preso in braccio e nello stesso tempo di aiutarmi a fare quella cosa che non riesco a fare perché ho 7-8 anni e quindi di quell'aiuto per affrontare le cose più grandi di me

22. T. 1 Di essere preso in braccio e sostenuto

23. P. 2 E sostenuto, esatto

24. T. 1 Tu, Eleonora, qual è la conferma che cerchi se l'esprimi... se la dovessi esprimere con il tuo linguaggio di bambina

25. P. 1 Di essere importante

26. T. 1 Di essere importante».

5.2.7. Processo della seduta

Questa seduta di gruppo si struttura in due fasi. Una prima fase – condotta da Antonietta Tropea e che corrisponde alla trascrizione – ha come obiettivo quello di energizzare il potere che hanno Eleonora e Mario ("Recathexi" del A, B, G), aiutandoli a raggiungere la consapevolezza dei loro bisogni.

Per Eleonora la consapevolezza che raggiunge, del bisogno di essere importante, si inserisce all'interno del suo contratto a lungo termine di "prendersi cura di sé, ascoltando i suoi bisogni".

Anche per Mario, darsi il permesso di esprimere il suo bisogno di amore con il linguaggio di un bambino, è in linea con il suo contratto a lungo termine di esprimere se stesso.

Sono state utilizzate le Operazioni Terapeutiche berniane di "Interrogazione" e "Confronto".

Le transazioni che si evidenziano sono del tipo A A.

A questa prima fase della "consapevolezza del bisogno" ne segue una seconda (condotta da me) dove, sia Eleonora che Mario passano alla "risposta al bisogno" attraverso un lavoro cognitivo di affermazione ad esercitare il potere su loro stessi.

5.3. 3° Focus: la psicoterapia *outdoor setting*

Nel tentativo di mettere a punto una differenziazione teorica dell'identità della *psicoterapia outdoor setting* (*3° Focus*) da altre forme di gruppo, nei paragrafi seguenti elenco una serie di *tipi di gruppo* appartenenti alla tradizione e riscontrabili nella letteratura scientifica.

5.3.1. La psicoterapia outdoor setting non è un T-Group

Il T-Group è una forma residenziale di terapia di gruppo, la cui costituzione è fissata dai terapeuti in base al *criterio di non conoscenza* tra i partecipanti. Nell'*outdoor setting*, diversamente, i membri del gruppo si conoscono tra loro, per aver lavorato in gruppo, in sede, per diversi mesi, mentre possono non conoscersi con quei membri che appartengono ad un diverso gruppo terapeutico, ma di cui noi siamo sempre i medesimi terapeuti di entrambi (nel caso della situazione di outdoor progettata in *intergruppo*). Le sedute di "piccolo gruppo" del T-Group possono durare da un'ora e mezza a tre ore e possono essere intervallate da "sedute plenarie" e, nel'arco di un giorno, si svolgono anche tre o quattro sedute.

Invece, nell'*outdoor setting*, si privilegia il lavorare sempre in *plenaria* e il lavoro terapeutico in gruppo avviene solitamente una volta al giorno, in serata, dopo cena, mentre nella giornata si attivano le sessioni di lavoro, come descritte nei paragrafi specifici del presente lavoro.

Nel T-Group il compito dell'animatore, esplicitamente dichiarato, è quello di facilitare l'osservazione, la riflessione e l'analisi di quanto accade nel corso dell'interazione tra i membri del gruppo. Nell'*outdoor setting*, il compito degli psicoterapeuti è quello di invitare un membro a lavorare in prima persona e, attraverso il feedback dei partecipanti, lavorare con gli altri membri. Altre volte sono gli psicoterapeuti che propongono la trama di lavoro attraverso degli esercizi e, su questo stimolo, si lavora sui singoli in gruppo[7].

5.3.2. L'Outdoor setting non è un Gruppo Tavistock

Il Gruppo Tavistock[8] è un seminario di formazione di tipo residenziale, che ha come obiettivo lo studio dei processi individuali e di gruppo, e della leadership, allo scopo di fornire ai partecipanti gli strumenti per accrescere la loro abilità nell'esercitare *ruoli direttivi* all'interno di organizzazioni e istituzioni di vario tipo. Il Gruppo Tavistock, chiamato anche "Conferenza", prevede situazioni interattive differenziate come, ad esempio, piccoli gruppi di studio, esercitazioni, lezioni teoriche e riunioni plenarie. Il Gruppo Tavistock si propone lo studio del comportamento del gruppo attraverso l'analisi delle dinamiche presenti, nel momento in cui esse si manifestano.

L'*outdoor setting* non ha come scopi primari costituire una formazione per aree direttive e ruoli di leadership.

5.3.3. L'Outdoor setting non è un Gruppo di Incontro

Yalom[9] afferma che "Gruppo di Incontro" è una denominazione abbastanza imprecisa che raccoglie una varietà di forme e una serie di pseu-

---

[7] C. Neri, *Gruppo*, cit.; S. Vender, *Esperienze nei gruppi di formazione alla relazione*, in «Koinos», 1, XII, 1992, pp. 117-128.

[8] Ivi, p. 265.

[9] I.D. Yalom, *Teoria e pratica della psicoterapia di gruppo*, Torino, Bollati Boringhieri, 1985.

donimi: gruppi di relazioni umane, T-Group, gruppi-maratona, gruppi del potenziale umano, gruppi basici di incontro, laboratori-verità, gruppi esperenziali, gruppi di confronto. I membri del Gruppo di Incontro, generalmente non vengono "etichettati" come pazienti e l'*esperienza non è considerata terapia*, ma *crescita*.

Nell'*outdoor setting*, invece, i partecipanti all'esperienza sono *pazienti*, innegabile realtà di un rapporto professionale che ci lega a loro, ma non sono "etichettati" come tali, ossia è l'attribuzione di significato, che noi diamo al termine, che non viene pregiudizialmente ed ideologicamente usato come tale. Il presupposto, inteso come premessa epistemologica e antropologica, è che la nostra relazione è primariamente una "relazione ontica" prima di essere professionale[10], ossia, prioritariamente una relazione tra due esseri umani che condividono emozioni, sentimenti, convinzioni, sofferenze e speranze, "moltiplicata" per quante sono le soggettività del gruppo.

5.3.4. L'Outdoor setting non è un Gruppo Intermedio

Il Gruppo Intermedio[11] è definito dal numero dei componenti (12-30) e si colloca tra il piccolo gruppo di 7-8 membri e il grande gruppo con oltre 30 partecipanti. Secondo Neri[12], i principi applicati sono gli stessi del piccolo gruppo, ma l'attenzione è rivolta più al *sociale* che all'intrapsichico e alla relazione tra questi due ambiti. Il lavoro di gruppo è focalizzato sul *contesto socioculturale* come punto di partenza da cui analizzare i conflitti tra individuo e gruppo di appartenenza, come pure la correlazione tra questi e i conflitti intrapsichici.

Nell'*outdoor setting* l'attenzione è focalizzata sul lavoro personale (intrapsichico) *in* gruppo e *nel* gruppo; questo lavoro favorisce una "cassa di risonanza" delle espressioni personali come feedback, a partire dal lavoro del protagonista dell'azione terapeutica verso gli altri membri partecipanti che, da noi invitati o su loro propria iniziativa, sentono di "mettersi in gioco" per un ulteriore lavoro personale *in* gruppo.

---

[10] S. Paluzzi, *Manuale di psicologia*, cit.

[11] P.B. De Marè, *Prospettive di psicoterapia di gruppo*, Roma, Astrolabio, 1973.

[12] C. Neri, *op. cit.*, p. 271.

5.3.5. L'Outdoor setting non è un Gruppo Operativo

Secondo Neri[13], il "Gruppo Operativo" è una struttura costituita da due elementi legati tra loro: il sistema di relazioni che si stabiliscono al suo interno (in un tempo e in uno spazio costanti) e l'obiettivo condiviso dei partecipanti, cioè il *compito*. Nel Gruppo Operativo si crea un buon legame tra i suoi membri, che riescono a darsi un obiettivo comune su cui lavorare, superando la visione individualistica e intrapersonale: in particolare, il Gruppo Operativo è focalizzato sul superamento delle difficoltà che nascono e si manifestano nel contesto gruppale.

Diversamente, nell'*outdoor setting*, gli *obiettivi* da superare (descritti nell'elenco del capitolo precedente) vengono realizzati *anche* fuori dal contesto di seduta di gruppo, ossia, il lago da "scoprire" dopo un'escursione di ore di fatica fisica e mentale o la cima da raggiungere dopo una salita in ferrata, sono difficoltà che nascono e si manifestano durante il percorso montano in un contesto "duale" ("io e la ricerca dell'appiglio sulla roccia"; "io e il superamento di una cengia", ecc.). L'attivazione delle *risorse* del compagno di ferrata, immediatamente vicino al membro in difficoltà, la *spontaneità* dell'apporto collaborativo sia fisico-corporeo (aiuto nel posizionamento di un piede su una sporgenza) e sia verbale (suggerimento tecnico o supportivo emotivo) di un compagno di turno, che in quel tratto di sentiero gli sta accanto, per fare qualche esempio, sono manifestazioni di solidarietà e cooperazione spesso intuitive e spontanee, ma anche parte *implicita* della proposta terapeutica dell*'outdoor setting*. Tali comportamenti agiti o omessi dai membri sono, comunque, materiale di condivisione e confronto nel *debriefing* giornaliero o conclusivo.

Nella *psicoterapia outdoor setting*, fin dalla prima serata dell'esperienza, nominiamo delle coppie di "*tweens*" (gemelli): ossia, abbiniamo a due a due i partecipanti secondo una ragionata combinazione e, in ogni coppia, l'uno sarà "l'angelo custode dell'altro" (in termini A.T., sarà uno l'Adulto dell'altro); rivolgerà, con discrezione, delle attenzioni pratiche all'altro, avrà una sensibilità supportiva e di sostegno durante le escursioni all'aperto, dunque, sarà la figura "compagno" con un occhio di vigilanza e di prudenza nel procedere delle attività all'aperto e al chiuso. Nella condivisione finale, prima della partenza, chiediamo a tutti i membri come è andata l'esperienza personale dei *tweens* e di condividerla con il proprio "gemello" nel gruppo.

---

[13] Ivi, p. 271.

5.4. La psicoterapia *outdoor setting*: una terapia di gruppo "a tempo limitato"

La terapia di gruppo "a tempo limitato" che si svolge in un *outdoor setting* è una situazione ben più complessa della terapia di gruppo *indoor* a lungo termine (*2° Focus*) condotta in sede per tutto l'anno.

Nella terapia di gruppo "a tempo limitato" è estremamente importante una buona *alleanza terapeutica* per poter conseguire dei risultati "focalizzati", stabiliti nel *contratto iniziale* una volta arrivati al luogo residenziale e, anche, per diminuire al massimo il margine di errori. Come nella vita quotidiana, il rapporto con il *tempo* e l'accettazione della limitatezza della temporalità dell'esperienza (variabile tra 3 e 7 giorni) sono *elementi di realtà* che favoriscono elaborazioni più puntuali e circoscritte.

La struttura comunicativa tra i partecipanti dell'outdoor risulta libera, con "reticoli stellari" intorno a *leader situazionali* per alcuni momenti e intorno agli psicoterapeuti nei momenti tipici (quelli terapeutici, nell'introduzione delle sessioni di lavoro, nella modulazione dei feed-back, nell'introduzione della serata artistica).

Riguardo ai momenti specifici della seduta di terapia di gruppo, spesso gli psicoterapeuti cominciano il loro lavoro attivando l'interesse dei membri attorno ad un tema-stimolo comune. In tal senso si favorisce la "configurazione a stella" dove la comunicazione si attiva per confronto tra differenti punti di vista (*sincrisi*) e per sovrapposizione di immagini relative allo stesso tema (*amplificazione tematica*).

Normalmente, sono due i momenti nei quali i membri sentono di essere un gruppo, ossia prendono consapevolezza di essere stati un gruppo e diventano un *soggetto collettivo*: il primo, nella preparazione e nella rappresentazione della serata artistica; il secondo, nella condivisione di gruppo (*debriefing finale*), prima della partenza.

5.4.1. Modello di sviluppo del gruppo

Dalla letteratura sui gruppi sono state riscontrate, a prescindere dalle molte tipologie di gruppo, delle *fasi di sviluppo*. Comprendere lo sviluppo del gruppo in termini di "fasi evolutive" fornisce allo psicoterapeuta un'efficace prospettiva per dare significato agli eventi relazionali che in esso si verificano[14].

[14] K.R. MacKenzie (a cura di), *Classics in group psychotherapy*, New York, Guildford,

Secondo MacKenzie[15], il concetto di *sviluppo del gruppo* è particolarmente appropriato per i gruppi a "tempo limitato" perché, come nell'*outdoor setting*, essi sono di solito chiusi, con un numero costante di partecipanti.

MacKenzie[16] presenta un modello di sviluppo del gruppo composto da *quattro fasi*, vediamo come questo Autore le intende e come possono esserci di aiuto alla comprensione del lavoro clinico nell'*outdoor setting*.

5.4.1.1. Prima: la fase del coinvolgimento iniziale

Fin dalla ripartizione dei membri del gruppo nelle auto alla partenza, la cui sistemazione è studiata e decisa dai terapeuti, si avvia il *primo momento di relazione interpersonale* (normalmente, la durata del viaggio in auto è di 6/7 ore). Tra i partecipanti, il processo di condivisione iniziale avviene attraverso la ricerca di temi e interessi comuni; questo processo offre ai componenti alcuni mezzi per entrare più facilmente in relazione tra loro. Il processo è guidato soprattutto dal desiderio di individuare delle *somiglianze* con gli altri.

In questa prima fase dell'outdoor gli psicoterapeuti assumono un *ruolo molto attivo* nel guidare il gruppo. *La metafora-guida*[17], scelta dagli psicoterapeuti, assume un ruolo importante per le suggestioni che suscita nei partecipanti e per lo "spirito di gruppo" che si forma attorno all'impresa della "vetta" desiderata, temuta ed immaginata.

La metafora-guida svolge una parte importante nel promuovere il bisogno dei pazienti di far parte di un contesto sociale e di appartenenza. Nei vari momenti proposti nell'*outdoor setting* torniamo continuamente alla metafora-guida e ad attingervi per stimolarli a lavorare su di sé e in gruppo.

Quello che segue è parte del testo della lettera d'invito, ai nostri pazienti, all'*outdoor setting* sulle Dolomiti e che ha come metafora-guida:

1994; A.P. Beck, *Phases in the development of structure in therapy and encounter groups*, in D.A. Wexler, L.N. Rice (a cura di), *Innovations in client-centered therapy*, New York, Wiley, pp. 421-463.

[15] K.R. MacKenzie, *Psicoterapia breve di gruppo. Applicazioni efficaci "a tempo limitato"*, Trento, Erickson, 2002.

[16] Ivi, pp. 181-239.

[17] La definizione della *metafora-guida* e il suo uso nell'*outdoor setting* terapia è spiegato nel capitolo sesto.

[...] "Al di là delle vette, il viaggio più coraggioso è l'incontro con sé e con l'altro".

Con alcune nostre suggestioni introduttive cercheremo di rendere ragione della scelta di questa metafora per il lavoro terapeutico che ci aspetta in alta quota.

In questa esperienza, ogni nostro gesto, comportamento e atto saranno intrisi di senso metaforico.

Attraverso un rapporto autentico e profondo con l'ambiente naturale delle Alpi, arriverete ad avere coscienza dei vostri limiti e della vostra legittima aspirazione a superarli.

Dopo un'esperienza terapeutica vissuta insieme per mesi, l'azione del "ritirarsi in disparte", come nell'*outdoor setting*, oltre che antecedenti biblici ha anche antecedenti mitologici[18]; tra questi, quella legata al personaggio mitico di Perseo. Egli cerca di sfuggire alla pietrificazione ad opera dello sguardo di Medusa, attraverso una soluzione naturale, che non è fuga nell'irrazionale, ma l'allontanarsi momentaneo per ricercare una nuova prospettiva, una nuova soluzione, l'immagine allo specchio, per poter tagliare la testa a Medusa e non rimanerne pietrificato a sua volta.

Perseo è immagine anche di colui che vuole andare "oltre", che vuole vivere, che sente di avere uno scopo e che sente che esiste sempre una via di uscita.

Vi esortiamo a non rimanere "pietrificati" dalla cultura mortifera che vi illude con effimere proposte della durata di una moda. Si rimane "pietrificati" soprattutto attraverso l'accoglienza acritica delle illusioni affettive, materiali e del successo facile.

Ogni persona nella sua vita riconosce per sé la necessità di porsi un fine a cui tendere, non saprebbe cosa fare se non fosse orientata verso una meta. Riteniamo che la montagna con le sue "quattro vette": (io sono, io sono vivo, io sono me stesso, io esisto per amare) siano l'espressione di un'insuperabile definizione di senso, a cui ci sentiamo di sostenervi.

Da quelle vette ogni cosa che si osserva è creativa, ideale, etica e il cercare e il provare ad arrampicarsi, di per sé è già vivere. Se impari a salire sulle montagne puoi sentirti disposto a scendere in te stesso. Non sarà solo la vetta o la via dell'escursione esterna a te il vero interesse, ma lo sarà la tua anima. L'esplorazione dei luoghi alti diventa esplorazione introspettiva

---

[18] Non ci riferiamo alla mitologia per imparare sui protagonisti e sugli eroi del passato, ma come afferma J. Hillman: "per comprendere noi stessi nel presente" (J. HILLMAN, *Saggio su Pan*, Milano, Adelphi, 1972, p. 27).

dei luoghi bassi, quelli dentro di te. Ogni salita, come ogni discesa dentro di sé, è unica.

D'altra parte, non è bene neppure guardare troppo a sé o ricercarsi ossessivamente solo dentro: il viaggio più coraggioso è l'incontro con l'altro!

Viviamo continuamente una profonda ambivalenza: il desiderio di fusione con l'altro, secondo il desiderio di onnipotenza infantile e l'angoscia di perdersi in un'alterità che sentiamo come annullare la propria individualità.

L'esperienza in alta quota ci aiuterà a comprendere l'inevitabile oscillazione tra quelle due dimensioni e camminare su un crinale e mantenere il percorso sulla zona di confine è la capacità di accettare sia l'appartenenza sia la separatezza dall'altro.

Quante volte ti sei sentito conteso tra gli opposti che percepivi nel tuo cuore? In noi sono presenti tante cose messe le une accanto alle altre che non ci sembrano formare un'unità, con il risultato di sentire di fare un'esperienza sempre diversa di noi stessi. Forse la soluzione, come direbbe Romano Guardini[19], non va nella direzione di escludere gli opposti, ma piuttosto di conservare la tensione interiore: in tal caso, ci percepiamo nella nostra realtà come persone dotate di una polarità duplice, ma allo stesso tempo anche capaci di unità.

Una psichicità e una spiritualità che neghi il contrasto tra gli opposti e faccia vivere solo un polo, lacera e spezza l'uomo. Lo conduce alla scissione interiore e quindi all'inautenticità e alla malattia[20].

Nell'incontro, l'altro è altro da te. L'altro non è mai scontato: ti invitiamo a far prevalere lo stupore e il senso del mistero che è l'altro che si pone davanti a te, diverso da te e, per tale ragione, solo da accogliere nella verità.

In cordata, puoi vivere l'esperienza che l'immagine metaforica stessa esprime sul senso dell'incontro: la corda crea un vincolo fisico, materiale e nelle escursioni di montagna non ci si lega solo "per" qualcosa, ma ci si lega anche "contro" qualcosa, come contro un potenziale pericolo. Allora, essere legati con altri può servire per realizzare ciò che da soli sarebbe impossibile: si può conseguire collettivamente un risultato e sperimentare il gusto di sentire all'unisono, come un'anima sola.

---

[19] R. Guardini, *L'opposizione polare. Saggio per una filosofia del concreto vivente*, Brescia, Morcelliana, 1997.

[20] A. Grün, *Lacerazioni. Il cammino verso l'unità personale*, Padova, Messaggero di Sant'Antonio, 2003.

Nei percorsi di montagna, come nei percorsi della vita, siamo sempre in tensione tra due polarità, tra la luce e le tenebre, tra la terra e il cielo, tra le vette e gli abissi, tra l'individualismo e la comunione. Non c'è vita senza contrasti, così come non c'è musica senza toni alti e bassi. Dobbiamo poter accettare la tensione tra i poli opposti dentro di noi, la separazione e la scissione fanno ammalare: avanti, niente timore, il viaggio più coraggioso è l'incontro!

Tutti i sentieri che percorreremo in quei giorni sono sentieri rivolti verso la medesima "via" che percorriamo tutti i giorni: scoprire di esistere per decidere di vivere in autenticità e pienezza[21]!

Il gruppo sperimenta di essere il "soggetto" di imprese entusiasmanti, perché, pur costituito da persone diverse, esse sono rivolte alla realizzazione dello stesso progetto e alla condivisione degli stessi obiettivi escursionistici. Il progetto individuale è condiviso e fatto proprio dal gruppo: un soggetto che si fa soggetto del pensiero, dell'azione e della realizzazione, fino in fondo, per poter riconoscere di esserci[22].

5.4.1.2. Seconda: la fase della differenziazione

Non c'è troppo tempo nella psicoterapia *outdoor setting* per "guastare" l'atmosfera collaborativa ed entusiasta della fase precedente. Possono, comunque, emergere disaccordi, tensioni e potenziali conflitti che potranno essere affrontati direttamente e in sede di gruppo. Mentre nella fase precedente ogni partecipante raggiunge un *senso di appartenenza*, nella fase di *differenziazione* il gruppo instaura un meccanismo attraverso cui affronta i problemi in una modalità di confronto positiva. A questo punto, secondo MacKenzie[23], il gruppo è pronto ad affrontare un *lavoro interpersonale più profondo*.

5.4.1.3. Terza: la fase di lavoro interazionale

In questa fase, il centro del lavoro di gruppo si sposta sempre di più verso i partecipanti e il loro *livello più introspettivo*. Nell'outdoor, la natura

---

[21] F. Montuschi, S. Attanasio Romanini, A. Fornaro, *Scoprire di esistere, decidere di vivere. Le molte facce della ingiunzione "non esistere"*, cit.

[22] G. Saglio, C. Zola, *op. cit.*

[23] K.R. MacKenzie, *Psicoterapia breve di gruppo. Applicazioni efficaci "a tempo limitato"*, cit.

personale di questo lavoro su di sé aumenta la vicinanza tra i partecipanti. Si ha un crescente senso di intimità e i partecipanti diventano sempre più consapevoli del rapporto tra il rimanere "indipendenti" e il sentirsi "ipercoinvolti".

5.4.1.4. Quarta: la fase di conclusione

Affrontare la conclusione è un compito importante per i gruppi "a tempo limitato". Essi devono affrontare la fine di alcune relazioni che possono essere state importanti durante la psicoterapia *outdoor setting*.

5.5. I fattori terapeutici nella "terapia a tempo limitato"

Secondo MacKenzie[24], richiamando un lavoro di Yalom[25], nei piccoli gruppi intervengono una serie di elementi, definiti fattori terapeutici, che promuovono la *coesione di gruppo*, a prescindere dall'orientamento teorico del terapeuta.

Questi fattori sono stati raggruppati in *quattro* categorie:

1. *fattori di sostegno*: condivisione, accettazione, altruismo e speranza promuovono il senso di coinvolgimento e di appartenenza al gruppo;
2. *fattori di autorivelazione*: *apertura di sé* e *catarsi*. *L'apertura di sé* permette al paziente di portare nel gruppo *eventi critici del passato*, i problemi attuali o la rivelazione di pensieri nascosti; ciò incoraggia un esame riflessivo di questo materiale e una maggiore distanza emotiva. La *catarsi* (dal greco *kathairein*, che significa "purificare") permette l'espressione di emozioni profondamente sentite come la rabbia, il dispiacere o la colpa, promuovendo un senso di sollievo e un maggior senso di padronanza (confronta con il paragrafo sull'*urlo liberatorio* del capitolo quarto);
3. *fattori di apprendimento*: rappresentano i differenti modi attraverso i quali i pazienti apprendono dal processo di gruppo e sono il *modeling*, l'*apprendimento indiretto* e i *consigli psicoeducativi*. Il *modeling* è il processo di apprendimento per imitazione del comportamento dell'altro, in genere i pazienti nell'*outdoor setting* sono molto attenti a quello che *fa* lo psicoterapeuta. L'*apprendimento indiretto* è correlato al *modeling*, in quanto i partecipanti osservano quello che *fanno* gli altri e l'efficacia di

---

[24] Ivi, pp. 64-71.

[25] I.D. Yalom, *Teoria e pratica della psicoterapia di gruppo*, cit.

questo tipo di apprendimento dipende da un processo di identificazione con un altro partecipante. I *consigli psicoeducativi* hanno la funzione di *pensiero alternativo* a ciò che i pazienti pensano sulla loro situazione e hanno il valore di presentarsi come suggerimenti o ipotesi e non come direttive perentorie;

4. *fattori di lavoro psicologico*: *apprendimento interpersonale* e *insight*. Il terapeuta deve promuovere l'*apprendimento interpersonale*, consapevole che l'esperienza del "qui ed ora" è una componente decisiva del processo; nel gruppo la persona ha la possibilità di manifestare i suoi comportamenti interpersonali, di ottenere un feedback dagli altri partecipanti e di individuare nuove strategie. L'*insight* è la componente "interiore" del processo di apprendimento interpersonale e consiste nel fare collegamenti tra sentimenti, emozioni, pensieri, comportamenti e eventi interpersonali recenti o passati.

I *fattori terapeutici* in un gruppo hanno un'importanza variabile nel tempo, mentre i *fattori di sostegno* sono decisivi all'inizio e diventano scontati man mano che il gruppo procede. I *fattori di autorivelazione* sono importanti per tutta la durata del gruppo, analogamente ai *fattori di apprendimento* che sono sempre operativi; i *fattori di lavoro psicologico*, invece, tendono ad aumentare di importanza man mano che il gruppo passa a un lavoro interpersonale più intenso.

5.6. Propositi di cambiamenti di vita: le "ridecisioni" all'interno di una forte "alleanza terapeutica"

Nella teorizzazione di Crouch ed altri[26], oltre ai fattori riportati da MacKenzie, è possibile evidenziare altri *fattori terapeutici* che hanno un'importanza decisiva per l'*outdoor setting*, quali:

1. *universalità*: è un fattore rilevante perché permette al paziente di scoprire e accettare i propri problemi nel constatare di non essere il solo a soffrirne;
2. *altruismo*: il paziente scopre, con soddisfazione e aumento dell'autostima, che può essere di aiuto agli altri nel gruppo e può farsi aiutare da loro;
3. *infusione di speranza*: si ha infusione di speranza quando il paziente

[26] E.C. Crouch, S. Bloch, J. Wanless, *Therapeutic factors: Interpersonal and intrapersonal mechanism*, in A. Fuhriman, G.M. Burlingame (a cura di), *Handbook of group psychotherapy: An empirical and clinical synthesis*, New York, Wiley, 1994, pp. 269-315.

può osservare i benefici reali che lui stesso ed altri stanno avendo nel trattamento di gruppo;
4. *docenza*: il paziente ha modo di ricevere informazioni sul comportamento, sulla malattia, sul disagio e sulla salute sotto forma di suggerimenti, consigli, spiegazioni che lo psicoterapeuta, didatticamente e per linee generali, fornisce nel gruppo per aumentarne la consapevolezza.

Dalla nostra esperienza dell'*outdoor setting*, oltre ai fattori elencati, un potente "fattore terapeutico", che contribuisce al progressivo miglioramento esistenziale del paziente, deriva dall'impiego della tecnica della "ridecisione"[27], all'interno di una forte "alleanza terapeutica".

Bob e Mary Goulding[28] sono i fondatori dell'approccio terapeutico che combina la teoria dell'Analisi Transazionale (AT) con la terapia della Gestalt, denominata: la *terapia ridecisionale*.

I Goulding affermano che le prime decisioni prese nello sviluppo evolutivo derivano da una posizione *emotiva* più che *cognitiva*; pertanto, per uscire dal "copione", la persona deve *rientrare in contatto* con le emozioni dello stato dell'Io Bambino, che provò al tempo delle sue *prime decisioni*, esprimere queste emozioni nel *qui ed ora* del *setting*, e cambiare le sue prime decisioni in una nuova e *più adeguata ridecisione*.

Tecnicamente, questo può essere ottenuto attraverso l'immaginazione, il resoconto di sogni o attraverso l'esame di una "scena passata" nella quale il paziente riporta, nel *qui ed ora,* una situazione traumatica e la rivive.

I Goulding, seguendo il fondatore della Gestalt, F. Perls, ritengono che quando una persona è bloccata su un problema, questo indica che due parti della sua personalità spingono in direzioni opposte e con forza uguale. Il risultato è che questa persona utilizza molta energia ma non va da nessuna parte: una situazione chiamata psicologicamente *impasse*[29]. Secondo i Goulding, le impasse si verificano tra stati dell'Io diversi. In terapia la soluzione dell'impasse è di solito elaborata utilizzando la tecnica gestaltica delle "due sedie". Il paziente si avvicina all'esercizio immaginando le parti conflittuali di se stesso in due sedie; dal terapeuta viene invitato a "prendere la parte" di ciascuna di esse a turno e svolge un dialogo con lo scopo di arrivare a risolvere il conflitto in oggetto.

---

[27] M. Goulding, R. Goulding, *Il cambiamento di vita nella terapia ridecisionale,* cit.

[28] *Ibidem.*

[29] Secondo i Goulding, "l'impasse è un punto in cui si incontrano due o più forze opposte, un blocco" (ivi, p. 49).

In letteratura troviamo, validamente, che nel lavoro di "ridecisione" il *contratto terapeutico* non è visto come un accordo bilaterale tra paziente e terapeuta, ma è un impegno preso dal paziente con se stesso, con il terapeuta come testimone. Nell'*outdoor setting*, il terapeuta, durante le sessioni di lavoro, si "mette in gioco" con il paziente, si coinvolge nello sforzo fisico delle escursioni, delle ferrate, dei bagni nelle acque gelide dei ruscelli e si coinvolge e coinvolge emotivamente il paziente, con particolare attenzione a coloro verso i quali si è pensato, terapeuticamente, di agire mediante la tecnica della "ridecisione", definita dal contratto terapeutico individuale nella residenzialità dell'outdoor. La "ridecisione" viene attivata *solo* all'interno di una "cornice" in cui il terapeuta ha stabilito, sia sulla base del percorso terapeutico in sede (1° e 2° *Focus*), sia alla luce del lavoro di outdoor, una forte "alleanza terapeutica". La combinazione della tecnica della "ridecisione" con "l'alleanza terapeutica" assicura un miglioramento della stabilità del cambiamento auspicato dal paziente.

Il paziente permette a se stesso di comportarsi e sentire in modi nuovi, solo se il terapeuta è da lui percepito come modello positivo.

I terapeuti della corrente ridecisionale spesso lavorano con gruppi, ma non si concentrano sul processo di gruppo. La terapia si svolge lavorando da una persona all'altra, mentre, con il resto del gruppo agisce da testimone e fornisce "carezze" positive per incoraggiare e rinforzare il cambiamento. Il lavoro sulle emozioni è seguito *immediatamente* da una valutazione dello stato dell'Io Adulto di quanto il paziente ha sperimentato nel "qui ed ora", affinché possa capire ciò che avviene in lui.

Durante il nostro *outdoor setting*, strutturiamo uno spazio e un tempo per permettere un lavoro di *ridecisione* ai componenti del gruppo, secondo il proprio contratto terapeutico individuale. Per esperienza, abbiamo visto che la possibilità di una ridecisione è più facile nell'ambito di una scena "originaria"[30], a motivo del fatto che in queste scene le persone sono *Bambini*. Costoro hanno meno difficoltà a rimanere nello stato dell'*Io Bambino* e, inoltre, normalmente i protagonisti, nella rievocazione del ricordo, sono le persone che hanno dato "l'ingiunzione" originaria (generalmente, i genitori) sulla quale avevamo lavorato sia nelle sedute in sede (a Roma), sia nei giorni precedenti all'esperienza "dell'urlo" nell'outdoor.

Alla fine dell'esperienza della ferrata in alta quota, nel gruppo terapeu-

---

[30] I Goulding (ivi, p. 180) affermano, che nel lavoro di *ridecisione*, il paziente e il terapeuta mettono su una scena, in modo molto simile a una rappresentazione teatrale, che può essere: a) la scena presente; b) una scena recente; c) una scena originaria; d) una scena immaginaria o 5) una combinazione di scene.

tico, in albergo, si torna a "parlare di emozioni", per riflettere su ciò che è avvenuto, ricostruirlo in termini di *significato* e *integrarlo* con la propria autoconoscenza verbalizzabile e consapevole.

5.7. La rievocazione della scena originaria

La descrizione terapeutica che segue, esemplifica alcuni aspetti teorici trattati.

Dagli Appunti di viaggio e Note tecniche:

> Abbiamo creato l'opportunità terapeutica della *ridecisione*, nel tardo pomeriggio, all'aperto, nel parco, sull'erba fresca, con le sedie sistemate in circolo, al termine delle due giornate intense di escursioni e di momenti terapeutici, immersi nello spettacolo delle cime dei monti Antelao e Pelmo, uno a destra e uno a sinistra del nostro luogo residenziale, simboliche colonne e custodi del nostro lavoro del momento.

In generale, nella rievocazione della *scena originaria*, lo scopo del lavoro terapeutico della persona è quello di riconoscere le *ingiunzioni,* che aveva *accettato nel passato,* e *respingerle* con vigore:

> Abbiamo lasciato volontariamente a loro la facoltà di prendere l'iniziativa e di raccontarsi, magari a partire dall'esperienza attuale di quei giorni di *outdoor setting.* Quando Luciano ha preso la parola, dalle espressioni comunicative non verbali e di contenuto, nel momento emotivo che ci sembrava opportuno, gli abbiamo chiesto di individuare una *scena dell'infanzia* o della *fanciullezza* nella quale presentava lo stesso problema che stava presentando ora. Rievocando una scena familiare in cui era presente il padre, la madre, la sorella e la nonna materna, gli abbiamo chiesto di assumere un ruolo diverso da quello timido e contenuto nei confronti dei lamenti (piagnistei) della nonna (attualmente affetta da Demenza Senile e da disturbo clinico d'ansia ossessivo e fobico). Dopo che è entrato nella scena, a livello emotivo, gli abbiamo chiesto di comportarsi diversamente da come si era sempre comportato nella realtà di allora. L'ingiunzione-decisione di Luciano, come ridecisione all'ingiunzione "Non crescere" è stata la libertà di affermare "Io sono grande, anche se voi volevate che io rimanga un bambino". Per Luciano, abbiamo scelto un interlocutore nel gruppo, Alessia, a cui comunicare direttamente la sua ridecisione, per la

difficoltà che Luciano aveva a guardare in volto le persone; riconosciuto questo suo limite, ha affermato con insolita grinta la sua ridecisione di fronte al gruppo.

Sappiamo che se il paziente non arriva a una *ridecisione* oggi, lo farà in un'altra seduta, se non sarà biasimato per questa difficoltà. La parola "resistenza" o "passività" è, invece, ancora troppo usata in letteratura per "colpevolizzare" il paziente, piuttosto che come autocritica degli insuccessi dello psicoterapeuta.

In conclusione, il lavoro *ridecisionale*, in accordo con i Goulding, è, per lo più, rapido, e spesso anche curativo, i cui effetti sono tangibili anche nei giorni successivi all'*outdoor setting* e, nel tempo e nello spazio dell'outdoor, può essere una buona tecnica da adottare.

Tuttavia, Montuschi[31], con un atteggiamento prudente e critico, afferma che la "ridecisione" non sempre risulta totalmente risolutiva per i problemi del paziente, soprattutto perché i risultati raggiunti appaiono poco duraturi. Tuttavia, l'Autore afferma che la tecnica della "ridecisione" rimane un "innesto" utile nel processo di apprendimento, soprattutto quando la persona vive prigioniera nel suo stato dell'Io Bambino Adattato negativo e, di conseguenza, rimane legata alla percezione di figure genitoriali che restringono il suo potere. Secondo Montuschi[32], la "ridecisione" tende a ridare al paziente tutto il *potere* che, impropriamente, ha attribuito agli altri e si propone di liberare la persona dalla dipendenza soffocante che, nel tempo, è andata strutturandosi.

La "ridecisione" rimane un "innesto" utile sui problemi dei pazienti, un'iniezione efficace di energia individuale su cui vanno innestati ulteriori processi di apprendimento per costruire tutti gli elementi utili per aiutare il paziente a diventare persona.

In accordo con la posizione di Montuschi[33], proprio per evitare l'inefficacia a lungo termine di una seduta condotta con la tecnica della "ridecisione" nell'*outdoor setting*, ci avvaliamo della possibilità di lavorare ancora sui processi di apprendimento della persona negli altri due *Focus* del *setting esteso multifocale*: il cambiamento non è mai magico, ma richiede sempre tempo.

---

[31] F. Montuschi, *Ridecisione e processi di apprendimento*, in «Riv. it. di A.T. e Metodol. Psicoter.», 12, XXV, 2005, pp. 21-29.

[32] *Ibidem.*

[33] *Ibidem.*

5.8. Le sette componenti della terapia della ridecisione

Ritengo utile approfondire alcuni aspetti della *tecnica* della "ridecisione", sia per presentarla e inserirla teoricamente nel processo globale della *terapia della ridecisione*, sia perché si tratta di una tecnica, tra le tante, che concorre al nostro trattamento psicoterapeutico. Descriviamo il metodo a partire dal quadro di riferimento teorico dell'Analisi Transazionale, integrato e rielaborato dalla nostra esperienza clinica.

La *direttività* dei nostri interventi in alcune sessioni di lavoro dell'*outdoor setting*, come psicoterapeuti, non riguarda le *scelte esistenziali*, che solo il paziente può fare all'interno del suo percorso esistenziale e terapeutico o dopo la sua conclusione, così come le ha fatte prima di intraprendere la terapia con noi, ma consiste nel *mettere di fronte al paziente* "le cose che sta dicendo" e "come le sta dicendo", analizzando sia la *comunicazione verbale* (uso dei verbi, al passato, presente o futuro, dei pronomi personali, ecc.) sia la *comunicazione non verbale* (uso del corpo, della voce, dei movimenti), per *prenderne consapevolezza* (con dei *feedback immediati*) e, attraverso i *sette elementi* seguenti[34], che si esplicano nel "qui ed ora" dell'*outdoor setting*, per *riappropriarsi progressivamente della possibilità, potere e decisione di cambiare*:

I) rivendicazione del proprio potere e della responsabilità personale;
II) promozione di un ambiente protettivo (non giudicante);
III) modellamento del leader;
IV) distinzione tra fantasia e realtà;
V) evidenziamento delle discordanze;
VI) tecniche particolari;
VII) regole procedurali.

5.8.1. Rivendicazione del proprio potere e della responsabilità personale

«Ogni persona è responsabile della propria vita e possiede un potere adeguato a sostenere tale responsabilità»[35].

1) *Responsabilità*: ogni paziente descrive se stesso come vittima di eventi, *negando la responsabilità attiva* nel creare il proprio problema; nel

[34] J.R. McNeel, *Le sette componenti della terapia della ridecisione*, cit., pp. 168-185.
[35] Ivi, p. 169.

colloquio, il paziente comunica con forme *passive* piuttosto che *attive*: ad es. "è successo che", "capitano tutte a me";

2) *riappropriazione del potere*: il paziente deve riconoscere attivamente di *avere il potere di cambiare*; nel colloquio, il paziente tende a comunicare dei risultati come se fossero semplicemente accaduti: ad es. il messaggio "le cose sono andate a finire che si sono incastrate bene" deve diventare "io sto incastrando bene le cose";

3) *contestazione del "Tu mi fai sentire":* il contenuto di questa frase implica che una persona "controlla" l'esperienza interiore di un'altra persona; occorre invitare i pazienti ad essere consapevoli del *potere* che hanno di controllare i propri stati emotivi e *dirigere la propria vita*: ad esempio, cercare di rielaborare con il paziente le espressioni come "tu mi fai sentire un fallito", "tu mi fai arrabbiare", che implicano un *attribuzione di potere all'altro*;

4) *riappropriazione della proiezione*: soprattutto quando ci si riferisce ad apprezzamenti fatti all'esterno di sé: ad es. "è una bella serata" deve diventare "io stasera sono bella";

5) *uso del presente*: il paziente nel colloquio mostra difficoltà a restare nel presente, spesso è intrappolato a rimuginare sul passato, a trovare ogni causa della difficoltà di ora nel passato e a proiettare, ipotecando, nel futuro; esplorare una *scena del passato* o una *scena del futuro*, come se stessero avvenendo "qui ed ora", permette al paziente di sperimentare il *potere che ha sulla sua vita ora*;

6) *parlare ad alta voce*: un modo per auto-boicottarsi e negarsi il potere è quello di usare un tono basso della voce, così che nessuno del gruppo possa sentire; si incoraggia il paziente a ripetere a voce alta fino a che non sia udito da tutti;

7) *uso cauto di "Vuoi?":* quando viene richiesta dallo psicoterapeuta al paziente un'azione o un esercizio nel gruppo, si usa precedere la domanda con frasi chiare e senza ambiguità: "vuoi fare questo esercizio?", "vuoi rispondere?", "vuoi analizzare questo fatto con una scena?";

8) *contestazione di parole o cambio di parole*: spesso i pazienti usano l'espressione "non posso" negandosi il potere; in tal caso, lo psicoterapeuta gli ripropone immediatamente di trasformare l'espressione in "non voglio", espressione che gli ridà il potere e lo rende consapevole di come lo gestisce; altre volte i pazienti usano l'espressione "cercare di ...", che implica un rifiuto o comunque una notevole resistenza a portare a termine un'azione. A titolo di esempio, un paziente, studente universitario fermo da anni su alcuni esami, in terapia continuava a dire che stava cercando di

studiare, che stava cercando di chiudere gli studi, ecc. Quando ad una tale espressione non segue un congruo comportamento, lo psicoterapeuta, nel gruppo, invita il paziente a "non nascondersi", ossia ad accettare di portare a termine il progetto proposto, o ad affermare chiaramente il suo rifiuto di farlo. Altre volte il paziente usa la congiunzione avversativa "ma", mentre lo psicoterapeuta ritiene che egli possa utilizzare la congiunzione copulativa "e" portando il paziente alla consapevolezza della giustapposizione di elementi contrastanti, ma che egli può accettare di far coesistere.

5.8.2. Promozione di un ambiente protettivo (non giudicante)

È fondamentale creare un ambiente accogliente nell'*outdoor setting*, protettivo e non giudicante; gli psicoterapeuti possono dare riconoscimenti *positivi* ai sentimenti di benessere dei pazienti del gruppo, costruendo un ambiente nel quale le persone si sentono sicure, al punto da rischiare il proprio mondo emozionale che normalmente negano a se stessi.

1) *Rinforzo positivo della forza e della salute:* è fondamentale rinforzare verbalmente e fisicamente le piccole o grandi manifestazioni di nuovi comportamenti dei pazienti; è sostanziale, soprattutto nel *Focus* dell'*outdoor setting* portato in alta quota, offrire loro il feedback dei segni di progresso e di salute;

2) *dalla parte del "Bambino"*: infondere fiducia, presentarsi come "non giudicanti", alleati e dalla parte del "Bambino" è un messaggio che lo psicoterapeuta invia al paziente; tale messaggio è supportato da dimostrazioni di indignazione dello psicoterapeuta per le ingiustizie inflitte al paziente in età infantile (da parte di adulti o in situazioni sfavorevoli);

3) *accarezzare/riaccarezzare*: molti pazienti non sono abituati a ricevere complimenti e non rispondono o minimizzano quando viene fatto loro un complimento; spesso è necessario *ripetere più volte un riconoscimento positivo* per essere certi che i pazienti lo abbiano notato e udito;

4) *uso dell'umorismo*: durante la terapia di gruppo e l'*outdoor setting* occorre favorire un clima in cui le battute di spirito e un autentico gusto per la vita traspaia senza ambiguità, sia negli psicoterapeuti che nei pazienti;

5) *non c'è niente da ridere*: per i contenuti che non sono divertenti per il paziente coinvolto in un'azione terapeutica, ma che il paziente stesso può inconsapevolmente accompagnare con un sorriso, contrastante con la tragicità dei fatti raccontati, si *invita il paziente a prendere atto di questa contraddizione* e di evitare di ridere, dal momento che, in quel contesto, non c'è proprio nulla di cui essere contento; allo stesso modo si invitano i

partecipanti al gruppo a rifiutare di ridere: spesso il paziente riconosce che "proprio non me ne rendevo conto";

6) *dall'autopunizione a una fantasia piacevole:* si invita il paziente, in particolare colui che è ossessivo-compulsivo, a sostituire l'autopunizione con una fantasia piacevole.

5.8.3. Modellamento del leader

Si premette che, inevitabilmente, attraverso gesti, azioni e parole gli psicoterapeuti *comunicano la propria cornice valoriale, ma non la impongono ai partecipanti.* Nel senso che ogni psicoterapeuta ha una sua antropologia di riferimento (anche colui che non sa di averla) e le proprie premesse epistemologiche e valoriali che inevitabilmente entrano in gioco nella relazione terapeutica. Riteniamo eticamente corretto, intellettualmente onesto e terapeuticamente efficace esplicitarle, direttamente o indirettamente, secondo le opportunità, ma senza mistificazioni (così come ci permettiamo di fare nella lettera di invito ai partecipanti all'*outdoor setting*).

Sono tanti i momenti nel *Focus* dell'*outdoor setting* in alta montagna in cui gli psicoterapeuti stanno sotto "la lente" e "i riflettori" di osservazione dei propri pazienti: la ferrata in alta quota, la serata artistica, i pasti in comune, il viaggio, la passeggiata "by night" al luogo turistico sede dell'outdoor, al freddo sotto il cielo stellato, ecc. L'entusiasmo e la creatività personale degli psicoterapeuti influenzano decisivamente lo svolgersi del lavoro terapeutico, in direzione di una "terapia della realtà".

1) *Modellamento*: la presenza degli psicoterapeuti, il loro stile, il temperamento e qualsiasi altra cosa "facciano" è un *intervento terapeutico implicito* che va nella direzione di testimonianza di entusiasmo per la vita;

2) *tallonamento*: i co-terapeuti, frequentemente si trovano a "stringere alle corde" il paziente, affinché non "fugga" da quanto stanno focalizzando in lui; il loro lavoro procede con una *capacità sincronica* di darsi il cambio, pur stando dietro l'uno all'altro e allentare "la presa" se lo richiede l'occasione terapeutica, ma sempre in piena sintonia, frutto di anni di collaborazione di co-terapia;

3) *domandare/ridomandare*: se il paziente non risponde alla domanda che lo psicoterapeuta gli ha proposto di fare in una "scena", nel "qui ed ora", essa viene riproposta, in un altro momento; si tratta di far percepire al paziente il valore del modello positivo di sé del terapeuta.

5.8.4. Distinzione tra fantasia e realtà

Molti pazienti si portano dietro una *visione alterata della propria realtà* che distorce i fatti e i ricordi. I pazienti, che vedono il mondo come lo vedevano quando erano piccoli, percepiscono l'attuale realtà, se stessi e il mondo, in modo inappropriato, pertanto vanno aiutati a prenderne coscienza.

1) *Individuazione*: è importante portare i pazienti a capire che sono persone distinte ed autosufficienti;

2) *esposizione della fantasia:* lo psicoterapeuta ha il compito di controbattere certe convinzioni del paziente, come quella di sentirsi responsabile di causare emozioni negative in un'altra persona. A titolo di esempio, nei casi in cui la madre dice al figlio "tu mi farai morire di crepacuore!", o la moglie dice al marito: "tu mi fai arrabbiare!"; lo psicoterapeuta deve fare un *intervento diretto*, a protezione del paziente, affermando: "Questo non è possibile" e procedere anche ad un momento "didattico", con riferimento alla teoria A.T.;

3) *impasse attuale a scena arcaica*: nel lavoro di gruppo lo psicoterapeuta cerca di mostrare al paziente quanto l'impasse attuale sia legato ad una scena arcaica, con lo scopo di *separare il passato dal presente*;

4) *aspettare che qualcun altro cambi*: spesso sembra che i pazienti stiano in attesa che sia l'altro a cambiare o rischiano di rimanere intrappolati nel passato con la convinzione "se solo l'altro avesse fatto di più..."; il paziente ha bisogno di arrivare alla consapevolezza che egli si aspetta ancora che qualcuno del suo passato "cambi".

5.8.5. Evidenziamento delle discordanze

Durante il lavoro di gruppo, il paziente comunica in modo incongruente contemporaneamente sui due canali comunicativi, verbale e non verbale. A titolo di esempio: scuotere la testa e unire una risposta affermativa; un sorriso unito a un contenuto tragico, ecc. Tali incongruenze vanno direttamente evidenziate al paziente.

1) *Specificità e chiarezza*: quando lo psicoterapeuta nota un'ambiguità nella comunicazione del paziente chiede direttamente di esprimere con maggiore chiarezza cosa volesse dire;

2) *ascoltare alla lettera:* quando il paziente allude a qualcosa che è minimamente tragico per lui, lo psicoterapeuta prende tale affermazione alla lettera e poi la affronta secondo quel senso, anche se il paziente voleva

essere restio ed impreciso: è un aiuto per mettere il paziente in contatto con le tendenze tragiche della sua vita che altrimenti non sarebbero prese in considerazione in altri momenti;

3) *incongruità del linguaggio corporeo*: quando c'è incongruenza comunicativa tra verbale e non verbale, lo psicoterapeuta chiede al paziente di ripetere la comunicazione rendendo i due canali congruenti; poi chiede se ci sono differenze e, eventualmente, a quale persona del passato tali espressioni comunicative lo riconducano;

4) *distinzione tra pensare e sentire:* nel lavoro di gruppo, quando lo psicoterapeuta chiede al paziente "cosa senti?", spesso il paziente risponde con quello che "pensa"; quando ciò si verifica lo psicoterapeuta rende direttamente consapevole il paziente della confusione, così i pazienti iniziano a *distinguere i pensieri dai sentimenti* e diventano più congruenti con le loro risposte;

5) *contestare il contratto genitoriale:* ogni volta che un paziente si propone una meta con il "devo", lo psicoterapeuta gli fa notare direttamente la posizione "Genitoriale" che sta assumendo e lo invita a sostituire l'espressione con il "voglio" o, magari, "non voglio", ascoltando comunque i propri bisogni.

5.8.6. Tecniche particolari

1) *Analisi dei giochi*: la funzione dell'analisi dei giochi è di mostrare ai pazienti le manovre che adottano per arrivare a stare male;

2) *le due sedie*: si può lavorare con due sedie o anche di più, per aiutare i pazienti ad assumere più parti e ad integrarle dentro di sé;

3) *dare l'addio al passato*: alcune persone si portano dietro un passato negativo e vengono aiutate a dire "addio" al passato di cose o persone;

4) *fantasia*: questa tecnica viene usata sia per focalizzare episodi nel passato e portarli nel "qui ed ora" e sia per focalizzare episodi futuri e portarli nel presente;

5) *parlare alle proiezioni dei genitori*: durante il lavoro delle due sedie lo psicoterapeuta parla al paziente che impersona il proprio padre o la propria madre. In tal modo il paziente entra nel mondo dell'esperienza interna dei suoi genitori e spesso la presa di coscienza di questo mondo di esperienza aiuta il paziente a riconciliarsi e a perdonare ogni ingiustizia e ad operare un taglio con il passato;

6) *contestazione del "Tu lo sai":* nel lavoro di gruppo, lo psicoterapeuta ribatte la frase del paziente "tu lo sai" con la risposta "non lo so", per in-

terrompere il tentativo inconsapevole da parte del paziente di stabilire una *relazione simbiotica* con il terapeuta;

7) *uso dell'intuizione*: nel lavoro di gruppo e nell'*outdoor setting* è fondamentale per lo psicoterapeuta l'uso ininterrotto delle proprie intuizioni;

8) *tecnica del "certo":* incoraggiare i pazienti ad agire con fiducia nei propri desideri, piuttosto che con reticenza: trasformare il "forse" in "certo", agendo direttamente nelle espressioni del paziente e facendogli assaporare la differenza, per autocorreggersi in forma maggiormente *assertiva*;

9) *il registratore*: durante il lavoro di gruppo e l'*outdoor setting*, l'uso dell'audioregistrazione o meglio ancora della videoregistrazione è un ausilio importante affinché i pazienti possano risentirsi o rivedersi, soprattutto dove non si rendono conto di quello che affermano o come lo affermano.

5.8.7. Regole da seguire

I Goulding[36] hanno definito una serie di regole che adottavano nelle loro maratone residenziali al Western Institute; alcune di esse sono state adattate nei nostri *outdoor setting*:

1) *niente pettegolezzi*: nessun paziente può parlare di qualcuno che non è nella stanza della terapia di gruppo e non può parlare di qualcuno che si trova nella stanza *come se non ci fosse*; se un paziente vuole fare un commento su qualcuno lo può dire *apertamente* alla persona interessata;

2) *limite di tempo*: la regola implica che lo psicoterapeuta per nessuna ragione lavori oltre un tempo determinato; la stretta osservanza della regola incoraggia i partecipanti ad essere responsabili nel raggiungere le proprie mete entro il tempo prescritto;

3) *regole ambientali particolari*: sono regole che hanno il doppio scopo di offrire ai pazienti un *ambiente protetto* nel quale formarsi e di stabilire delle *direttrici* per un uso ottimale del tempo durante l'*outdoor setting*:

a) *niente violenza* o minaccia di violenza ad alcuno;

b) *attività sessuale solo con il partner che accompagna il paziente (come può essere un rispettivo coniuge):* lo scopo della regola è d'incoraggiare il paziente ad usare il tempo per focalizzarsi sui propri problemi, invece di giocare vari "giochi seduttivi" e, anche se questo è un suo stile relazionale, si cerca di aiutarlo a rendersene sempre più consapevole nelle sessioni di lavoro terapeutico e ad agirlo di meno;

---

[36] M. GOULDING, R. GOULDING, *Il cambiamento di vita nella terapia ridecisionale,* cit.

c) *niente alcool o droghe*; la regola ha due scopi: non si può lavorare in modo chiaro se non si pensa in modo chiaro e, secondariamente, per qualcuno è l'occasione affinché possa imparare a conoscere la propria capacità di godere senza dover ricorrere ad alterare il proprio stato di coscienza con le sostanze;
d) *rimanere per tutto il tempo dell'outdoor setting*: i pazienti sono incoraggiati a *non interrompere* la propria esperienza andando via dal luogo dell'*outdoor setting* prima della fine, affinché abbiano l'occasione di sperimentarsi e maturare, anche se debbono imparare a tollerare delle *frustrazioni*, sulle quali, comunque, si può lavorare nel "qui ed ora" dell'*outdoor setting*;
e) da parte nostra, oltre alle suddette regole, si invitano i pazienti ad *evitare*, per quanto possibile, *le comunicazioni con il resto del mondo* per alcuni giorni: senza cellulari, televisione, computer o giornali, lasciando, comunque, la reperibilità in albergo per le comunicazioni esterne urgenti;
f) *condivisione del segreto professionale* tra noi psicoterapeuti e i pazienti partecipanti all'*outdoor setting*, invitando a non commentare quanto espresso dalla vita del partecipante, fuori dal setting.

A queste regole si aggiungeranno delle "norme" che sono condizioni indispensabili per l'instaurarsi di relazioni significative non invadenti e facilitare l'espressione dei membri, nel rispetto della volontà e della responsabilità personale. Esse sono:
g) si parla di se stessi (pensieri ed emozioni) in prima persona, non in forma impersonale e generalizzata;
h) si parla con "le" persone e non "delle" persone presenti nel gruppo, rivolgendosi a loro in forma diretta;
i) non si giudica, non si critica, non si interpreta.

I sette elementi presentati, oltre alle norme, sono il materiale (esperienziale, verbale e non verbale) con il quale noi psicoterapeuti costruiamo i passaggi terapeutici che, come in un filo di perle, trovano il loro senso pieno nelle *capacità metacognitive* del paziente, per autorganizzarle secondo le proprie linee di sviluppo, la propria progettualità e la propria decisionalità esistenziale.

5.9. Note conclusive

Il condurre una psicoterapia di gruppo richiede un ampio repertorio di competenze e di abilità che possono essere acquisite, per la maggior parte dei terapeuti, attraverso il lavoro della psicoterapia individuale. Può succedere che lo psicoterapeuta venga coinvolto nelle dinamiche interazionali del gruppo, ma deve essere in grado, alla luce dell'esperienza clinica e della supervisione, di sapersi tirare fuori e osservarle dall'esterno. In tal senso la psicoterapia di gruppo, condotta in co-terapia, permette ai terapeuti di "vigilare" sui reciproci coinvolgimenti con i membri del gruppo; se uno dei terapeuti presta attenzione al *contenuto* dei temi e alle parole, l'altro può, intuitivamente e come stile cognitivo, esaminare il *processo* con il materiale che gli viene presentato.

Secondo MacKenzie[37] il terapeuta è impegnato costantemente su quattro livelli:

1. il gruppo come insieme;
2. eventuali sottogruppi all'interno del gruppo;
3. relazioni interpersonali;
4. piano intrapsichico.

Questi livelli caratterizzano anche il lavoro dello psicoterapeuta nell'*outdoor setting*; il sistema a 4 livelli viene scansionato dallo psicoterapeuta focalizzando uno o più di essi nei momenti opportuni allo sviluppo del processo del setting.

Nella *psicoterapia multisetting*, il lavoro di co-terapia riguarda il secondo e il terzo Focus. I due co-terapeuti formano una coppia o un team e la loro relazione terapeutica si sviluppa nel tempo, divenendo sempre più in grado di comunicare efficacemente. Lì dove si possono manifestare tensioni fra di loro è opportuno, almeno nella nostra esperienza, che si impegnino a individuarle e a risolverle rapidamente, preferibilmente al di fuori del gruppo.

Quando viene intrapreso il trattamento nella *psicoterapia multisetting*, da un punto di vista teorico, si tratta di un percorso che integra sia una *terapia associata* (quando lo stesso terapeuta segue un paziente sia individualmente che in gruppo) che una *terapia congiunta* (quando il paziente viene visto dai due co-terapeuti come nel caso del secondo e terzo Focus)[38].

---

[37] K.R. MacKenzie, *Psicoterapia breve di gruppo. Applicazioni efficaci "a tempo limitato"*, cit.

[38] K. Porter, *Combined individual and group psychotherapy*, in A. Alonso e H.I.

Rispetto ai temi da trattare nel setting, nel contesto di gruppo è necessario mantenere il segreto professionale, stabilendo che spetta al paziente la responsabilità di riferire il materiale personale individuale al gruppo, ma che il co-terapeuta potrà contribuire a sollecitarlo, se questo rientra nelle finalità terapeutiche concordate nel contratto terapeutico con il paziente.

Nell'*outdoor setting* sulle Dolomiti, l'impatto dei pazienti, sia con una realtà ambientale maestosa e sia con la residenzialità dell'esperienza, mette nella condizione di dover affrontare rapidamente una serie di elementi destrutturanti i propri schemi che, sommariamente, possono essere elencati nel modo seguente: uscita dai modelli abituali, scaricamento delle tensioni, attenzione al proprio sentire, ascolto degli altri, ricerca di un'interazione autentica con l'ambiente naturale e di gruppo, sentire lo scorrere spontaneo delle emozioni e il contatto empatico.

Ma è soprattutto sul finire dell'esperienza, la fase del *distacco*, che è richiesta ai co-terapeuti una grande sensibilità terapeutica.

La conclusione delle giornate del 3°Focus, se non viene gestita adeguatamente, può creare senso di abbandono, angoscia da separazione o altri disagi interiori, che possono impedire l'interiorizzazione costruttiva dell'esperienza di gruppo maturata nei giorni precedenti.

A titolo di esempio, una seduta di gruppo conclusiva dell'*outdoor setting*, comprensiva del *debriefing finale*, ci ha richiesto sette ore senza interruzione, prima di salire in macchina e partire per il viaggio di ritorno a Roma.

Fare la scoperta di appartenere, essere in relazione, è un bisogno fondamentale dell'essere umano e, nella residenzialità dell'*outdoor setting*, i nostri pazienti ne gustano la scoperta. "Nessun uomo è un isola" e il compito di "traghettare" le persone nel mondo, scrive S. Attanasio Romanini[39], è compito di tutti gli educatori che operano per la promozione personale: la loro "missione" è promuovere una cultura che ponga l'accento sull'appartenenza ad una comunità e che permetta un'esperienza all'interno di questa, non appiattita sugli aspetti più deteriori del copione culturale del momento, ma che comunichi alle persone, con parole e fatti, il permesso di esistere secondo il proprio specifico, anche con la propria "diversità".

Swiller (a cura di), *Group therapy in clinical practice,* Washington D.C., American Psychiatric Press, 1993, pp. 309-341.

[39] S. Attanasio Romanini, *Scoprire di appartenere – bisogno di appartenere*, in F. Montuschi, S. Attanasio Romanini, A. Fornaro, *Scoprire di esistere, decidere di vivere. Le molte facce della ingiunzione "non esistere",* cit., pp. 109-154.

Capitolo sesto

La metafora e le funzioni metacognitive

Simbolo è la montagna
che puoi ascendere seguendo
la tua brama di elevazione.
Che con lo slancio indomito
delle sue pareti ti suggerisce
l'innalzamento verso il Cielo.
Spiro Dalla Porta Xidias

6. Premessa

Nella psicoterapia *outdoor setting* l'uso che noi psicoterapeuti facciamo della *metafora*, come strumento di condivisione esperienziale con i pazienti, favorisce il miglioramento delle loro funzioni *metacognitive*. Questo è un dato che trova poi riscontro nel tempo, dal proseguo del nostro lavoro psicoterapeutico, negli altri *due Focus* della psicoterapia multisetting.

È un modo peculiare del lavoro terapeutico con le metafore che tra terapeuta e paziente si realizzi un rimando ad un livello mentale, situato "al di fuori" dello stato problematico del paziente ma, indirettamente, si intervenga sullo stato problematico, oggetto dell'intervento stesso.

Lo psicoterapeuta utilizza la metafora come strumento di funzionamento mentale del paziente affinché quest'ultimo la utilizzi, insieme ai suoi elementi simbolici, per affrontare il suo stato problematico.

6.1. La metafora come strumento di "costruzione" del reale

Nell'*outdoor setting*, attraverso la metafora, cerchiamo semplicemente di sollecitare il livello immaginativo e intuitivo dell'esperienza. *Metafore*, similitudini e analogie sono usate frequentemente nella psicoterapia[1] e, in particolare, nella psicoterapia cognitiva. Le *metafore* dello psicoterapeuta conferiscono alla terapia una struttura di riferimento "alternativa", che permette al paziente di ridefinire una situazione in un modo che gli renda possibile modificare il proprio comportamento. L'arte psicoterapeutica consiste anche nel saper comunicare con lo stesso modulo del paziente ma in senso ristrutturante. Con questo scopo, le metafore patogene (ossia, il linguaggio figurato che il paziente usa per definire il sintomo e se stesso di fronte al sintomo) dovranno essere ristrutturate in senso terapeutico, cioè fare in modo che con la stessa simbologia metaforica si possa intravedere un diverso modo di definire il sintomo e se stessi di fronte al sintomo[2].

Ricordiamo come, storicamente, la *metafora* sia la più antica e la più utilizzata delle figure retoriche, soprattutto nell'ambito della poesia.

La *metafora* fu definita da Aristotele come il "trasporto di un nome ad una cosa che ne designa un'altra"[3].

Si tratta di sostituire ad un significato "autentico" un significato "figurato" che con il primo abbia una qualche relazione. A differenza della *similitudine*, dove l'associazione di idee è dichiarata, nella metafora il legame è *simbolico*.

È stato proprio Aristotele che, per primo, ha evidenziato la metafora tra linguistica e psicologia, come tensione tra la logica e il sentimento, tra la verità e l'emozione, il vero e il verosimile che convince più del vero[4]. Concetti, quelli aristotelici, che hanno avvicinato alla comprensione del ruolo della metafora in psicoterapia.

Le ricerche psicologiche sulla metafora si rifanno a due grandi approcci teorici: la *teoria della comparazione* e la *teoria dell'interazione*. Mentre rimandiamo il lettore, che desidera un approfondimento dei due sistemi teorici, al testo di Pacciolla e Natoli[5], ricordiamo che negli ultimi anni si stanno moltiplicando gli studi su come costruiamo i nostri *significati*, sul modellamento della mente da parte della storia e della cultura e, così, anche la *metafora* non è più considerata un ornamento linguistico, ma una

[1] A. Pacciolla, *La comunicazione metaforica. Il linguaggio analogico in psicoterapia,* Roma, Borla, 1991.

[2] *Ibidem.*

[3] O. Albanese, C. Fiorilli, M.D. Gineste, V. Scart-Lhomme, *I processi della metafora*, in A. Pacciolla, N. Natoli (a cura di), *Metafora e psicologia*, Roma, Laurus Robuffo, 2003, pp. 215-242.

[4] A. Pacciolla, *La comunicazione metaforica. Il linguaggio analogico in psicoterapia,* cit., pp. 14-15.

[5] A. Pacciolla, N. Natoli (a cura di), *Metafora e psicologia*, cit.

struttura portante del pensiero umano, uno *strumento di costruzione e di classificazione del reale*.

Una costruzione che inizia fin dall'infanzia e, infatti, la persona nel cammino verso l'acquisizione delle proprie conoscenze, attraverso il contatto con gli adulti, utilizza il *noto* per classificare l'*ignoto*: questo tipo di operazione cognitiva è una *metafora*[6].

In definitiva, la *mente procede per immagini*, nel senso che ogni tipo di concetto può essere pensato solo con delle *immagini mentali*. Pertanto, si può affermare che *il pensiero*, per sua natura, è *metaforico*; la mente pensa i concetti non direttamente, ma in forma di *rappresentazioni* che fungono da analogia o da specchio.

Il modo di immaginare i concetti è *correlato* con il modo di ragionare. Il ragionamento, nell'elaborazione delle informazioni, mette in sequenza delle *immagini* perché ogni informazione (concetto, emozione, sensazione, stato d'animo) si presenta alla mente accompagnata almeno da un'*immagine mentale*, al punto che non possiamo pensare senza immagini mentali.

La nostra mente ha bisogno di un'illusione spazio-temporale per poter rappresentare le proprie idee, anche a se stessi per la propria autoriflessione[7].

Vediamone alcuni esempi con la spiegazione della "metafora concettuale".

6.2. La metafora concettuale

Secondo Lakof e Johnson[8], la *metafora concettuale* è una procedura che permette di concepire e parlare di un determinato "dominio concettuale" e "linguistico" nei termini di un altro, dove per *dominio concettuale* si intende ogni organizzazione coerente dell'esperienza che le "metafore concettuali" contribuiscono attivamente a strutturare.

La *metafora* consiste di due diversi domini concettuali: il *dominio Fonte* (B), attraverso il quale comprendiamo il *dominio Target* (A), ed il dominio Target (A) che è compreso attraverso il dominio Fonte (B).

---

[6] N. Natoli, E.T. Corrias, C. Rosa, *Il linguaggio figurato dei bambini. Una ricerca empirica alle scuole elementari*, in A. Pacciolla, N. Natoli (a cura di), *Metafora e psicologia*, cit., pp. 49-66.

[7] A. Pacciolla, O. Greco, *Linguaggio metaforico e TAT*, in A. Pacciolla, N. Natoli (a cura di), *Metafora e psicologia*, cit., pp. 355-390.

[8] G. Lakoff, M. Johnson, *Metaphors we live by*, Chicago, University of Chicago Press, 1980.

Un esempio di metafora concettuale è "*l'esistenza è un salire in vetta alla montagna*".

Il dominio Fonte è "salire in vetta alla montagna", il dominio Target è "l'esistenza", in questo caso, le espressioni metaforiche possono essere:

- "*sul percorso abbiamo trovato molti ostacoli*" (le difficoltà avute nell'esistenza);
- "*pensavamo di aver trovato una discesa per fare prima e invece ci siamo trovati davanti a una strettoia*" (le scelte azzardate della vita);
- "*alla fine del bosco ci siamo trovati davanti a due diversi sentieri*" (dover scegliere il da farsi).

La conoscenza organizzata, relativa alle escursioni, viene applicata per la *comprensione dell'esistenza*; in questo caso il "dominio Fonte" è quello relativo alle "escursioni di montagna" ed alcuni dei suoi elementi come le difficoltà, la durata, gli ostacoli, i compagni, la cordata, la valle, le guide, le salite, le discese, le cascate, il cielo, la vetta, ecc. vengono fatti corrispondere ad altrettanti elementi del "dominio Target" relativo all'esistenza, quali le difficoltà della vita, i momenti di crisi, le energie disponibili, i sacrifici, il successo, la famiglia, i genitori, ecc.

6.3. La "metafora-guida" degli psicoterapeuti all'*outdoor setting*: prima della partenza

Nella psicoterapia *outdoor setting*, l'uso della *metafora* ha, in generale, un aspetto centrale nell'instaurare un'atmosfera di condivisione e di compartecipazione. Nel senso che la metafora può essere usata come segnale di *appartenenza* ("in questo *outdoor* tutti condividiamo la stessa metafora"), come elemento di *complicità* all'interno del gruppo ("ci intendiamo sui significati metaforici"), come *forma ludica* per gli stessi partecipanti (così pure la serata artistica dell'outdoor è spesso un momento privilegiato per rappresentare, con una *metafora* o con delle caricature, alcuni momenti dell'esperienza *outdoor* e dei componenti del gruppo).

Nel progettare la *metafora-guida* di una specifica psicoterapia *outdoor setting*, cerchiamo una formulazione tale che promuova una *costruzione cognitiva* nel partecipante al gruppo, affinché egli organizzi la sua *esperienza emotiva in una nuova modalità riorganizzata.*

A titolo esemplificativo, riporto di seguito il contenuto e la spiegazione della *metafora-guida,* inviata a ciascun partecipante quattro settimane prima della partenza per l'*outdoor setting*; tale metafora rappresentò il *leitmotiv* della nostra esperienza residenziale e lo strumento per "accordare" il gruppo secondo i criteri: 1) dell'*appartenenza*; 2) della *complicità*; 3) dell'elemento *ludico;* 4) del sistema *concettuale-cognitivo* con cui abbiamo progettato per loro il percorso terapeutico.

Dalla lettera di invito all'*outdoor setting*:

> [...] La metafora che ci guiderà in questa esperienza è:
> "Oltre la valle e alle soglie del cielo, conquistando se stessi".
>
> Cerchiamo di abbozzare ora una spiegazione della metafora che abbiamo pensato per voi, per poi lasciarvi alle vostre suggestioni personali che vi susciteranno sia queste poche righe, sia l'esperienza che vivrete.
>
> Implicita nella metafora è l'azione del "camminare". Camminare nell'ambiente circostante per conoscere il mondo è equivalente al muoversi nel proprio labirinto della mente per conoscere se stessi. Il primo contatto con l'ambiente naturale della montagna si ottiene camminando e inizia con l'aderenza dei "piedi a terra", metafora di presa di "contatto con la realtà". Mettersi in cammino può, in certi momenti della vita, avere anche il senso del coraggio di ri-cominciare da capo, e questo ri-inizio non ha età ...

Nella lettera, dopo l'introduzione con l'implicito riferimento del "camminare", passiamo a spiegare e suggerire ai pazienti alcuni nostri significati sulla prima parte della metafora *"Oltre la valle"*:

> ..."Oltre la valle" significa il mistero "oltre" l'evidenza del già conosciuto; vuol dire andare "oltre" l'interpretazione "ingenua" (naive) che hai sui fatti della tua storia. "Oltre la valle", fuori metafora montana, vuol dire "oltre il copione"; il "copione" come modo di adattamento che hai sviluppato più per la sopravvivenza, che per un libero progetto esistenziale di vita Adulta. "Oltre la valle" richiede, innanzitutto, la consapevolezza di riconoscere negli elementi della valle stessa gli aspetti positivi, guardandola da una certa distanza; "oltre" è un motore di volontà, un'energia creativa e propulsiva. "Oltre" è la ricerca della volontà di Dio sulla tua vita, se sei credente, come processo e come progetto esistenziale di felicità piena.
>
> Per noi, la montagna con i suoi paesaggi alpini diventa un laboratorio di sensazioni e di emozioni, da sperimentare e da convogliare in decisioni di senso. Per poter salire la montagna occorre prima poterla "vedere". E per poterla "vedere" hai bisogno di avere gli occhi del poeta e dell'artista che è dentro di te. Un interesse che non sia meramente utilitaristico ed edoni-

stico, ma un interesse fondato sul tuo desiderio, attraverso le suggestioni dell'immaginazione e del sogno. Sarà il tuo sguardo a ridisegnare il profilo della cresta e della vetta, per farne una conquista personale, una forma soggettiva nella tua mente.

Carissimi, la fatica del salire "più su" corrisponde al crescere e al maturare, a quell'impulso irrefrenabile umano che ci cattura per raggiungere mete sempre successive. Nella mitologia, il personaggio Prometeo, legato con le catene alla cima della montagna, esercita tutta la sua forza nei confronti dei limiti della condizione umana, per tentare una via d'uscita "verso l'alto": immagine dell'uomo che cerca di superare se stesso, fino a sfidare gli dei. L'eroe della mitologia si muove incessantemente in quella linea verticale tra l'umano e il divino, cerca di uscire da sé e di superare il limite. Noi non siamo eroi, nel senso mitico del termine, ma siamo eroici quando "abitiamo il nostro limite", lo riconosciamo, lo accettiamo e poi...

Se le condizioni metereologiche lo permetteranno, raggiungeremo una vetta e sperimenterete che rimanere un tempo sulla vetta permette di riconsiderare e riordinare le proprie scelte "a valle" (il copione) e confermare con nuovo impeto i valori della vostra quotidianità.

Non esistono luoghi stabili e immutabili e le vette delle montagne lo sono meno che mai; siamo noi che diamo alle cime un significato "sacro". Le cime sono dimora dei venti. Sono spazi fisici estremamente materiali eppure inafferrabili. Le cime ci intimoriscono ed è per questo che cerchiamo di renderle umane, più vicine a noi, conquistandole, contemplandole. Le montagne viste dalla valle sembrano eterne, invece, sono animate, si logorano sotto l'azione delle piogge e del freddo, si deteriorano per l'escursione del caldo e del freddo, cambiano "pelle" quando si innevano e al disgelo si coprono del manto verde del pascolo, si frantumano in ghiaia bianca grazie all'azione di rivoli d'acqua impetuosi e freddi, si ricompongono con l'accumularsi dei detriti rocciosi negli anfratti, nei ghiaioni e nelle valli. È su questi "corpi dormienti", caotico frutto dello spostamento della deriva dei continenti, che "emerge sopra il caos un'iride di pace" e su cui ci arrampicheremo, suderemo e sosteremo.

Ogni gesto e azione che compiamo nelle nostre escursioni in alta quota, combinati con esercizi ed esperienze specifiche, sono intrisi di senso metaforico e sono la comunicazione di un linguaggio simbolico che aspetta solo di essere condiviso tra i "compagni di cordata".

Carissimo, il tuo sguardo che si rivolge alla cima è lo stesso sguardo che interpella la tua anima; la superficie del percorso montano, la visione notturna della via lattea e i cunicoli del sottosuolo sono indipendenti tra loro ma, in un'escursione alpina, sono "legati" attraverso il pensiero, quel tuo pensiero che va conosciuto, educato, formato e che può aiutarti a mantenere una posizione esistenziale equilibrata...

Nel testo che segue, passiamo a spiegare la seconda parte della metafora "*Alle soglie del cielo*":

[...] "Alle soglie del cielo" è la "ricentratura" che vogliamo restituire, quest'anno, a quella parte di noi stessi che viene spesso dimenticata ed emarginata, l'anima e lo spirito: quell'unità psicofisica della persona umana, insieme allo spirito, che rappresenta l'essere vivente nella sua totalità. Forse, quest'anno siamo stati così attratti e distratti da altre "sirene", vivendo la frenesia della città e la dispersione delle energie nell'effimero che, citando uno scrittore "siamo andati avanti così rapidamente per tutto l'anno che ora dobbiamo sostare un attimo per consentire alle nostre anime di raggiungerci". Ma anche se il nostro spirito è rimasto indietro, esso non è perso.

"Alle soglie del cielo" significa che salendo in quota, arrampicandosi in su, si raggiunge l'alto, l'aria, il cielo. Aspirazione eterna dell'uomo quella di elevarsi da terra, e in vetta si arriva a stare in uno "stato gravitazionale" tra la roccia, materia sottostante e le nubi, "spirito" sovrastante. Una posizione privilegiata ma anche impegnativa per sé e per gli altri.

La libertà della "vetta" esige responsabilità di servizio/amore verso gli altri, quell'opportunità offerta dal "destino" per non rimanere chiusi in se stessi e risucchiati verso il basso, in definitiva, dal proprio ego individualista.

È salendo oltre la valle, sui pendii ammantati di boschi e ghiaioni, che si entra nel cielo. Ma, raggiunta la vetta, resta ancora il cielo sopra di te, strati conosciuti dell'atmosfera fino a strati inconoscibili del cosmo, in una continuità infinita, che non ci è dato di conoscere, ma di contemplare, sì!

Speriamo che dopo aver avuto l'opportunità di scalare una cima, e un'altra e tante altre ancora nella tua vita, possa tu passare dalle vette fisiche alla vetta dell'anima: continuare il tuo cammino dall'esplorazione dei luoghi fisici del creato, attraverso l'esplorazione introspettiva, all'incontro con il totalmente Altro, che per me e Antonietta è il Creatore, il Cristo, primizia del creato...

La conclusione della lettera, con l'ultima parte della metafora "*conquistando se stessi*", viene riportata alla fine del capitolo, come riflessione di chiusura sia del capitolo che dell'esperienza della psicoterapia *outdoor setting*.

6.4. Lo psicoterapeuta come trasformatore di metafore

Le rappresentazioni mentali sotto forma di metafore, come già detto, si rivelano dei procedimenti cognitivi fondamentali della nostra mente e si fondano sulla possibilità di proiettare, su domini semantici astratti, la struttura maggiormente delineata di domini semantici legati alla nostra interazione con il *corpo nello spazio*[9], e non è poca l'esperienza di corporeità e spazialità nei nostri *outdoor setting*.

Quando scegliamo la metafora-guida, come nell'esempio della lettera precedente, "*oltre la valle e alle soglie del cielo, conquistando se stessi*", essa viene progettata per realizzare una *nuova connessione* tra due diversi domini dell'esperienza della persona, uno dei quali è il *dominio problematico* del paziente. Quest'ultimo viene descritto nei termini di un altro *dominio dell'esperienza,* che è quello fornito alla mente del paziente dalla *metafora-guida*, nell'esperienza unica e nuova dell'*outdoor setting.*

Nell'*outdoor setting*, durante le sessioni di lavoro all'aperto, gli esercizi, le escursioni e i moduli di lavoro del *debriefing*, il sistema di ragionamento metaforico del paziente (mediante la metafora-guida) si arricchisce di nuovi elementi che tendono a *modificare l'iniziale connessione* tra il dominio problematico e l'altro dominio dell'esperienza *in itinere*.

Siamo spesso testimoni che l'uso della metafora del paziente si modifica, oppure la metafora, collegata allo stato problematico, viene sostituita da una *nuova metafora* che può risolvere in termini metaforici il suo campo problematico, come riportato nel testo a seguire nelle espressioni dei pazienti.

Le metafore, che il paziente tende ad usare, sono le linee direttrici lungo le quali si muovono i suoi pensieri e le sue credenze. È lungo queste stesse direttrici che lo psicoterapeuta interviene operando come un *trasformatore di metafore*.

Nella psicoterapia *outdoor setting*, mettendo il paziente continuamente

---

[9] T. Russo, *Metafore come ipoicone nelle lingue dei segni e nelle lingue vocali*, in A. Pacciolla, N. Natoli (a cura di), *Metafora e psicologia*, cit., pp. 391-434.

alla prova (sfidando le sue categorie concettuali, la percezione di sé, i sentimenti di sé, l'idea di sé come incapace o inadeguato, sul piano della tenuta fisico-corporea o delle possibilità creative e artistiche), promuoviamo degli *input esperenziali* per il cambiamento del suo sistema auto-organizzato; usiamo *metafore-guida* per abituarlo sia ad usare metafore, che non ha mai "osato" usare, e sia a non usare più quelle *disfunzionali* al suo nuovo progetto di vita.

A titolo esemplificativo, dal *debriefing finale* e *a distanza* di alcuni partecipanti all'outdoor, raccogliamo alcune esperienze:

> L'esperienza dell'outdoor è stata di crescita; vedere che ho raggiunto la vetta, dopo molte ore di cammino, talvolta faticose, mi ha fatto notare che in me c'è un'energia che non pensavo, questo mi colpisce e mi fa pensare che anche qui a valle, posso fare forza sulla consapevolezza che ho un'energia che rimane nascosta ma se voglio, posso farla uscire fuori.
>
> Alessandra

> Ho acquisito la capacità di affrontare nel lavoro, nello studio e nella vita sentimentale sia gli aspetti positivi che quelli negativi, senza perdere di vista la meta o la "vetta", come nell'outdoor. Tommaso

> Con l'outdoor e con la ferrata mi sono accorto di possedere una forte capacità nel gestire situazioni molto estreme, rimanendo sempre nei confini dell'Adulto e senza passare all'imprudenza, fino addirittura a portarmi alla decisione di fare il pilota di aerei. Sono molti i campi in cui ho sviluppato questo senso di "azzardare", senza rimanere bloccato come ho fatto per molto tempo prima della psicoterapia. Tommaso

6.5. Le metafore nei moduli di lavoro dell'*outdoor setting*

Nelle sessioni di lavoro (CAMPO BASE – M.A.C.R.O.), lo psicoterapeuta opera rivolgendo delle domande dirette sui simboli, sulle metafore, in modo che il paziente acquisti consapevolezza delle situazioni di *impasse* e possa individuare nuove risorse dentro di sé per nuovi orientamenti da dare alla sua vita.

Nel lavoro di terapia di gruppo è possibile che, nell'uso delle metafore, possano riemergere alcuni ricordi traumatici, così pure che il paziente possa entrare in contatto con il proprio "Bambino Libero" per integrarlo con l'"Adulto" e, di conseguenza, arrivare a dei comportamenti positivi per il proprio benessere.

Le giornate della psicoterapia *outdoor setting* sono articolate in *moduli di lavoro* (v. SCHEDA DI LAVORO), denominati *metaforicamente* "CAMPO BASE – M.A.C.R.O.". Ogni "campo base" è una fase della struttura portante del progetto terapeutico nel suo svolgersi temporale e processuale.

Le esperienze del "campo-base" non sostituiscono in alcun modo un percorso terapeutico, ma il nostro intento nell'*outdoor setting* è di favorire nei pazienti un "risveglio" individuale e l'autoconsapevolezza.

Di seguito, elenco alcuni dei contenuti dei nostri *moduli principali* utilizzati per portare i nostri pazienti a lavorare su di sé e in gruppo (le domande-stimolo vengono proposte nei diversi moduli).

Alcune delle esperienze sotto menzionate possono essere realizzate individualmente, altre in coppia e altre ancora in gruppo.

6.5.1. La "valle" come copione di vita

SCHEDA DI LAVORO:

Presentazione: *«Per andare "oltre" la valle devo prima soffermarmi a guardare la "valle": cosa è per me; cosa è stata per me; individuando in essa i punti di forza e i punti, invece, dai quali devo prendere una distanza emotiva».*
Spieghiamo che la "valle" rappresenta il "copione di vita".
Domande stimolo:
1. Cosa voglio lasciare (persone, eventi, cose) "a valle" per poter andare "oltre"?
2. Quali sono le "zavorre" (mie o degli altri) che sento dovrei lasciare, ma da cui ancora non riesco a staccarmi?
3. Dov'è il mio "Nord" nella "valle" (il mio orientamento)? Che significato attribuisco al mio "Nord"? Quanto sono convinto di spendere la mia vita per andare verso il "Nord" che mi sono prefissato? Qual è la direzione che intendo dare alla mia vita oggi "qui ed ora"?
4. Quanto è grande "la montagna" che mi sta davanti? Quali sono le paure, i blocchi, i timori della mia quotidianità?

Dopo un'introduzione al questionario si dà un tempo a disposizione per la riflessione individuale.

6.5.2. Definire un contratto terapeutico a partire dalla metafora

SCHEDA DI LAVORO:

Presentazione: *«Per arrivare alla cima, alla "mia cima", devo sapere da quale "mia valle" parto. Occorre realizzare un contratto terapeutico con le "guide" (gli psicoterapeuti) che sosterranno l'obiettivo di cambiamento di ciascuno dei partecipanti, e di fronte al gruppo che sarà risorsa e testimone».*
Gli obiettivi verranno interpretati in termini di G.A.B. (Analisi Transazionale).

6.5.3. Individuare le energie disponibili per poterle incanalare

SCHEDA DI LAVORO:

Presentazione: *«Ora sono nel bel mezzo della valle, la valle del Rio Fanes, a contatto con la potenza dell'acqua della cascata».*
Domande stimolo:
1. la forza che scaturisce da questo elemento, quale energia mi evoca?
2. Su quale energia (punti di forza) personale posso contare?
3. Come posso convogliare una tale potenza di vita?
4. Quale direzione voglio dare al mio "fiume" (propria realtà)?
5. L'acqua è fonte di vita, e io a quali "fonti di vita mi abbevero"?
6. In quali "sorgenti" vado a cercare la vita?
7. È acqua "stagnante" la mia vita oppure è acqua "corrente", dinamica, fluida?
8. Cosa "posso" fare per renderla pulita, cristallina?
9. Cosa "voglio" fare?

6.5.4. La conquista della "vetta" è conquista di "se stessi": l'importante è porsi un obiettivo e "mettersi in cammino"

SCHEDA DI LAVORO:

Presentazione: «*La salita "in cima" come metafora del "senso della vita": il monte è il luogo dell'intimità, il luogo privilegiato per recuperare il "pri-*

mo amore", l'intimità con Dio. Sul monte l'uomo può tornare a scoprire il volto del Dio vivo, libero e liberatore. La consapevolezza del gioco di illusioni e delusioni trovano un senso per l'autoconoscenza e per l'impegno nelle proprie decisioni. La consapevolezza del proprio copione è epilogo della propria storia e prologo per le decisioni fondate sul "voglio" o "non voglio", sottraendosi ai pensieri copionali che possono essere stati oggetto di inganni, illusioni e "idolatria". L'uomo è un essere relazionale che stabilisce relazioni continue con gli altri e la scoperta del "servizio" agli altri, a iniziare dal "qui ed ora", è un uscire da se stessi per crescere e incontrare l'altro».
Riportiamo, a titolo esemplificativo, l'esperienza di Marco riguardo a questa scheda di lavoro, resa nel *debriefing a distanza*:

a) Più che un'attivazione, è stata una riscoperta di quelle originarie in mio possesso; detto in maniera più autentica, un ritorno alla vita... forse va precisato che, per questo come per altri aspetti, l'outdoor è stato solo il punto di partenza per un itinerario di crescita tutt'ora in corso, ancora molto lungo, e che forse converge e coincide con la vita stessa, la mia vita...
b) La fatica dell'arrampicarsi mi ha schiarito le idee... oggi i miei valori sono: il bene, la musica, l'arte, i sentimenti, l'amore e la solidarietà, la fiducia in un progresso sempre possibile, la cultura, la ricerca esistenziale.

6.5.5. Attraversamento sul ponte di legno e sospesi nel vuoto: l'esperienza del "mettersi in gioco" e fidarsi della "base sicura"

SCHEDA DI LAVORO:

Presentazione: «*La consapevolezza ha come conseguenza una volontà di trasformazione/cambiamento. Questo comporta l'incontro con i propri "fantasmi" (paure), le proprie resistenze. Occorre fare l'esperienza del mettersi in gioco, attraverso l'opportunità di ricostruire un attaccamento positivo con noi "terapeuti" ("guide") all'interno di una relazione di attaccamento che però è un'"alleanza terapeutica" ("guida" come "base sicura"), "un'alleanza formativa". Imparare a distinguere tra fantasia-ideali e realtà (differenziazione e discernimento)*».

6.5.6. Non ci sarebbe una "vetta" senza continuità con una "valle": l'accettazione e la riconciliazione (la vetta) con la propria storia (la valle)

SCHEDA DI LAVORO:
Presentazione: «*Un cuore gonfio di odio, di rabbia, di risentimento per dei fatti della propria storia, rischia di paralizzare la persona per anni, attraverso dei pensieri negativi, delle emozioni negative e dei comportamenti negativi, operando scelte "reattive" e mai libere (contro copione), come invece dovrebbe essere il cuore di una persona che si è riconciliata con la propria storia. Anche dentro il proprio copione ci sono delle risorse, le devi scoprire e cercare per essere libero di "uscire" e di "rientrare" nel tuo copione con nuovi permessi ("abitare il limite")*».
a)
Una esplicazione dell'esperienza della riconciliazione è l'esercizio sui "nemici":
Presentazione: «*Nella stanza di terapia occorre una fune, per costruire la scena, con la quale si annodano al punto vita alcuni componenti del gruppo, e li si trascina in cordata. Tutto ciò è metafora delle tante persone che ci hanno fatto soffrire nella nostra vita (padre, madre, un parente, un molestatore, un fidanzato, un collega, un datore di lavoro, un violentatore, un confratello, un medico, ecc.) e se non troviamo il coraggio di sciogliere questi nodi, viviamo un cammino esistenziale "trascinato" ed "appesantito". La scena termina con lo scioglimento dei nodi, uno ad uno, fino all'ultimo "ti perdono, perciò decido di essere libero e ti lascio libero", e con la decisione e il grido finale di "libero e liberante!"*».
Questo esercizio lo svolge solo lo psicoterapeuta, come modello di identificazione per gli altri per divenire "libero e liberante". Gli esercizi sopra proposti si possono concludere con un "segno" che descriviamo di seguito, da una delle esperienze vissute.

Dagli *Appunti di viaggio e Note tecniche* su *"i nemici"*:

In un secondo momento, invitiamo ognuno a scrivere su un foglio di carta il nome di "un nemico", di una persona fisica, di uno che ci ha fatto un'ingiustizia, di uno che ci ha umiliato, di uno che ci ha fatto del male; tutti i nomi, anche se sono più di uno, vanno scritti sul foglio, che viene chiuso e piegato, mentre il proprio nome viene scritto su una facciata. Al centro della sala poniamo un contenitore e accanto un piccolo braciere. Poi invito quelli che vogliono ad alzarsi dal proprio posto e a mettere il proprio foglietto nel contenitore. Alla fine, Antonietta dà fuoco a tutti i foglietti, uno alla volta e per ogni foglietto che butta nel braciere ardente dirà il nome, per esempio "Francesco" e brucia il foglio e tutti insieme diciamo, insieme a Francesco: "Libero e liberante!".

6.5.7. La "logonotte" o "la notte del significato esistenziale": scrivere sul cielo il proprio progetto esistenziale

SCHEDA DI LAVORO:

Presentazione: «*Nel cielo stellato notturno, in questa sessione di lavoro, riscopriamo un desiderio arcano dell'uomo di tutti i tempi: il desiderio-esigenza di individuarsi e di orientarsi in presenza della storia.*
L'orientamento e la ricerca di punti fermi è un'esigenza del navigante che si muove da un punto all'altro della Terra. Tuttavia, è anche l'esigenza di quanti si sono smarriti, quella di individuare "punti certi" e poter riprendere il cammino.
Di fronte al cielo stellato, osservato da una postazione consona, il silenzio è il primo atteggiamento e la prerogativa per entrare in contatto con se stessi ».

I partecipanti sperimentano sensazioni e sentimenti molto diversi e, ad inizio sessione, con le battute di spirito che alcuni tra di loro si scambiano, sembrano volere "esorcizzare" un certo imbarazzo di fronte ad uno spettacolo che, in senso proiettivo, può essere "inquietante", "enigmatico" o "tragico".

La filosofia ci ha abituati, nel rapporto tra osservatore e cosmo, a riconoscersi infinitamente un nulla, effimeri. In pochi secondi, osservando il cielo notturno, ci ritroviamo a ripercorrere mentalmente quello che è stato il cammino dell'umanità nei secoli di fronte ai primi interrogativi dei presocratici sull'*arché*, sull'*origine* della vita nell'universo.

Emozioni istantanee che cercano risposte razionali, ma che non possono non rimanere avvolte dal mistero, per quell'ordine gravitazionale tra gli astri, che rimandano all'osservatore della volta celeste l'interrogativo: "Cosa significa tutto ciò ?", ma, soprattutto "Cosa significa tutto ciò *per me* ?".

La sessione di lavoro è divisa in tre parti :

1) la prima parte è la *teoria del cielo*, ossia, è l'osservazione del cielo notturno con l'insegnamento del riconoscimento dei corpi celesti, stel-

le, galassie e costellazioni, a cui gli astronomi hanno dato un nome come patrimonio collettivo: l'apparente caos e dispersione viene ordinato insegnando a dare un nome agli astri (Gran Carro, Orsa Minore, Cassiopea, Drago, Orione, Andromeda, ecc.) e a ricostruirne gli antichi miti.

L'ordine introdotto nel cielo notturno con il raggruppamento delle stelle in costellazioni, costituisce una rappresentazione paradigmatica della cultura dell'umanità. Si tratta di un arbitrio, ma anche di una convenzione definita dagli scienziati della comunità scientifica.

Riconoscere le costellazioni nel cielo può tornare utile in qualche circostanza, oltre che con gli amici o come passatempo, anche per un bisogno di orientamento "arcaico" senza l'uso degli strumenti e delle tecnologie.

In realtà, definire a gruppi di stelle la configurazione di costellazioni significa "scrivere sul cielo". Unire punti tra loro mediante delle rette vuol dire "dare forma" alla volta celeste, ossia dare una struttura e un'immagine con il corrispondente nella mente della persona, in una "rappresentazione mentale".

Nella teoria del cielo, assegniamo "forme" (le costellazioni), mediante un pensiero ed un linguaggio, ad un universo infinitamente più grande di noi, dove non c'è nessuno che ci parli o ci ascolti. Questa è l'innegabile dimensione della materia: esame della realtà.

L'obiettivo di questa prima parte è far acquisire al partecipante al gruppo una qualche dimestichezza con le stelle e, non secondariamente, offrirgli un'apertura della sua stessa *sensibilità empatica*, al mistero della materia e al sublime dell'esperienza osservativa, *intra* ed *extra* rispetto a sé, attraverso il *vissuto* che egli stesso sperimenta.

Il nostro ruolo di psicoterapeuti *è limitato* rispetto all'oggetto specifico della contemplazione della volta notturna ed è quello di portare l'osservatore, mediante l'approccio *etico-estetico cognitivo*, alla *soglia* cosmica del mistero.

2) Nella seconda parte, proponiamo ai partecipanti dell'*outdoor setting*, un "rovesciamento" o meglio una possibilità di *trascendere* l'esperienza materiale.

Li invitiamo in gruppo, nel silenzio della notte e sotto la volta celeste, preferibilmente in una notte chiara e senza Luna, a *con-siderare* (nel senso filologico del termine *cum-sidera*, ossia, *stare insieme con le stelle)* con la propria "fantasia" di "scrivere sul cielo" una loro *parola* che esprima il sentimento del "qui ed ora" (*hic et nunc*), ma anche il proprio desiderio esistenziale dell'"ora e sempre" (*nunc et semper*).

Spesso assistiamo ad una espressione iniziale di emozioni e sentimenti diversi, verbalizzati con tonalità che combinano esaltazione, stupore, inquietudine: si tratta di un mini-percorso cognitivo etico-estetico verso la conquista di una consapevolezza di maestosità e sacralità dell'ordine naturale del creato. In alcuni, l'esperienza notturna solleva gli interrogativi sulla questione del destino. È uno dei moduli più difficili da realizzare con il gruppo e non sempre lo attiviamo.

L'esperienza della *logonotte* mette, a volte, il partecipante di fronte all'effimero e alla mediocrità di una vita trascinata solo per la sopravvivenza; l'esperienza che emerge del "sublime", sperimentata stando sdraiati a terra con gli occhi rivolti allo zenit, eleva mente e cuore al di sopra della passività della vita vissuta e apre al riconoscimento di una verità "più grande".

3) Nella terza parte, in un *liturgico silenzio pieno del silenzio degli altri* partecipanti, chiediamo, sottovoce, prima di chiudere la sessione, se c'è qualcuno che vuole verbalizzare con una frase biblica (dai Salmi, Proverbi, Vangeli, Lettere, ecc.) quello che sta vivendo o quello che *desidera* vivere come compito esistenziale nella quotidianità. Magari anche sotto forma di preghiera spontanea[10].

Dopo avere *con-siderato*, "*essere stati con le stelle*", è il momento del *de-siderare*, etimologicamente "*allontanarsi dalle stelle*", per entrare nel "combattimento" della vita quotidiana "sulla Terra".

6.5.8. Salire in vetta: l'esperienza del dolore corporeo, metafora del dolore esistenziale

SCHEDA DI LAVORO

Presentazione: «*Salire in vetta è metafora dell'affrontare e superare gli inevitabili momenti di dolore della vita.*
Il dolore fa parte della vita e dell'esperienza di ogni essere umano. Passare attraverso la sofferenza rende forti, si viene provati come l'oro al crogiuolo e ciò permette la ricerca del nostro sé più autentico. È importante ascoltare questo sentimento senza sfuggirlo; accettarlo con una certa serenità, permette di entrare in contatto con una sensazione di potenza e di consapevolezza del valore di sé, elementi indispensabili per non essere in balia

[10] Questa terza parte la introduciamo solo negli *outdoor setting* composti da seminaristi, religiosi o sacerdoti.

dell'esistenza; allontanarlo rende deboli e ingannati, perché significa negare una parte della nostra realtà».

Viene proposto un esercizio in gruppo: "Chiudete gli occhi e pensate singolarmente a un episodio in cui avete provato dolore. Cos'è successo? Quale reazione avete avuto? Avete lasciato trasparire l'emozione o l'avete tenuta dentro? Come hanno reagito gli altri al vostro dolore? E come avete reagito voi di conseguenza?

Segue un lavoro di terapia *nel* gruppo.

6.5.9. La negazione e il non riconoscimento dei bisogni autentici: la busta nera della spazzatura, contenitore di tutto ciò che è "intollerabile" per la persona

SCHEDA DI LAVORO

Presentazione: «*Per procedere in maniera autentica nel cammino della vita, devo prima prendere coscienza dei bisogni vitali che non ho mai ascoltato ma che continuamente "fermentano" dentro di me, come succede per gli alimenti che vengono raccolti e chiusi in un sacco della spazzatura. "Qui ed ora" posso decidere di entrarci in contatto, dargli un nome e poi, valutare come smaltirli/gestirli*».

Viene proposto al gruppo di scrivere i propri bisogni, raccolti poi dallo psicoterapeuta dentro al sacco. Segue un aiuto alla riflessione.

Riportiamo un elenco di alcuni dei bisogni trascritti dai nostri pazienti, in riferimento a questa esperienza nell'*outdoor setting*: – bisogno di: "parlare", "sentirmi amata", "essere visibile", "una carezza", "essere coccolato", "rispettare i miei tempi", "piangere", "perdonarmi", "serenità", "accoglienza", "comprensione", "alterità", "silenzio", "ridere", "appartenenza", "dare un senso", "fiducia", "azzardare", "stare a contatto", "poter dire di no", "avere i miei spazi", "pace", "accettare le mie imperfezioni", "sentirmi al sicuro", "sentirmi accettato", "indipendenza".

6.6. L'uso soggettivo della metafora nella psicoterapia *outdoor setting*

I partecipanti al gruppo hanno il loro singolare modo di ragionare ed utilizzano in maniera diversa gli schemi cognitivi e le emozioni, indipendentemente da uno stesso tema-stimolo (CAMPO BASE – M.A.C.R.O.). Ad esempio, una struttura fobica[11] con attacchi di panico utilizzerà "mappature metaforiche" diverse rispetto ad una persona con disturbi del comportamento alimentare, nell'utilizzo del sistema metaforico, per comprendere le proprie emozioni e per orientare le proprie decisioni.

Le persone che hanno caratteristiche, ad esempio, fobiche, depresse, ossessive, evitanti, ecc. sembrano essere caratterizzate da un uso diverso di gruppi di metafore. Spesso le formulazioni metaforiche appaiono connesse ad aree problematiche del funzionamento mentale ed alcune delle metafore, che ricorrono più frequentemente nel corso di un trattamento psicoterapeutico, subiscono nel corso della terapia una particolare evoluzione[12].

Nella psicoterapia *outdoor setting*, ai fini del nostro lavoro con le *metafore*, le domande stimolo ai partecipanti permettono loro di potersi collocare nel "qui ed ora"; ovviamente, avrà un'importanza fondamentale il significato "soggettivo" che loro attribuiscono alle diverse metafore, significato che correliamo ai dati clinici e anamnestici personali, per *differenziare* e *soggettivizzare* il trattamento terapeutico, in funzione del contratto terapeutico definito con noi.

6.7. Metacognizione: una funzione privilegiata nella psicoterapia *multisetting*

All'inizio del capitolo si era messo in evidenza un costrutto fondamentale del Cognitivismo clinico, quello della *metacognizione* e come, attraverso l'uso della *metafora* e non solo, cerchiamo di favorire il miglioramento delle *funzioni cognitive e metacognitive* durante l'intero percorso della *psicoterapia multisetting*. Vorrei approfondire questo concetto della *metacognizione* nei paragrafi successivi[13].

---

[11] V.F. GUIDANO, *Il Sé nel suo divenire: verso una terapia cognitiva post-razionalista,* cit.

[12] M. CASONATO, *La metafora nella ricerca in psicoterapia*, in A. PACCIOLLA, N. NATOLI (a cura di), *Metafora e psicologia*, cit., pp. 281-292; ID., *Immaginazione e metafora*, Bari, Laterza, 2003; S. BRIOSI, *Il senso della metafora*, Napoli, Liguori, 1985; P. BARKER, *L'uso della metafora in psicoterapia*, Roma, Astrolabio, 1987.

[13] Per degli approfondimenti bibliografici sulla metacognizione si vedano R. FEUERSTEIN, *Instrumental Enrichment. An Intervention Program for Cognitive Modificability,* Baltimora, University Park Press, 1980; J. METCALFE, A. SHIMAMURA (a cura di), *Metacognition: Knowing About Knowing,* Cambridge, MIT Press, 1994; O. ALBANESE, P.A. DOUDIN, D. MARTIN (a cura di), *Metacognizione ed educazione*, Milano, Franco Angeli, 1995;

6.7.1. Definizione di metacognizione

Nell'epistemologia *della complessità*, ritroviamo un concetto fondamentale del cognitivismo clinico, quello della *metacognizione*, che riteniamo indispensabile ai fini del nostro lavoro.

Il concetto di *metacognizione* fu inizialmente definito da Flavell[14], che la intende come ogni conoscenza o attività cognitiva che prende come oggetto, o regola, ogni aspetto di qualsiasi impresa cognitiva: il significato centrale di *metacognizione* è "*cognizione della cognizione*". Il concetto di "metacognizione", per quanto possa apparire complesso, si riferisce ad una *attività della nostra mente* a cui si ricorre per stabilire relazioni interpersonali, raggiungere obiettivi, risolvere i propri stati d'animo.

Nell'*outdoor setting* si ricorre ad *attività metacognitive* quando, nel *debriefing*, *riflettiamo sui nostri pensieri* o quando "riflettiamo su" come prepararci adeguatamente per salire in cima, per dosare le nostre forze fisiche in vista del raggiungimento di una vetta, e così via.

Senza entrare nel merito dell'attuale dibattito sul concetto di *metacognizione*, per il quale si rimanda ad altri autori, ne circoscrivo il significato limitatamente agli aspetti teorici ed applicativi che ci hanno consentito di portare avanti il lavoro dell'*outdoor setting*, ed è in tale direzione che intendo presentarne la *funzione cognitiva*.

Carcione e collaboratori[15] intendono la "metacognizione" come «la capacità dell'individuo di compiere operazioni cognitive euristiche sulle proprie e altrui condotte psicologiche, nonché la capacità di utilizzare tali conoscenze a fini strategici per la soluzione di compiti e per padroneggiare specifici stati mentali fonte di sofferenza soggettiva».

Secondo la definizione di Carcione e Falcone[16], il termine "meta cognizione" si riferisce sia alla capacità di comprendere i "propri stati mentali" sia a quella di "fare inferenze" sugli stati mentali altrui, contemplando

A. Cadamuro, *Stili cognitivi e stili di apprendimento*, Roma, Carocci, 2004; P. Vanini, *Potenziare la mente? Una scommessa possibile*, Gussago (BS), Nannini Editrice, 2003.

[14] J.H. Flavell, *Metacognition aspects of problem solving*, in L. Resnick (a cura di), *The nature of intelligence*, Hillsdale, NJ, Erlbaum, 1976.

[15] A. Carcione, M. Falcone, G. Magnolfi, F. Manaresi, *La funzione metacognitiva in psicoterapia. Scala di valutazione della metacognizione (S. Va. M.)*, in «Psicoterapia», 9, 1997, pp. 91-107.

[16] A. Carcione, M. Falcone, *Il concetto di metacognizione come costrutto clinico fondamentale per la psicoterapia*, in A. Semerari (a cura di), *Psicoterapia cognitiva del paziente grave. Metacognizione e relazione terapeutica*, Milano, Raffaello Cortina Editore, 1999, pp. 9-42.

la capacità di riflettere complessivamente sui processi mentali ("condotte psicologiche").

L'espressione "operazioni cognitive euristiche" include i *processi di controllo* (o *processi esecutivi*), descritti dalle teorie dell'apprendimento, mettendo in evidenza che non coincide con l'*insight* (intuizione), ma è una funzione sempre attiva che utilizziamo costantemente per regolare il comportamento quotidiano.

"La capacità di utilizzare tali conoscenze a fini strategici per la soluzione di compiti" mette in rilievo il carattere *essenzialmente pratico della metacognizione* e sottolinea come, ai fini clinici, svolga un ruolo determinante "per padroneggiare specifici stati mentali fonte di sofferenza soggettiva".

Nei paragrafi riguardanti l'uso della *metafora* in psicoterapia, abbiamo sottolineato l'importanza che essa assume nel processo terapeutico per comunicare in modo efficace *nuovi punti di vista* con cui interpretare la realtà. Le nuove interpretazioni (interpretazioni *alternative*) promuovono la differenziazione tra la realtà e la rappresentazione che di questa ha il paziente. Una procedura che può permettere di stimolare tale *capacità di differenziazione* è il *dialogo maieutico* o *dialogo socratico*[17]. Il "dialogo socratico" in psicoterapia è una forma di intervento che, attraverso la formulazione di determinate domande, mira ad attivare le risorse *metacognitive* del paziente. Lo scopo del nostro lavoro terapeutico, in questo senso, è quello di promuovere nel paziente la capacità di individuare gli elementi caratteristici dei suoi processi mentali per arrivare a spiegarsi i propri stati problematici (capacità *integrativa* della metacognizione).

Quando il paziente arriva a cogliere la *soggettività* della percezione di sé e degli altri, fornendo egli stesso, anziché lo psicoterapeuta, le caratteristiche della sua "organizzazione di significato personale", avrà anche la possibilità di riconoscervi lo schema aprioristico, pregiudiziale e tendenziale in suo possesso. Attraverso la conoscenza e la consapevolezza dello schema soggettivo (nel caso della patologia, si tratta di distorsioni gravi della realtà) potrà prendere una distanza critica dalle interpretazioni (rappresentazioni) da esso generato, ovvero, acquisire la capacità di rendersi conto della differenza tra i "fatti" e "l'interpretazione dei fatti" stessi.

Questa procedura, insieme alla tecnica delle sedie vuote e del *reframing*, applicate in momenti differenti della psicoterapia *outdoor setting*, producono un aumento della distanza critica dai propri "schemi sé-altro" (soprattutto dagli schemi patogeni).

---

[17] C. Lalla, *Il dialogo socratico in psicoterapia*, «Psicoterapia», 13, 1998, pp. 78-88.

Lo scopo di questa procedura è di rendere il paziente consapevole della differenza tra "realtà" e "rappresentazioni" che egli ha della realtà stessa, affinché si apra al *dubbio* delle sue "rappresentazioni" (per esempio, paranoiche, pessimistiche, fobiche, narcisiste, deliranti, schizoidi, ecc.) riducendo così il suo grado di convinzione e, di conseguenza, anche l'intensità della propria risposta emotiva.

Il *dubbio,* che il paziente solleva rispetto alle rappresentazioni di sé e del proprio mondo interpersonale, prepara le condizioni per l'individuazione di rappresentazioni "diverse" e più coerenti con lo stile di vita che *decide*, responsabilmente, di vivere "qui ed ora".

Riteniamo che queste operazioni terapeutiche, come quelle che producono il dubbio o l'abbandono di determinate rappresentazioni di sé e del mondo, siano possibili al paziente solo all'interno di una forte "alleanza terapeutica", intesa come "relazione su base sicura", che è poi anche la "sfida" lanciata allo psicoterapeuta stesso che è indotto a "uscire da sé" (dall'approccio "tecnico") e incontrare "l'altro" (approccio "ontico"), al di là della "diagnosi" clinica.

A questo proposito, ritengo che vada restituito al termine tecnico "diagnosi" il fondamento della sua radice etimologica, che non è quello statico-classificatorio del "risultato" di un processo (che si conclude con "un'etichetta diagnostica"), ma del processo stesso della *dia-gnosis* (che significa "attraverso la conoscenza"), sollecitatore dinamico del pensiero metacognitivo.

6.7.2. Metacognizione e qualità della vita

In altre parole, riscontriamo che il miglioramento della *qualità della vita* è strettamente legato a quello delle *funzioni metarappresentative* mediante le quali la persona può comprendere le proprie preferenze e la propria direzione nel mondo, creare legami di appartenenza, governare l'esecuzione di compiti, regolare le relazioni interpersonali, correggere previsioni e credenze. Quando tali funzioni mancano o sono limitate, la "qualità della vita" peggiora drasticamente[18].

Negli stati di sofferenza psicologica un ruolo dominante hanno le *emozioni*: una persona che non utilizza l'informazione emotiva può essere in grado di effettuare sofisticate operazioni intellettuali, ma può essere del

---

[18] L. Conti, A. Semerari, *Linee generali di trattamento dei Disturbi di Personalità*, in G. Dimaggio, A. Semerari (a cura di), *I Disturbi di Personalità. Modelli e trattamento. Stati mentali, metarappresentazione, cicli interpersonali*, cit., pp. 77-104.

tutto incapace di prendere una decisione rispetto alla propria vita relazionale e affettiva.

Rispetto alle *emozioni* è indispensabile avere delle *competenze metacognitive* per sapere, ad esempio, che le emozioni si dissipano nel tempo o che *distrarsi* riduce l'impatto delle emozioni negative[19].

Nella personale esperienza clinica, ma anche in altri ambiti formativi, riscontro un estremo *analfabetismo emotivo*. Le emozioni sono naturali eventi psico-fisiologici ma, rivestite di connotazione moralistica, sono vissute come elementi di disturbo e di disagio.

Spesso, nelle anamnesi personali dei nostri pazienti, rileviamo che quando erano bambini non era consentito loro esprimere i sentimenti, pertanto sono cresciuti con la percezione che quello che sentivano era sbagliato, che loro stessi erano "sbagliati" e hanno, di conseguenza, perso il contatto con l'autenticità di se stessi.

Le emozioni spingono all'azione, alla realizzazione degli obiettivi, sono artefici di cambiamenti esistenziali, rendono autentico il contatto con le altre persone ed accettarle, senza farsi sovrastare da esse, è un obiettivo terapeutico da raggiungere.

I luoghi della formazione (le scuole di diversa fascia di età) dell'itinerario evolutivo della persona hanno contribuito ad una "alfabetizzazione cognitiva", ma hanno lasciato il vuoto dell'"alfabetizzazione emotiva".

Siamo in grado di distinguere segni, simboli, caratteri alfanumerici, colori, ma siamo assolutamente analfabeti nella distinzione dei nostri stati emotivi, che riduciamo a grossolane differenziazioni del tipo gradevole – sgradevole, bene – male, piacere – dispiacere, ecc.

Nell'*outdoor setting*, così come negli altri due Focus della psicoterapia multisetting, il nostro obiettivo è quello di arricchire il patrimonio linguistico emozionale. Apprendere un linguaggio, in grado di cogliere le sfumature emozionali, significa possedere uno strumento di comprensione intima di noi stessi e degli altri.

Alcune delle emozioni fondamentali sono: rabbia, gioia, dolore e paura, da cui derivano tante altre sfumature che variano per livello di intensità e per caratteristiche.

A titolo di esempio, pensiamo alle sfumature dell'emozione *rabbia*, che possiamo esprimere con i seguenti aggettivi: fuori di sé, adirato, ostile, irritato, seccato, scocciato, infastidito, risentito, offeso, imbestialito, incavo-

---

[19] A. Carcione, M. Falcone, *Il concetto di metacognizione come costrutto clinico fondamentale per la psicoterapia*, in A. Semerari (a cura di), *Psicoterapia cognitiva del paziente grave. Metacognizione e relazione terapeutica*, cit., pp. 9-42.

lato, furioso, furente, violento, inalberato, odioso, determinato, inviperito, incattivito.

Altro esempio, rispetto all'emozione *paura*, posso dire di essere: in preda al panico, angosciato, impaurito, timoroso, apprensivo, terrorizzato, indeciso, sconvolto, incerto, dubbioso, confuso, vulnerabile, assente, incoerente, ansioso, intimorito, vergognoso, insicuro, inadeguato, sgomento, angustiato, fragile, vigliacco, in colpa, incredulo, bloccato, indegno, inibito, disorientato.

Nell'*outdoor setting*, proponiamo degli esercizi (v. CAMPO BASE – M.A.C.R.O.) per aiutare i partecipanti a volgere l'attenzione introspettiva ed empatica agli stati emozionali. Fare esperienza della loro dimensione emotiva li favorisce nello sviluppo delle relazioni affettive, li facilita nella soluzione dei conflitti e li stimola nel coinvolgimento appassionato (v. i paragrafi precedenti SCHEDA DI LAVORO).

Questa *conoscenza sulle emozioni* è quella che cerchiamo di suscitare nei partecipanti all'*outdoor setting*, aiutandoli a farne un *uso funzionale* per la soluzione di compiti operativi ed esistenziali.

Il *debriefing* è lo spazio-tempo indispensabile, che creiamo con i nostri partecipanti, per portarli alla condizione di *conoscere il proprio funzionamento mentale*, in termini di *capacità autoriflessive*, di fare *inferenze sullo stato mentale altrui*, inteso come capacità di comprensione della mente altrui e/o di decentramento, e di impostare strategie adeguate per la *soluzione di compiti*, in termini di "padronanza" (*mastery*) del proprio stato emotivo per affrontare i compiti terapeutici da noi proposti.

Se la *metacognizione* è *predisposta biologicamente*, come emerge dalle teorie cognitivo-evolutive[20], il *tipo di attaccamento,* vissuto con le figure significative dello sviluppo evolutivo, può aver compromesso la *qualità della metacognizione*, per cui ne deriva che tale funzione si caratterizza come una *forma di conoscenza* che si acquisisce all'interno delle *relazioni significative*, influenzandone a sua volta la qualità[21].

La nostra proposta esperienziale di psicoterapeuti, progettata in termini bowlbiani come "base sicura", viene da noi offerta come una nuova

---

[20] P. Fonagy, *Attachment, the reflective self, and borderline states*, in S. Goldberg, R. Muiz, J. Kerr (a cura di), *Attachment theory: social developmental and clinical perspectives*, Hillsdale, NJ, Analytic Press, 1995.

[21] Nell'ambito delle teorie cognitivo-evolutive, le ricerche di J.E. Bowlby fino alla M. Main e a P. Fonagy, mettono in luce le influenze reciproche tra attaccamento e metacognizione. Per Fonagy la metacognizione è un'acquisizione intrapsichica e interpersonale che emerge pienamente solo in un contesto di attaccamento sicuro (cfr. A. Semerari (a cura di), *Psicoterapia cognitiva del paziente grave. Metacognizione e relazione terapeutica*, cit.).

opportunità, che intendiamo far sperimentare al paziente nel percorso *psicoterapeutico multisetting* (1° Focus, 2° Focus e 3° Focus), e che trova nell'*outdoor setting* (3° Focus) un momento cruciale per *il processo di apprendimento metacognitivo del proprio percorso di cura ed esistenziale*.

Riteniamo che le funzioni metacognitive del paziente, nell'*outdoor setting*, mediante l'approccio guidato del terapeuta, vengano fatte emergere nei momenti significativi del *debriefing*. In tali momenti, la narrazione verbale o scritta rappresenta una modalità strategica che stimola l'aspetto integrativo dell'autoriflessività.

Dopo le sessioni di lavoro CAMPO BASE – M.A.C.R.O. e nei *debriefing*, il paziente diventa progressivamente in grado di costruire una *teoria biografica* in cui i propri stati mentali vengono integrati, a livello cognitivo ed emotivo, in una narrazione storica coerente: è il principio dell'autorganizzazione dei propri equilibri. Ognuno, in definitiva, è responsabile del mondo in cui pensa di vivere.

L'alleanza terapeutica, in questo tipo di esperienza costruita con compiti ed esercizi *in vivo*, altamente coinvolgenti sia sul piano emotivo che per i successivi *debriefing*, consente di influire sui livelli di *funzionamento metacognitivo*.

6.7.3. Funzioni metacognitive

Dalla letteratura della psicologia evolutiva e clinica, si possono identificare quattro principali *funzioni metacognitive* indipendenti e reciprocamente correlate[22]:

a) funzione di monitoraggio (identificazione e relazione tra le variabili);
b) differenziazione;
c) integrazione;
d) mastery.
a) Rispetto alle suddette funzioni, con la prima, la *funzione di monitoraggio*, si intende l'*identificazione*, ossia la capacità di discriminare, riconoscere e definire gli *stati interni* (emozioni, cognizioni, stati intenzionali) propri e altrui.

[22] A. Semerari, A. Carcione, G. Nicolò, *Metafore e processi metacognitivi in psicoterapia*, in A. Pacciolla, N. Natoli (a cura di), *Metafora e psicologia*, cit., pp. 243-259.

Esempio:

Ho pensato che se adesso mi gira la testa, perdo le mie prese sulle rocce, precipito e muoio… Mi sono sentita irrigidire in tutto il corpo e mi sono immaginata la caduta. Marina

Un'elaborazione ulteriore dell'*identificazione* è costituita dalla *relazione tra le variabili*, che consiste nella capacità di porre in relazione variabili mentali. In base a questa funzione, la persona è in grado di descrivere *cause* e *motivazioni* di un comportamento.

Esempio:

Ho sentito una tristezza dentro di me perché pensavo che mi stessero giudicando per la mia incapacità a camminare sul ponte di legno sospeso nel vuoto. Alessandra

b) La *differenziazione* è la capacità che permette al soggetto di riconoscere i propri *stati interni come rappresentazioni di primo livello* (contenuti mentali, espressioni proposizionali) e di effettuare operazioni e "costruire pensieri su di essi" (*metarappresentazioni*). Una tale capacità implica il riconoscimento della soggettività delle proprie rappresentazioni, ma anche il *ritenere soggettive e ipotetiche* le proprie rappresentazioni sul mondo e sugli altri. La capacità di "differenziazione" consente di effettuare operazioni di *decentramento*, ossia la *capacità di differenziare il proprio punto di vista da quello degli altri* e di rappresentarsi l'indipendenza di scopi, motivazioni e attribuzioni di significato dell'altro.

Esempio:

Nel momento in cui gli altri mi invitano ad andare avanti in perlustrazione del percorso, penso di me che non ne sono all'altezza, poi mi rendo conto che non ho menomazioni fisiche o percettive e che gli altri compagni non stanno lì per valutare i miei sforzi interiori, anzi, non hanno neppure motivo di soffermarsi su questi, in certi momenti dell'escursione, per come sono presi dalle loro difficoltà. Anna

Un'incapacità nella funzione di *differenziazione* rende la mente "egocentrica".

c) L'*integrazione* è la funzione attraverso la quale le persone descrivono e raccontano i propri scenari mentali e interpersonali; ossia, un *dialogo interno* che si sviluppa in forma narrativa e che dà un senso di continuità al sé nei suoi risvolti privati e interpersonali.

Il *deficit di integrazione* rende la mente "confusa" o "dissociata": la persona sperimenta aspetti contraddittori e frammentati del proprio sé e *non riesce ad ordinare narrativamente* pensieri e ricordi o costruire punti di vista sovraordinati su di sé.

Esempio:
Non sento più le mie gambe. Non sono più sicura di farcela... ho paura. Vorrei piangere. Voglio essere portata in spalla. Lara

d) Il *mastery* si riferisce *all'attività di autoregolazione e autocontrollo sulle proprie rappresentazioni* e stati mentali per attuare strategie di intervento efficaci *al fine della risoluzione di compiti* cognitivi.

Esempio:
Devo cercare di fare attenzione al modo in cui il mio compagno davanti a me pone gli scarponi e afferra i punti sulla roccia per sollevarsi, senza pensare che c'è ancora tanta strada da fare per arrivare in vetta.
Dario

Il deficit di queste funzioni di *mastery* comporta la percezione di una mente "impotente".

Esempio:
Sono ossessionata dai pensieri di paura di non farcela e mi sto facendo del male inutilmente. Marina.

Le *strategie* di *mastery* della persona si possono distinguere, sulla base della qualità dell'impegno riflessivo e della complessità delle operazioni metacognitive, in *tre livelli*[23]:

I. le strategie di primo livello: richiedono un basso impegno riflessivo; comprendono il saper modificare lo stato mentale intervenendo sullo stato del corpo, l'evitare le situazioni temute o il ricorrere ad un supporto interpersonale;

II. le strategie di secondo livello: richiedono un maggiore impegno ri-

---

[23] A. Semerari, A. Carcione, G. Nicolò, *Metafore e processi metacognitivi in psicoterapia*, in A. Pacciolla, N. Natoli (a cura di), *Metafora e psicologia*, cit.

flessivo; comprendono l'imporsi o l'inibire volontariamente un comportamento, il modificare attivamente la concentrazione, il pensare o il non pensare volontariamente ad un problema;

III. le strategie di terzo livello: richiedono un elevato impegno riflessivo; includono la critica razionale a qualche credenza alla base dello stato problematico, l'uso delle conoscenze sugli stati mentali altrui per regolare i problemi interpersonali, l'accettazione matura dei limiti personali nel padroneggiare se stessi e nell'influire sugli eventi.

Vogliamo rendere un'evidenza clinica di come l'uso della *metafora* nell'*outdoor setting* abbia una sua specifica efficacia.

Riteniamo che sia proprio la struttura del *setting esteso multifocale* con i suoi tre Focus a "costringere" il paziente a *differenziare* ed *integrare* l'esperienza relazionale con lo psicoterapeuta nei diversi Focus progettati.

L'uso della *metafora* nell'*outdoor setting*, favorendo il miglioramento delle funzioni metacognitive dei pazienti, permette di rinviare ad un livello mentale e psicologico situato al di fuori dello stato problematico della *routine*; la *metafora* è lo strumento di condivisione tra paziente e terapeuta, tra pazienti del gruppo e terapeuti e tra i partecipanti del gruppo tra loro.

Durante i molti momenti dell'*outdoor setting*, sia nell'ambiente naturale sia nel *debriefing serale*, come abbiamo illustrato, facciamo continuo ricorso alla *metafora*. Al suo uso strategico o spontaneo si può attribuire il miglioramento delle *funzioni autoriflessive* di *differenziazione* e di *integrazione* dei nostri pazienti, altresì valutabile anche nel *debriefing finale* prima del viaggio di ritorno.

La *metafora* aiuta il paziente a "vedere" e "ri-conoscere" il suo problema: essa fornisce la possibilità di porsi ad una *distanza critica*, che gli permette di percepirsi con maggiore autoefficacia e padroneggiamento. Ovviamente, non è l'uso in sé della metafora che può essere terapeutica. Tuttavia, secondo Pacciolla, Allegrucci e Carucci[24] una o più *metafore* possono aiutare a:

a) essere consapevoli della propria e altrui teoria della mente;
b) fare una riflessione critica sulla teoria della mente;
c) compiere operazioni cognitive euristiche;
d) utilizzare le nuove acquisizioni per la soluzione dei compiti;
e) padroneggiare specifici stati problematici.

---

[24] A. Pacciolla, F. Allegrucci, T. Carucci, *Questionario sulle capacità di produzione metaforica*, in A. Pacciolla, N. Natoli (a cura di) *Metafora e psicologia*, cit., pp. 261-280.

Usare le stesse metafore, tra paziente e psicoterapeuta, crea un buon senso di *condivisione* e di adeguata "lettura della mente", entrambi aspetti importanti nella relazione terapeutica.

Da queste premesse teoriche il Focus dell'attenzione si volge ora *all'uso che facciamo del concetto di metacognizione* all'interno del processo terapeutico dell'*outdoor setting*.

6.7.4. Il Disturbo di Personalità come deficit metacognitivo

Rifacendomi ad un lavoro recente di Dimaggio e Semerari[25], ritengo fondamentale questo assunto: se la personalità è la risultante di una serie di *operazioni mentali* quali costruire un'immagine di sé, dare significato al mondo, agire, relazionarsi con gli altri, trovare soluzioni ai problemi posti dall'ambiente, e i meccanismi deputati a queste operazioni sono *disfunzionali*, il modo in cui il soggetto entra in relazione con gli altri è *in sé patologico*[26].

Quando tale disfunzionalità si estende a vaste aree della *vita sociale* ed *interiore*, essa assume la forma di un Disturbo di Personalità (DSM-IV-TR).

L'esperienza clinica e la ricerca empirica mostrano che è indispensabile includere, per una valutazione iniziale e un trattamento efficace, il modo in cui il paziente organizza il proprio mondo interno (emozioni, stati fisici e sistema di significati), le relazioni con gli altri e l'appartenenza ai gruppi.

Nella letteratura, a proposito dei Disturbi di Personalità, se ne parla come se siano esattamente riconoscibili e distinti l'uno dall'altro, in realtà una tale nosografia è incerta e il dibattito scientifico ancora aperto.

Per noi, pensare in termini di Disturbo di Personalità, non significa patologizzare il paziente, ossia ridurre il soggetto alla patologia, l'individuo alla categoria, ma semplicemente l'avere in mente tipi generali permette di cogliere associazioni che si presentano con regolarità e formulare così ipotesi diagnostiche e cliniche rapide, rispetto al paziente che abbiamo davanti.

Nella tradizione *costruttivista* il paziente, come chiunque altro, ha necessità di un *sistema di significati* che dia ordine al mondo: accettare delle novità dall'esterno significa ammettere le falle del suo sistema, il fallimento delle proprie capacità di muoversi nel mondo. Ma questo obbligherebbe,

---

[25] G. Dimaggio, A. Semerari (a cura di), *I Disturbi di Personalità. Modelli e trattamento. Stati mentali, metarappresentazione, cicli interpersonali*, cit.

[26] W.J. Livesley, *Handbook of Personality Disorders, Theory, Research, and Treatment*, New York, Guiford, 2001.

nel processo di cambiamento, a passare per un periodo di caos, di "crisi". Nella vita quotidiana, il soggetto "preferisce" mantenere un sistema di significati, anche se disfunzionale, pur di non sentirsi preda di un disordine insensato[27].

Questa spiegazione costruttivista rende ben conto, per il paziente, del mantenimento di quelle che sono vere e proprie "visioni del mondo", prima ancora che "produzione di sintomi"[28]. Secondo Maffei[29], i Disturbi di Personalità sono considerati come sistemi auto-organizzanti ed evolutivi, capaci di "dare forma alla realtà" in modo da garantire il mantenimento della loro struttura.

In accordo con Dimaggio e Semerari[30], il nostro interesse clinico è focalizzato sui *modi* di mantenimento attuale del sintomo nel paziente, indipendentemente da come il disturbo si è attivato.

Interrompere il *processo disfunzionale* che lo mantiene è *l'obiettivo terapeutico* che perseguiamo nel *3° Focus* della psicoterapia multisetting, quello della psicoterapia *outdoor setting*.

Se non altro, tentiamo di porre le basi per poter lavorare con il paziente negli altri due Focus del trattamento terapeutico.

Nei modelli di psicoterapia dei Disturbi di Personalità che presentano Falcone e collaboratori[31], le *capacità metarappresentative* assumono un ruolo fondamentale perché un loro malfunzionamento incide direttamente e negativamente sulla *costruzione della relazione terapeutica* e sull'andamento e gli esiti dello stesso processo terapeutico.

Secondo questi autori, i pazienti affetti da Disturbi di Personalità non solo compiono con difficoltà quelle operazioni mentali necessarie affinché le diverse tecniche terapeutiche risultino efficaci, ma non riescono a costruire e mantenere un'alleanza con il terapeuta[32].

---

[27] R. LORENZINI, S. SASSAROLI, *Attaccamento, conoscenza e disturbi di personalità*, Milano, Raffaello Cortina, 1995.

[28] G. DIMAGGIO, A. SEMERARI (a cura di), *I Disturbi di Personalità. Modelli e trattamento. Stati mentali, metarappresentazione, cicli interpersonali*, cit.

[29] C. MAFFEI, *Dalla personalità alla psicopatologia: un problema evolutivo*, in «Quaderni di psicoterapia cognitiva», 8, 2001, pp. 86-101.

[30] G. DIMAGGIO, A. SEMERARI (a cura di), *I Disturbi di Personalità. Modelli e trattamento. Stati mentali, metarappresentazione, cicli interpersonali*, cit.

[31] M. FALCONE, M. MARRAFFA, A. CARCIONE, *Metarappresentazione e psicopatologia*, in G. DIMAGGIO, A. SEMERARI (a cura di), *I Disturbi di Personalità. Modelli e trattamento. Stati mentali, metarappresentazione, cicli interpersonali*, cit., pp. 43-76.

[32] Cfr. M. FALCONE, M. MARRAFFA, A. CARCIONE, *Metarappresentazione e psicopatologia*, in G. DIMAGGIO, A. SEMERARI (a cura di), *I Disturbi di Personalità. Modelli e trattamento. Stati mentali, metarappresentazione, cicli interpersonali*, cit., p. 74.

Ora, non rientra negli scopi del presente lavoro approfondire gli aspetti teorici e applicativi per il trattamento dei pazienti gravi con Disturbi di Personalità, che richiederebbe uno spazio di analisi molto più puntuale (rimandando ogni approfondimento alla bibliografia citata nel presente capitolo), ma vogliamo sottolineare che il lavoro psicoterapeutico con essi richiede delle procedure molto impegnative[33], soprattutto dove sono evidenziati i *deficit* di metarappresentazione o metacognizione.

6.8. Note conclusive

Abbiamo aperto il capitolo con la *metafora-guida*, inviata per lettera ai partecipanti all'*outdoor setting*, e sentiamo di chiudere il presente lavoro con la parte conclusiva della stessa lettera:

> [...] "*Conquistando se stessi*": è questa la vera meta! Questa è la meta per la quale vale la pena lottare! Premettiamo che le nostre giornate esperenziali non vogliono essere esaltazione narcisistica di prodezze; neppure un New Ageriano culto della Madre Terra; né una proposta di culto neopagano di religiosità verso la dea Natura; neppure un corso di formazione per alpinismo; neppure un'esaltazione delle sensazioni e delle emozioni; né una gita turistica; né un campo scuola; né un tempo di relax; né un sincretismo di filosofie orientali e occidentali; neppure un ritiro spirituale; né un corso di sopravvivenza; neppure una maratona terapeutica agnostica; ecc., ecc.
>
> Insomma, che cosa sarà? Non possiamo saperlo per certo, perché ognuno di voi è unico per noi e formate un gruppo unico e irripetibile.

---

[33] Secondo L. Conti e A. Semerari, nel trattamento dei pazienti gravi, il terapeuta può utilizzare il seguente schema: a) superare i cicli interpersonali problematici; b) regolare il tono emotivo della seduta; c) incrementare in seduta le funzioni metarappresentative; d) individuare in seduta gli stati problematici; e) spiegare i deficit metarappresentativi; f) concordare compiti per riconoscere e gestire gli stati problematici; g) utilizzare i promemoria e regolare il ricordo della seduta; h) spiegare e discutere eventuali deficit cognitivi/sociali; i) concordare il programma di riabilitazione per tali deficit; l) applicare il programma. L'uscita dai cicli patogeni (a), la regolazione del tono emotivo (b) e il miglioramento, in seduta, delle funzioni metarappresentative (c) hanno priorità su tutti gli altri interventi, in quanto costituiscono la premessa necessaria della loro efficacia (L. Conti, A. Semerari, *Linee generali di trattamento dei Disturbi di Personalità*, in G. Dimaggio, A. Semerari (a cura di), *I Disturbi di Personalità. Modelli e trattamento. Stati mentali, metarappresentazione, cicli interpersonali*, cit., p. 104).

Con voi usiamo metafore, linguaggio e simbolismo personalizzato, soprattutto in certi momenti del lavoro personale. L'unica cosa certa è che condividiamo le nostre vite con le vostre in una "visione" di persona costituita da corpo, anima e spirito e tenteremo di farvi vibrare, con la nostra passione, tutte e tre quelle corde affinché voi possiate, come in uno strumento musicale a corde, posizionare le vostre dita sulla tastiera per comporre la vostra melodia: la vostra "aria su tre corde". Non la nostra musica, ma la vostra composizione.

Alla fine, sarete voi a comunicarci che cosa è stata per ognuno di voi questa esperienza.

Carissimi, ancora una parola su "alle soglie del cielo": a fronte di una cultura che vi propone un'eutanasia dello spirito e dell'anima; a fronte di posizioni filosofiche che vi prospettano come unica realtà dell'uomo quella promossa dal materialismo, ossia, che solo la realtà fisica-corporea del cervello ha senso e valore; a fronte dell'interpretazione della realtà da parte di quella scienza che se qualcosa non rientra nel campo della ricerca empirica allora non esiste; a fronte di coloro che sbrigativamente equiparano l'inconoscibile all'inesistente; a fronte degli ipocriti confronti mediatici tra opinionisti di turno su "tutto ciò che è spettacolarizzabile", ricoprendovi di parole sul senso della vita; a fronte della sistematica scientifica eliminazione della dimensione spirituale dell'uomo come appartenente alla mitologia, alla nevrosi o ad un retaggio di Chiesa oscurantista, io e Antonietta sentiamo di avere un impegno e un entusiasmo verso voi, giovani, e di testimoniarvi, al di là delle vostre scelte, che, per le nostre scelte, la nostra vita di relazione e l'etica della nostra professione è fondata su un'antropologia che è Cristo e il Suo amore sviscerato per noi. Sappiamo di essere impopolari con queste affermazioni, ma anche con voi cerchiamo di rimanere noi stessi, autentici; la nostra non è un'opinione, nel senso di una filosofia sulla vita, ma uno stile di vita derivato dall'incontro con Cristo sulla "nostra" via di Damasco ....e quanto è stata dura questa via!

Alla "paura del vivere", io e Antonietta vi invitiamo a rispondere con la curiosità e il "fascino del vivere", condividendo con voi l'ansia che dare un significato all'esistenza propria è sempre la parte più impegnativa e più rischiosa della vita.

In montagna, salire verso l'alto significa imparare a vedere da una nuova prospettiva: si conosce e si impara solo facendo esperienza del percorso lasciato alle spalle. Salire in vetta è metafora della meta dell'esistenza: conseguire un obiettivo implica lottare, ma è il "senso dell'esistenza" la parte più interessante e più rischiosa e ognuno ha le sue "cime" da raggiungere.

Non abbiate timore, "oltre" la lotta c'è comunque l'abbandono nelle braccia del Padre.

Con sentimenti di stima e di affetto, vi abbracciamo e a presto,

Silvestro e Antonietta Paluzzi[34].

I nostri pazienti ci hanno lasciato traccia della loro esperienza psicoterapeutica mediante gli stralci di testimonianza diretta che ho raccolto nelle diverse parti del presente lavoro.

Ognuno di loro ha "risuonato" per le cose scoperte in cammino, magari piccole cose, ma a cui hanno imparato a dare una "voce", la loro voce.

Ritengo personalmente che il nucleo profondo di un trattamento psicoterapeutico debba portare all'autoconoscenza e alla conoscenza degli altri, fino al punto che la persona si possa "perfino" aprire alla *trascendenza.*

Sono in troppi a "parlare di Dio": troppi "maestri" e pochi "testimoni".

A parere di chi scrive, è indispensabile tornare a "parlare" al cuore dell'uomo con la propria vita, non solo nei luoghi di culto, ma soprattutto per le strade del mondo e...sulle cime dei monti.

È in questa direzione che intendo continuare l'opera del mio lavoro clinico e formativo.

[34] Parte conclusiva della lettera di invito mio e di Antonietta Tropea ai partecipanti alla psicoterapia *outdoor setting* in alta montagna, sulle Dolomiti del Cadore (BL).

Conclusioni

A lungo durerà il mio viaggio
e lunga è la via da percorrere.
Uscii sul mio carro ai primi albori
del giorno, e proseguii il mio viaggio
attraverso i deserti del mondo
lasciai la mia traccia
su molte stelle e pianeti.
Sono le vie più remote
che portano più vicino a te stesso;
è con lo studio più arduo che si ottiene
la semplicità d'una melodia.

Rabindranath Tagore

Il viaggio è quell'esperienza esplorativa che può diventare esperienza conoscitiva e trasformativa per la mente e la persona. Alla fine di un grande viaggio si possono formare nuove idee e, forse, nuovi equilibri possono riorganizzarsi, ma è soprattutto la mente del viaggiatore che risulta modificata.

Ora, nell'approccio *multisetting*, la scelta metodologica di estendere i luoghi del *setting interno* fino all'ambiente naturale alpino dell'*outdoor setting* non viene realizzata a discapito dell'osservazione clinica attenta, dell'applicazione del metodo clinico o prescindendo da una progettualità scientifica.

Rimane scontato che l'osservazione clinica si rende più complessa, sia nella raccolta delle informazioni, sia per l'impatto emotivo che si produce nello psicoterapeuta durante l'esperienza stessa. E sono proprio le emozioni le potenziali "formule" conoscitive di sé e della realtà esterna a sé, se vengono sapientemente riconosciute e gestite, coerentemente con i propri modelli teorici di riferimento.

Normalmente, quando ci si trova in uno spazio "nuovo" si percepisce un nuovo senso di sé, si sollecita una componente diversa della propria identità, che viene ad assumere caratteristiche di ambiguità e di estraneità; si cercano appigli conosciuti, sicuri e tranquillizzanti.

Nell'*outdoor setting*, il nuovo, lo sconosciuto, la fantasia, l'osservazione diretta, l'immagine mentale, il passato e tanto altro ancora richiedono di poter essere accolti nello spazio/dominio cognitivo dello psicoterapeuta, la cui funzione mentale principale da attivare è quella *metacognitiva* per sé e in funzione dell'altro.

La rappresentazione del *mondo interno* dello psicoterapeuta viene clinicamente trasformata in spazio della comunicazione con l'altro; tale spazio si trasforma in *relazione terapeutica* e lo psicoterapeuta trasforma con arte e scienza lo spazio naturale della creazione in "oggetti interni" ed "esterni", fruibili per l'opera del cambiamento personale dei partecipanti.

In un tale spazio, tra realtà e finzione, la montagna e il paesaggio alpino dolomitico diventano per lo psicoterapeuta un vero laboratorio di emozioni, il quale permette un ritorno strategicamente ragionato in sé, con lo scopo di arrivare a meglio conoscere e capire il proprio paziente.

Le riflessioni condotte nell'intero testo dovrebbero averci permesso di considerare la *psicoterapia outdoor setting* sulle Dolomiti un percorso terapeutico che non lascia indifferenti ed estranei. Al contrario, essa conduce sia alla presenza di una realtà ambientale maestosa *fuori di sé*, sia alla realtà dei valori, delle risorse, delle ferite, degli errori e delle omissioni *dentro di sé*.

Le scelte antropologiche e psicoterapeutiche proposte nel libro mi hanno condotto ad evidenziare l'unitarietà e la centralità della persona umana, in altre parole, a considerare l'*integralità dell'esperienza umana*, la quale non è né laica né religiosa, ma è una realtà unica ed intera[1], distante da ogni antropologia riduttiva e meccanicista.

Un'evidenza di fatto, derivata dall'esperienza di questi ultimi anni, è che l'*outdoor setting,* come già detto, impegna e investe diversi livelli: da quello filosofico antropologico, psicologico – nelle sue diverse sfumature, comportamentali e comunicative – a quello creativo e, infine, a quello esistenziale, in termini di ricaduta sulla quotidianità e sulla progettualità nella vita della persona.

Non rimane esclusa neppure la dimensione *spirituale*. Nonostante ritengo esista un'azione salvifica, che sfugge al trattamento psicoterapeu-

---

[1] A. Louf, *Generati dallo Spirito*, Magnano (BI), Qiqajon, Comunità di Bose, 1994.

tico (ossia che va "oltre" le categorie antropomorfe sulla religione) e che si colloca nella relazione intima tra la persona e Dio, alcuni partecipanti all'*outdoor setting* hanno spesso prodotto una revisione critica complessiva del loro modo di essere battezzati credenti. Secondo le testimonianze raccolte, la crescita umana ha favorito il passaggio da un'adesione di fede superficiale, poco inerente al proprio vissuto, ad un cambiamento di mentalità profondo, che ha condotto a riconciliarsi con Dio, con gli altri e con se stessi, ad aprirsi al prossimo e a scoprire che la realizzazione di sé passa attraverso il dono di sé, mediante la dedizione di se stessi agli altri.

Nell'approccio *multisetting*, il ricorso a una combinazione di tecniche mutuate da svariate scuole di psicoterapia (i riferimenti principali sono all'approccio analitico transazionale, a quello cognitivista post-razionalista, oltre che a quello gestaltico) può destare qualche perplessità in coloro che generalmente non sono favorevoli ad un approccio *eclettico*, o che considerano una tale pratica un alibi per camuffare lo scarso retroterra teorico di chi la adotta. Liberi di pensarlo, ma è nelle mie intenzioni proporre l'approccio *multisetting* come un sistema costituito da tre sotto-sistemi (i 3 Focus/setting) in cui l'uso specifico delle tecniche – in funzione degli obiettivi terapeutici – sottostà alla capacità relazionale terapeutica del clinico, per fronteggiare sia le difficoltà poste dai pazienti (disturbi clinici, disturbi di personalità) sia per mantenere una procedura metodologica coerente, rispetto ai quadri teorici, in funzione del successo dell'intervento stesso. È in considerazione del paziente che si legittima il lavoro dello psicoterapeuta e non il contrario.

In termini *epistemologici*, tutta la tensione che avverto come psicoterapeuta, nel lavoro dell'*outdoor setting,* consiste nel voler evitare lo scivolamento su uno dei due poli, quello dell'*eclettismo-sincretismo,* così come quello della *neutralità-soggettività psicologica*, a favore, invece, del tentativo di voler *coniugare dialetticamente le differenze, co-esistenza degli opposti,* quale strumento *euristico* e di sollecitazione al cambiamento[2] di sé, come psicoterapeuti, e di quelli che si affidano alle nostre cure[3].

Nell'*oudoor setting*, quando il coinvolgimento emotivo dello psicoterapeuta si combina con lo slancio o, nelle riflessioni post *debriefing* come nella stesura del presente lavoro, quando l'ascoltare si unisce allo scrivere,

---

[2] L. Barone, *Altre psicoterapie*, in F. Del Corno, M. Lang (a cura di), *Elementi di psicologia clinica*, Milano, Franco Angeli, 2005, pp. 435-452.

[3] Sul piano filosofico, rispetto alla tensione dialettica tra gli opposti, si può fare riferimento all'opera di R. Guardini, *L'opposizione polare. Saggio per una filosofia del concreto vivente*, cit.

allora il mondo interno dello psicoterapeuta si libera da alcune zone d'ombra ed egli ritrova la forza nel proprio sentire. Anche se ritengo che nessuno psicoterapeuta possa essere una persona tanto forte da aver dimenticato le ferite antiche e, inoltre, nessuno possa tendere all'autenticità, senza aver prima sperimentato, di persona, delle relazioni "sananti" nella sua vita formativa ed esistenziale.

Concludo precisando che l'approccio *multisetting* è, a volte, tenero e accogliente, altre volte impetuoso e coraggioso, altre volte ancora travolgente e strategicamente stimolante.

Un'immagine che può esprimere quanto sopra esposto, non può non essere la *metafora* di colui che cammina "sul crinale", stando attento a non scivolare lungo uno dei due versanti, in una sorta di equilibrio precario, ma funzionale al percorso che conduce verso la vetta. Mantenere un equilibrio, senza cadere, richiede confini e regole, anche se mi piace pensare al "crinale" come quello spazio "senza luogo", spazio di mezzo tra realtà e sogno.

L'outdoor setting è quell'estensione multifocale del *setting* che, nel contesto naturale delle Alpi Dolomitiche, coinvolge noi psicoterapeuti e tutti i partecipanti in un'esperienza di "cordata" e di ascesa verso la vetta, di sosta presso la croce, di ritorno a valle e alle proprie case, con tutto quello che metaforicamente questo "mondo" può rappresentare, al fine di riconsiderare e riordinare i valori della quotidianità e... ricominciare di nuovo.

Mi auguro che il contributo del libro che presento si qualifichi come strumento, occasione di confronto professionale per una nuova generazione di psicologi e psicoterapeuti che si appresta ad assumere le responsabilità cliniche ed etiche che la cultura contemporanea richiede.

Auspico che la nuova generazione di psicoterapeuti conduca le persone sui versanti impervi della montagna, perché è sui versanti e non sulla vetta che si sviluppa la vita... anche fuori metafora...

Glossario

Alleanza terapeutica

Oggi il concetto empirico di *alleanza* non può essere visto come qualcosa di a sé stante, ma è da considerare in relazione alla teoria sottostante e, di conseguenza, al metodo e alle tecniche adottate nella relazione di cura. Dalle prime sistematizzazioni di Freud rispetto alle componenti del transfert (1912) molte concettualizzazioni si sono succedute nel corso degli anni con effetti anche dal punto di vista della ricerca empirica, poiché l'alleanza è stata intesa e quindi valutata, in modi diversi. Con gli studi di Zetzel, l'*alleanza terapeutica* diviene un elemento su cui si concentra il dibattito all'interno del modello psicoanalitico senza, tuttavia, giungere ad una visione condivisa del costrutto stesso. Safran e Muran, sottolineano il carattere negoziativo dell'alleanza e come questo processo, continuamente all'opera, vada incontro, nel corso delle sedute, a fratture e riparazioni e su cui il terapeuta lavora insieme al paziente. Dal punto di vista della ricerca empirica, le teorizzazioni di Safran e Muran, rivisitate dal gruppo di ricerca coordinato da Vittorio Lingiardi, sono state operazionalizzate attraverso l'utilizzo dell'Indice di Valutazione dell'Alleanza Terapeutica-versione revised (IVAT-R).

Anamnesi

Dal greco ἀνά-μνησις, "ricordo". Si indicano i dati raccolti relativamente a un paziente, alla sua famiglia, al suo ambiente di vita e alle sue esperienze, ivi comprese sensazioni, umori o atti anomali osservati dal paziente stesso o da altri, con le date di comparsa e la durata, nonché i risultati di eventuali trattamenti precedenti al momento della raccolta anamnestica.

Antropologia

Dal greco, termine costituito dal prefisso ἄνθρωπος = "uomo" più il suffisso λόγος = "parola, discorso". Studio dell'uomo nella sua espressione biologica (antropologia fisica) e socioculturale (antropologia culturale).

Assessment

Quando si parla di *assessment* ci si riferisce alle operazioni di valutazione che iniziano al momento del primo incontro con il paziente e che proseguono durante tutto il corso della psicoterapia, producendo ipotesi esplicative sempre più dettagliate. Si distinguono due momenti nel processo di *assessment*: una *fase iniziale*, delle prime sedute, dedicata maggiormente alla raccolta dei dati necessari per costruire una prima ipotesi sulle caratteristiche del sistema conoscitivo del paziente e una *seconda fase*, che dura per tutto il corso del processo terapeutico, durante la quale viene effettuata una continua verifica delle ipotesi precedenti e la messa a punto di altre, sempre più dettagliate, che permettono di definire le scelte strategiche in rapporto all'evoluzione della situazione clinica

Bambino Libero

Suddivisione del "Bambino" nel modello funzionale che indica in che modo la persona può usare questo Stato dell'Io per esprimere emozioni o desideri senza censurarli, o senza riferimento alle regole o alle esigenze della società.

CAMPO BASE-M.A.C.R.O.

Temine metaforico, coniato dall'Autore, per definire i moduli o sessioni di lavoro nei quali sono articolate le diverse giornate della *psicoterapia outdoor setting*. Ogni "Campo base" è una fase della struttura portante del progetto terapeutico nel suo svolgersi temporale e processuale. Mediante il Campo base, nell'*outdoor setting*, l'intento dell'Autore è quello di favorire nei pazienti un "risveglio" individuale e l'autoconsapevolezza. Lo psicoterapeuta opera rivolgendo delle domande dirette sui simboli, sulle metafore, in modo che il paziente acquisti consapevolezza delle situazioni di *impasse* e possa individuare nuove risorse dentro di sé per nuovi orientamenti da dare alla sua vita.

Colloquio psicologico

Processo di conversazione guidata, caratterizzata dall'attività di interazione dei partecipanti e durante la quale due persone scambiano opinioni, informazioni, emozioni per raggiungere degli obiettivi concordati o da concordare. Nel colloquio clinico, psicologo e paziente comunicano a vari livelli: attraverso contenuti, attraverso il contesto e attraverso le espressioni non verbali.

Copione

Programma di vita inconsapevole costruito nell'infanzia, rinforzato dai genitori, "giustificato" da eventi successivi e culminante in un'alternativa scelta.

Cordata

La cordata è un gruppo di due o più alpinisti che compiono una scalata legati alla medesima corda.

Costruttivismo

La visione costruttivista, fondandosi sul *paradigma della complessità*, abbandona l'idea che esista un'unica realtà – come nella *visione razionalista*, basata sul realismo – ammettendo l'esistenza di tante realtà quante sono le costruzioni individuali di ordinamento dell'esperienza. La visione costruttivista considera lo sviluppo una trasformazione delle strutture cognitive nella direzione di un aumento della complessità del sistema. Sul piano del trattamento terapeutico, laddove le emozioni intense e negative vengono considerate come problemi nelle teorie razionaliste (e come tali da controllare e da eliminare), le stesse vengono viste, nelle teorie costruttiviste, come importanti processi di conoscenza e di sviluppo della persona.

Co-terapia

Trattamento terapeutico condotto da due terapeuti nello stesso *setting*.

Debriefing

Processo in cui le persone che hanno avuto una particolare esperienza sono condotte ad una discussione intenzionale e strutturata sulla stessa esperienza dopo che questa è avvenuta. Il tema del *debriefing* psicologico ha avuto un ruolo centrale nello sviluppo del settore della psicologia dell'emergenza, soprattutto in ambito anglosassone.

Dialogo socratico

Conosciuto anche come "maieutico", è un metodo d'indagine filosofica descritto per la prima volta da Platone nei *Dialoghi*. Esso procede per confutazione, ossia per eliminazione successiva delle ipotesi contraddittorie o infondate. In psicoterapia il dialogo socratico è una forma di intervento che, attraverso la formulazione di domande pregnanti e frequenti riassunti, mira ad attivare le risorse metacognitive del paziente. L'analisi è condotta mediante un processo prevalentemente inferenziale, inducendo il paziente ad osservarsi, assumendo il punto di vista di un osservatore esterno. L'uso del metodo socratico richiede tempo e ha una sua efficacia per spiegare le più comuni *distorsioni cognitive* del paziente e guidarlo, dopo una loro comprensione, verso la loro correzione.

DISTORSIONI COGNITIVE

Sono convinzioni inadeguate che influenzano negativamente il modo di sentire e di comportarsi delle persone. Le distorsioni cognitive sono responsabili delle forti e persistenti emozioni negative, i sintomi del disturbo psichico. Tra le principali: inferenza arbitraria, astrazione selettiva, eccessiva generalizzazione, personalizzazione e pensiero dicotomico.

DISTURBI CLINICI

Caratterizzati dalla proprietà di essere temporanei, o comunque non "strutturali".

DISTURBI DI PERSONALITÀ

Il Disturbo di Personalità riguarda gli individui i cui tratti di personalità sono maladattivi in modo pervasivo, inflessibile e permanente, e causano una condizione di disagio – personale, sociale, lavorativo – clinicamente significativa. In genere, i sintomi dei Disturbi di Personalità sono *egosintonici*; la persona, sentendosi in sintonia coi sintomi, non ne prova disagio, e li ritiene coerenti col resto della personalità. Le difficoltà di gestione delle situazioni problematiche, la bassa capacità di adattamento all'ambiente e le difficoltà relazionali, inducono la persona con Disturbo di Personalità a provare un forte disagio e profonda sofferenza.

DOLOMITI

Le Dolomiti, conosciute anche come "Regine delle Alpi" per le loro forme bizzarre e frastagliate, devono il loro nome al geologo francese Déodat Gratet de Dolomieu. Di tutta la catena delle Alpi, le Dolomiti – in particolare Dolomiti Ampezzane, Gruppo del Cristallo, Dolomiti di Sesto, Gruppo del Sorapiss e Gruppo di Fanes – rappresentano il contesto di alta montagna nel quale l'Autore svolge prevalentemente l'attività della *psicoterapia outdoor setting*. La commissione dell'UNESCO ha dichiarato le Dolomiti Patrimonio dell'Umanità.

DSM-IV-TR

Il *Diagnostic and Statistical Manual of mental disorders* ("Manuale Diagnostico e Statistico dei Disturbi Mentali"), noto anche con l'acronimo DSM, è uno degli strumenti diagnostici (*diagnosi descrittiva*) per disturbi mentali più utilizzati da medici, psichiatri e psicologi di tutto il mondo. La sua struttura segue un *sistema multiassiale*, cioè divide i disturbi in cinque Assi, così ripartiti. Asse I: Disturbi Clinici e altre condizioni che possono essere oggetto di attenzione clinica; Asse II: Disturbi di Personalità e Ritardo Mentale; Asse III: Condizioni Mediche Generali; Asse IV: Problemi Psicosociali e Ambientali; Asse V: Valutazione Globale del Funzionamento. L'uso del *sistema multiassiale* fornisce uno schema per organizzare e comunicare l'informazione clinica, per cogliere la complessità delle situazioni cliniche e per descrivere l'eterogeneità degli individui che si presentano con la stessa diagnosi. Il *sistema multiassiale* favorisce, inoltre, l'applicazione del modello bio-psico-sociale negli ambienti clinici, didattici e di ricerca.

EGOSINTONICO-EGODISTONICO

Coppia di termini che si riferisce alla compatibilità (*egosintonico*) o incompatibilità (*egodistonico*) di idee o pulsioni con il concetto che il soggetto ha di sé. Ne consegue un atteggiamento che, in un caso, è di accoglienza e, nell'altro, di conflittualità.

EPISTEMOLOGIA

Branca della teoria generale della conoscenza che si occupa di problemi quali i fondamenti, la natura, i limiti e le condizioni di validità del sapere scientifico, tanto delle *scienze analitiche* (logica e matematica), quanto delle *scienze empiriche* (fisica, chimica, biologia, psicologia, sociologia, ecc.). In Psicologia clinica la riflessione epistemologica si pone nella condizione di approfondire l'apparato teorico-metodologico di cui è corredato il sapere psicologico, valutare il processo di formazione della conoscenza e come essa avviene, operare una scelta teorica e metodologica adeguata alla configurazione del problema conoscitivo, assumere un atteggiamento critico rispetto al sapere.

EURISTICA

Dal verbo greco *heuriskein*, "trovare". È un "criterio, metodo o principio per decidere quale tra diverse azioni alternative promette essere la più efficiente al fine di raggiungere un certo obiettivo". In generale, *euristico* è ogni procedimento che permette di condurre a nuove conoscenze e a nuove scoperte.

FANTASIE GUIDATE

La tecnica delle *fantasie guidate* viene utilizzata dallo psicoterapeuta per potenziare nel paziente la consapevolezza e l'ascolto di sé, mediante la scoperta della propria sensibilità e del proprio mondo interno. Durante l'esercizio occorre istruire il paziente a sospendere l'atteggiamento di autocritica, perché questo può inibire il suo "fluire emotivo".

FEEDBACK

Termine di origine cibernetica che indica, in generale, la *retroazione* suscitata da una risposta rispetto al sistema che l'ha emessa. Tale retroazione permette di rivedere le regole in base alle quali il sistema opera e di trasformarle a seconda dei risultati che il sistema stesso ottiene nei suoi rapporti con l'ambiente esterno. Questo concetto è utilizzato in psicologia da quegli approcci più recenti che considerano la mente umana un sistema capace di elaborare informazioni.

FERRATA

Una *via ferrata* è un percorso di accesso alla vetta o a qualsiasi altra meta alpinistica, attrezzato con cavi, catene, staffe ed altri ancoraggi fissi (es. scalette o passerelle in legno, funi di corda, ecc.) che facilitano passaggi alpinistici difficili. Si procede in autoassicurazione, cioè agganciandosi direttamente al cavo di ancoraggio. Per far questo, è necessario dotarsi di una imbracatura apposita a cui si agganciano uno o due moschettoni.

GESTALT/PSICOLOGIA DELLA GESTALT

Gestalt è il termine tedesco che significa "forma", "figura", "configurazione", intendendo l'aspetto di organizzazione della forma, soprattutto in riferimento alle leggi della percezione visiva. La *Psicologia della Gestalt* è un indirizzo di psicologia sperimentale che nasce in Germania intorno al 1911 ad opera di Max Wertheimer e che ha, come precursori, le ricerche del filosofo C. von Ehrenfels e la teoria dell'oggetto di von Meinong. La *teoria della Gestalt*, contrapponendosi alle concezioni atomistiche, associazionistiche o riflessiologiche-behavioriste, pone l'accento sulla tendenza degli insiemi percettivi o delle rappresentazioni del pensiero a presentarsi al soggetto sotto forma di unità coerenti.

Insight

Il termine traduce in inglese il tedesco *Einsicht* e può essere reso con l'italiano "intuizione". Nella psicologia della Gestalt esso indica quell'improvvisa ristrutturazione del campo percettivo o, più in generale, degli elementi psichici, che consente di rappresentare il tutto in una maniera nuova e rende possibile la soluzione di problemi comportamentali o cognitivi. Il concetto di *insight* è posto a fondamento, in particolare da Wertheimer, del pensiero produttivo.

M.A.C.R.O.

L'acronimo M.A.C.R.O., coniato dall'Autore, indica: M-Metafora, A-Azione, C-Coinvolgimento, R-Riflessione, O-Operatività. Il termine è utilizzato dall'Autore in riferimento all'esperienza della *psicoterapia outdoor setting*.

Metacognizione

Capacità dell'individuo di compiere operazioni cognitive euristiche sulle proprie e altrui condotte psicologiche, nonché la capacità di utilizzare tali conoscenze a fini strategici per la soluzione di compiti e per padroneggiare specifici stati mentali fonte di sofferenza soggettiva. La funzione metacognitiva si attiva nel momento in cui l'individuo riflette e ragiona su sé o sugli altri, usando delle informazioni che sono riferite a degli specifici stati mentali che riguardano eventi accaduti in uno spazio e in un tempo ben precisi.

Metafora

La metafora, definita da Aristotele come il "trasporto di un nome ad una cosa che ne designa un'altra", è la più antica e la più utilizzata delle figure retoriche, soprattutto nell'ambito della poesia. Si tratta di sostituire ad un significato "autentico" un significato "figurato" che con il primo abbia una qualche relazione; a differenza della similitudine, dove l'associazione di idee è dichiarata, nella metafora il legame è simbolico. Nella *psicoterapia outdoor setting*, l'uso della metafora assume un aspetto centrale nell'instaurare un'atmosfera di condivisione e di compartecipazione. Può, infatti, essere usata come *segnale di appartenenza*, come *elemento di complicità all'interno del gruppo*, come *forma ludica* per gli stessi partecipanti.

Modello GAB/ Stati dell'Io

Uno dei concetti fondamentali dell'Analisi Transazionale. Uno stato dell'Io è un insieme di comportamenti, pensieri ed emozioni attraverso cui si manifesta la nostra personalità in un dato momento. Secondo il modello GAB esistono tre Stati dell'Io distinti, ovvero tre modi di porsi nei confronti degli altri: Genitore, Adulto, Bambino. I tre differenti stati dell'Io rappresentano la struttura della personalità di ogni persona e vengono convenzionalmente diagrammati come un insieme di tre cerchi l'uno al di sopra dell'altro. Essi sono presenti in ogni persona, a prescindere dalla sua età anagrafica. Il *modello strutturale* degli Stati dell'Io si interessa del loro *contenuto*, mentre il *modello funzionale* si interessa del loro *processo*, più precisamente suddivide i vari Stati dell'Io per permettere di vedere in che modo vengono utilizzati dalle persone.

Organizzazioni cognitive di significato personale

Il termine *organizzazioni cognitive di significato personale* si riferisce alla specifica organizzazione dei processi conoscitivi personali, che prende forma gradualmente nel corso dello sviluppo individuale, grazie alla quale, ognuno di noi, pur vivendo in una realtà sociale "oggettivamente" condivisibile, costruisce attivamente, a livelli estremamente articolati di ordinamento percettivo individuale, il suo punto di vista "dall'interno", unico e soggettivo. La psicologia clinica tradizionale ha considerato i disturbi clinici soprattutto in un'ottica *descrittiva* il cui fine principale era quello di ridurre la complessità delle manifestazioni psicopatologiche, incasellandole in una serie di etichette diagnostiche (DSM-IV-TR). In un'ottica sistemico-processuale, al contrario, si ritiene che l'estrema variabilità delle manifestazioni psicopatologiche possa essere ricondotta ad un numero limitato di modelli: le *organizzazioni di significato personale*. Si identificano quattro *organizzazioni base di significato personale*: *depressiva*, *fobica*, *ossessiva-compulsiva*, *disturbi alimentari psicogeni* (DAP).

Outdoor Training

L'*outdoor training o formazione outdoor* nasce ufficialmente nel 1941 ad opera del pedagogista tedesco K. Hahn come metodo di formazione degli adulti per la prima "Scuola di formazione accelerata del carattere" in Galles. Tale metodologia, negli anni '80, fu adottata negli Stati Uniti sia per le scuole di manager, sia per facilitare l'integrazione fra gruppi di etnie diverse. Oggi, l'*outdoor training* è ampiamente utilizzato in ambito aziendale per ottenere in tempi brevi forti esperienze di team building e di comunicazione efficace con il gruppo. Nell'attuale approccio all'*outdoor training* sono stati assimilati diversi contributi della psicologia, come la relazione d'aiuto di C. Rogers, le teorie percettive della Gestalt, le tecniche comunicative di PNL (Programmazione Neuro Linguistica) e l'Analisi Transazionale.

PARADIGMA

Un paradigma è la matrice disciplinare di una comunità di ricercatori, cioè l'insieme delle concezioni che portano alla scelta di determinate soluzioni dei problemi scientifici (i modelli prevalenti).

P.N.L./PROGRAMMAZIONE NEURO LINGUISTICA

La Programmazione Neuro Linguistica (PNL) è una metodologia di sviluppo personale proposta nei primi anni '70. Si tratta di un modello applicativo capace di facilitare il cambiamento, tramite un insieme di tecniche e strumenti relativi alla comunicazione, alla percezione e all'esperienza soggettiva. L'idea portante della PNL è che i pensieri, i gesti e le parole della persona interagiscono tra loro nel creare la percezione del mondo. Modificando la propria visione, detta "mappa del mondo", la persona può potenziare le proprie percezioni, migliorare le proprie azioni e le proprie prestazioni. La PNL insegna a sviluppare abitudini/reazioni di successo, amplificando i comportamenti facilitanti/efficaci e diminuendo quelli indesiderati/limitanti.

PROGNOSI

Previsione circa il decorso e l'esito di una malattia.

PSICOTERAPIA *OUTDOOR SETTING*

La *psicoterapia outdoor setting* è il termine personalmente coniato dall'Autore per denominare l'esperienza specifica con i gruppi terapeutici, quando sono condotti in regime di residenzialità, per un certo numero di giorni e con le caratteristiche peculiari (moduli o sessioni di lavoro) del *setting esteso multifocale*. In riferimento alla dimensione spazio-temporale, la *psicoterapia outdoor setting* è il 3° Focus del percorso psicoterapeutico *multisetting* che si sposta, per un determinato tempo, dalla stanza della psicoterapia individuale (1° Focus) e dalla stanza della terapia *nel* gruppo (2° Focus) allo spazio ambientalistico e residenziale di alta quota (3° Focus).

Ridecisione

Evento guidato dallo psicoterapeuta nel contesto di un'espressione regressiva del paziente vissuta nel momento presente.

Ristrutturazione cognitiva

È l'insieme dei processi terapeutici che conducono alla modificazione di convinzioni disfunzionali più o meno consapevoli, relative al mondo esterno e a se stessi. Questa tecnica, applicazione diretta del modello ABC proposto da Albert Ellis, è tra gli strumenti operativi principali del trattamento cognitivo e consiste nell'esaminare le cognizioni del soggetto in riferimento ad uno specifico evento insieme alle conseguenti reazioni emotive e comportamentali.

Setting esteso multifocale

Termine coniato dall'Autore per indicare uno specifico trattamento psicoterapeutico consistente in più *setting*, intesi come Focus di lavoro differenziati nello spazio e nel tempo e integrati nell'unico percorso/processo di accompagnamento psicoterapeutico (denominato anche *approccio multisetting* o *multifocale*). Il setting esteso multifocale consta di un 1° Focus, la psicoterapia individuale; un 2° Focus, la terapia *nel* gruppo in co-terapia; ed un 3° Focus, la *psicoterapia outdoor setting*, in alta quota.

Nella *psicoterapia multisetting* lo psicoterapeuta rimane sempre lo stesso e accompagna il paziente in una relazione "duale" (1° Focus), "di piccolo gruppo" (2° Focus), "di grande gruppo" (3° Focus), utilizzando gli strumenti propri della psicoterapia e attivando sempre la dimensione metacognitiva per tutto il percorso terapeutico.

Setting terapeutico

In letteratura, la dimensione del *setting* è stata affrontata da varie prospettive psicologiche, ma quasi sempre di derivazione psicoanalitica. Il *setting* terapeutico in natura non esiste, poiché è un contesto relazionale artificiale, una costruzione culturale e concettuale. Il *setting* rende possibile la creazione, nel paziente, di uno spazio mentale all'interno del quale vengono vissute e condivise vicende psichiche e relazionali significative e profonde. Il *setting* è, nell'approccio *multisetting*, un campo mentale duale, di piccolo gruppo e di grande gruppo che si costruisce e si condivide nel rapporto tra paziente e psicoterapeuta.

Tecnica della moviola

Tecnica messa a punto da Vittorio F. Guidano ed espressione del *modello cognitivo post-razionalista* che vede come centrali per l'uomo i processi di auto-organizzazione e di costruzione del significato personale. Lo psicoterapeuta ricostruisce con il paziente, "come se si fosse alla moviola di una sala di montaggio" la *successione di scene* che compongono l'evento di cui ci si sta occupando. Il terapeuta guida il soggetto, nel ripercorrere l'evento in visione panoramica (*panning*), a soffermarsi su una singola scena estrapolandola (*zooming out*) per mettere a fuoco alcuni particolari e nel ricollocarla (*zooming in*) arricchita nella sequenza originale.

Tecnica delle due sedie/sedia vuota

Nota anche come il *Two chair work*, è tra le principali tecniche della terapia della Gestalt ideata da Fritz Perls. Nell'esercizio dialogano le parti in conflitto secondo la modalità dell'identificazione di tipo psicodrammatico. È un'applicazione del presupposto che occorre trovare le nostre polarità ed integrarle. Si chiede al soggetto di identificarsi, alternativamente, con entrambe le parti e di portare avanti un dialogo tra di esse. La ristrutturazione emotiva del soggetto passa, dunque, per un distanziamento emotivo dagli eventi "interni" critici della persona.

Test proiettivi

Sono strumenti psicologici, test di personalità, basati sul fenomeno della proiezione, processo mentale descritto da Freud come la tendenza ad attribuire ad altri sentimenti o caratteristiche personali che sono troppo dolorose per essere riconosciute come proprie. Le tecniche proiettive tendono a far emergere contenuti personali significativi, proprio perché basati su materiale poco "strutturato". Tra i più noti il test di Rorschach e il Thematic Apperception Test (TAT).

Transazione

La transazione è un concetto fondamentale dell'Analisi Transazionale (A.T.). Essa è uno scambio qualificato e caratteristico tra due persone: tra un mittente che, attivando un proprio Stato dell'Io, si rivolge ad uno degli Stati dell'Io del destinatario (*stimolo transazionale*), ed un destinatario che, a sua volta, reagirà a partire da un proprio stato dell'Io rivolgendosi ad uno degli Stati dell'Io dell'altro (*reazione transazionale*). Secondo l'AT la transazione è l'unità di base del discorso sociale.

Trekking

Termine di origine anglosassone che a partire dagli anni '60 si affianca e si sostituisce a quello di *escursionismo*. La parola "trekking" deriva dal boero, la lingua dei coloni olandesi del Sud Africa e, letteralmente, significa "camminare lungo le orme lasciate dai carri trainati dai buoi". *Trekking* significa, quindi, andare per tracce, percorrendo sentieri, mulattiere, itinerari più o meno lunghi, per conoscere e osservare il territorio che si attraversa sotto ogni suo aspetto.

Triangolo drammatico

Diagramma che illustra come le persone possano adottare e spostarsi tra uno qualsiasi dei tre ruoli di copione: Persecutore, Salvatore, Vittima. Persecutore: persona (nel triangolo drammatico) che calpesta o sminuisce gli altri. Salvatore: persona (nel triangolo drammatico) che offre aiuto agli altri in una posizione *one-up,* nella convinzione che «non sono abbastanza bravi da aiutare se stessi». Vittima: persona (nel triangolo drammatico) che considera se stessa *one-down*, meritevole di essere sminuita o incapace di andare avanti senza aiuto.

Indice analitico

Indice dei nomi

Bibliografia

ALBANESE O., DOUDIN P.A., MARTIN D. (a cura di), *Metacognizione ed educazione*, Milano, Franco Angeli, 1995.

– FIORILLI C., GINESTE M.D., SCART-LHOMME V., *I processi della metafora*, in PACCIOLLA A., NATOLI N. (a cura di), *Metafora e psicologia*, Roma, Laurus Robuffo, 2003, pp. 215-242.

ALEXANDER F., *Psychoanalysis and Psychotherapy*, New York, Norton, 1956 (cit. in LINGIARDI V., *op. cit.*, p. 35).

ALONSO A., SWILLER H.I. (a cura di), *Group therapy in clinical practice,* Washington D.C, American Psychiatric Press, 1993.

AMERICAN PSYCHIATRIC ASSOCIATION, *Manuale Diagnostico e Statistico dei Disturbi Mentali* (DSM-IV-TR), tr. it. Milano, Masson, 2000.

ATTANASIO S., *Il significato identificatorio del sogno e sua applicazione clinica in A.T.,* in «Riv. it. di A.T. e Metod. Psicoter.», 4, III, 1983, pp. 67-76.

– *Sui sentimenti secondo H.D. Johnus*, in «Riv. it. di A.T. e Metod. Psicoter»., 6, IV, 1984, pp. 18-22.

– *I giochi da Berne in poi, quasi uno State of Arts Ragionato,* in «Riv. it. di A.T. e Metod. Psicoter.»,10, VI, 1986, pp. 30-37.

– *Il dialogo maieutico,* in «Riv. it. di A.T. e Metod. Psicoter.», 23, XII, 1992, pp. 7-12.

– *Struttura funzionale del contratto in psicoterapia,* in «Riv. it. di A.T. e Metod. Psicoter.», 26-27, XIV, 1994, pp. 35-41.

ATTANASIO ROMANINI S., *Scoprire di appartenere – bisogno di appartenere*, in MONTUSCHI F., ATTANASIO ROMANINI S., FORNARO A., *Scoprire di esistere, decidere di vivere. Le molte facce della ingiunzione 'non esistere',* Milano, Franco Angeli, 2009, pp. 109-154.

BARA B. (a cura di), *Manuale di Psicoterapia cognitiva*, Torino, Bollati Boringhieri, 1996.

– (a cura di), *Nuovo Manuale di Psicoterapia cognitiva, vol. III – Patologie*, Torino, Bollati Boringhieri, 2006.

BARKER P., *L'uso della metafora in psicoterapia*, Roma, Astrolabio, 1987.

BARONE L., *Altre psicoterapie*, in DEL CORNO F., LANG M. (a cura di), *Elementi di psicologia clinica*, Milano, Franco Angeli, 2005, pp. 435-452.

BAUMANN Z., *Amore liquido*, Bari, Laterza, 2004.

BECK A.T., *Phases in the development of structure in therapy and encounter groups*, in WEXLER D.A., RICE L.N. (a cura di), *Innovations in client-centered therapy*, New York, Wiley, 1974, pp. 421-463.

– *Principi di terapia cognitiva*, Roma, Astrolabio, 1984.

– EMERY G., *L'ansia e le fobie*, Roma, Astrolabio, 1988.

BENDER D.S., *Alleanza terapeutica,* in OLDHAM J.M., SKODOL A.E., BENDER D.S. (a cura di), *Trattato dei Disturbi di Personalità*, Torino, Bollati Boringhieri, 2008, pp. 645-670.

BERNE E., *Classifications of positions*, in «T.A. Bull.», 1, 3, 1962, pp. 20-32.

– *Intreatment*, «T. A. Bull.», 1, 10, 1962, pp. 1-12.

– *A che gioco giochiamo*, Milano, Bompiani, 1964.

– *A.T. e Psicoterapia*, Roma, Astrolabio, 1971.

– *Ciao!... E poi?,* Milano, Bompiani, 1979.

– *Principi di terapia di gruppo,* Roma, Astrolabio, 1986.

BIAVATI M., *La relazione che cura*, Bologna, EDB, 2006.

BLEGER J., *Psicoanalisi del setting psicoanalitico*, in GENOVESE C. (a cura di), *Setting e processo psicoanalitico*, Milano, Raffaello Cortina Editore, 1988, pp. 243-256.

BOWLBY J.E., *The nature of child's tie to his mother,* in «International Journal of Psychoanalysis», XIII, 1958, pp. 9-27.

– *Costruzione e rottura dei legami affettivi*, Milano, Raffaello Cortina Editore, 1986.

– *Una base sicura. Applicazioni cliniche della teoria dell'attaccamento*, Milano, Raffaello Cortina Editore, 1988.

BREUER J., FREUD S., *Studies in Hysteria*, London, Hogarth, 1936.

BRIOSI S., *Il senso della metafora*, Napoli, Liguori, 1985.

CADAMURO A., *Stili cognitivi e stili di apprendimento*, Roma, Carocci, 2004.

CAPERS H., GOODMAN L., *Il percorso di sopravvivenza: chiarimenti del minicopione*, in «Riv. it. di A.T. e Metod. Psicoter.», 10, VI, 1986, pp. 25-32.

CARCIONE A., FALCONE M., *Il concetto di metacognizione come costrutto clinico fondamentale per la psicoterapia*, in SEMERARI A. (a cura di), *Psicoterapia cognitiva del paziente grave. Metacognizione e relazione terapeutica*, Milano, Raffaello Cortina Editore, 1999, pp. 9-42.

– MAGNOLFI G., MANARESI F., *La funzione metacognitiva in psicoterapia. Scala di valutazione della metacognizione (S. Va. M.),* in «Psicoterapia», 9, 1997, pp. 91-107.

CARLI R., *L'analisi della domanda*, in «Rivista di Psicologia clinica», 1, 1987a, pp. 38-53.

– *Psicologia clinica. Introduzione alla teoria e alla tecnica*, Torino, UTET, 1987b.

– (a cura di), *L'analisi della domanda in psicologia clinica*, Milano, Giuffrè, 1993.

– *L'analisi della domanda rivisitata*, in «Psicologia clinica», 1, 1997, pp. 5-21.

CARRASCO DE PAULA I., *Il concetto di persona e la sua rilevanza assiologia: i principi della bioetica personalista*, in «Medicina e morale», 2004, 2, pp. 269-280.

CASONATO M., *Immaginazione e metafora*, Bari, Laterza, 2003.

– *La metafora nella ricerca in psicoterapia*, in PACCIOLLA A., NATOLI N. (a cura di), *Metafora e psicologia*, cit., pp. 281-292.

CASTELNUOVO E., *Il profeta delle Alpi*, in FERRAZZA M., *Cattedrali della terra. John Ruskin sulle Alpi*, Torino, CDA & VIVALDA Editori, 2008, pp. 5-13.

CHIARI G., NUZZO M.L., *Le basi epistemologiche delle psicoterapie cognitive*, in BARA B. (a cura di), *Manuale di psicoterapia cognitiva*, Torino, Bollati Boringhieri, 1996, pp. 21-40.

CINÀ G., LOCCI E., ROCCHETTA C., SANDRIN L. (a cura di), *Dizionario di Teologia Pastorale Sanitaria*, Torino, Edizioni Camilliane, 1997.

CIONINI L., *Psicoterapia cognitiva. Teoria e metodo dell'intervento terapeutico*, Roma, NIS, 1991.

– *Dalla prospettiva comportamentale a quella costruttivista*, in Codispoti O., Clementel C. (a cura di), *Psicologia clinica. Modelli, metodi, trattamenti,* Roma, Carocci Editore, 2005, pp. 53-71.

– *La psicoterapia cognitivo-costruttivista*, in Codispoti O., Clementel C. (a cura di), *Psicologia clinica. Modelli, metodi, trattamenti,* Roma, Carocci Editore, 2005, pp. 387-399.

– *L'assessment*, in Bara B. (a cura di), *Nuovo Manuale di Psicoterapia cognitiva, vol. III – Patologie*, Torino, Bollati Boringhieri, 2006, pp. 15-81.

Clark B.D., *Empatic Transactions in the Deconfusion of child go States,* in «T. A. J.», 21, 2, 1991, pp. 92-98

Codispoti O., Clementel C. (a cura di), *Psicologia clinica. Modelli, metodi, trattamenti,* Roma, Carocci Editore, 2005.

Conti L., Semerari A., *Linee generali di trattamento dei Disturbi di Personalità,* in Dimaggio G., Semerari A. (a cura di), *I Disturbi di Personalità. Modelli e trattamento. Stati mentali, metarappresentazione, cicli interpersonali,* Bari, Editori Laterza, 2007, pp. 77-104.

Cornell W.F., *Life Script Theory: a critical review from a developmental prospective*, in «T.A.J.», 4, 18, 1988, pp. 225-237.

Crouch E.C., Bloch S., Wanless J., *Therapeutic factors: Interpersonal and intrapersonal mechanism,* in Fuhriman A., Burlingame G.M. (a cura di), *Handbook of group psychotherapy: An empirical and clinical synthesis*, New York, Wiley, 1994, pp. 269-315.

Cundo P., *Le psicoterapie umanistiche,* in Codispoti O., Clementel C. (a cura di), *Psicologia clinica. Modelli, metodi, trattamenti*, cit., pp. 401-412.

Dalla Porta Xidias S., *Metafisica della montagna*, Milano, Club Alpino Italiano, 2008.

Del Corno F., Lang M. (a cura di), *Elementi di psicologia clinica*, Milano, Franco Angeli, 2005.

Del Miglio C. (a cura di), *Manuale di psicologia generale*, Roma, Borla, 1997.

De Marè P.B., *Prospettive di psicoterapia di gruppo*, Roma, Astrolabio, 1973.

Dell P.F., Goolishian H.A., *Order through Fluctuation: an Evolutionary Epistemology for Human Systems*, in «Austr. J. Fam. Ther.», 2, 1981, pp. 175-184.

Di Blasi M., Lo Verso G., *La psicologia clinica*, in «Rivista di psicologia clinica. Teorie e metodi dell'intervento», 1, 2006, pp. 8-12.

– *La cura relazionale*, Milano, Raffaello Cortina Editore, 2006.

Di Nuovo S., Lo Verso G., Di Blasi M., Giannone F., *Valutare le psicoterapie: la ricerca italiana,* Milano, Franco Angeli, 1998.

Diana M., *Le forme della religiosità. Dinamiche e modelli psicologici della maturità religiosa*, Bologna, EDB, 2006.

Dilts R., *Creare modelli con la PNL*, Roma, Astrolabio, 2009.

Dimaggio G., Semerari A. (a cura di), *I Disturbi di Personalità. Modelli e trattamento. Stati mentali, metarappresentazione, cicli interpersonali*, Bari, Editori Laterza, 2007.

Divac Jovanovic M., Radojkovic S., *Trattato dei fenomeni borderline al di là delle categorie diagnostiche,* in «Riv. it. di A.T. e Metod. Psicoter.», 14, VIII, 1988, pp. 64-72.

Drye R., *Stroking the rebellious child*, «T.A.J.», 4, 3, 1974, pp. 23-26.

Dusay J., *Egogrammi*, in «AT», 7, IV, 1984, pp. 7-12.

Dusay J.M., *Risposte ai giochi in psicoterapia*, in «Riv. it. di A.T. e Metod. Psicoter.», 10, VI, 1986, pp. 106-108.

English F., *Il fattore di sostituzione: ricatti e sentimenti reali*, in «Riv. it. di A.T. e Metod. Psicoter.», 6, IV,1984, pp. 91-97.

– *Il processo di ricatto*, in «Riv. it. di A.T. e Metod. Psicoter.», 6, IV, 1984, pp. 98-102.

Ernst F., *Psychological Rackets in the OK Corral*, «T.A.J.», 3, 2, 1973, pp. 33-42.

Erskine R.G., *Cura comparata mentale, intrapsichica e fisiologica del copione*, in «Riv. it. di A.T. e Metod. Psicoter.», 14, VIII, 1988, pp. 35-40.

– Trautmann R., *L'analisi degli Stati dell'Io: una rassegna comparativa*, in «Neopsiche», 1989, pp. 11-12.

– Zalcman M.J., *The Racket System: a Model for Racket analysis*, in «T.A.J.», 9, 1, 2001, pp. 51-59.

Falcone M., Marraffa M., Carcione A., *Metarappresentazione e psicopatologia*, in Dimaggio G., Semerari A. (a cura di), *I Disturbi di Personalità. Modelli e trattamento. Stati mentali, metarappresentazione, cicli interpersonali*, Bari, Editori Laterza, 2007, pp. 43-76.

Ferrazza M., *Cattedrali della terra. John Ruskin sulle Alpi*, Torino, CDA & VIVALDA Editori, 2008.

FEUERSTEIN R., *Instrumental Enrichment. An Intervention Program for Cognitive Modificability,* Baltimora, University Park Press, 1980.

FIRST M.B., FRANCES A., PINCUS H.A., *DSM – IV Manuale di Diagnosi Differenziale*, Milano, Masson, 1996.

FLAVELL J.H., *Metacognition aspects of problem solving*, in RESNICK L. (a cura di), *The nature of intelligence*, Hillsdale, NJ, Erlbaum, 1976, pp. 27-45.

FONAGY P., *Attachment, the reflective self, and borderline states*, in GOLDBERG S., MUIZ R., KERR J. (a cura di), *Attachment theory: social developmental and clinical perspectives*, Hillsdale, NJ, Analytic Press, 1995, pp. 35-51.

FORNARO A., *Il terapeuta come modello genitoriale*, in «Riv. it. di A.T. e Metod. Psicoter.», 26-27, XIV, 1994, pp. 62-68.

FOULKES S.H., *Analisi terapeutica di gruppo*, Torino, Bollati Boringhieri, 1967.

FRANTA H., *Individualità e formazione integrale*, Roma, LAS, 1983.

FUHRIMAN A., BURLINGAME G.M. (a cura di), *Handbook of group psychotherapy: An empirical and clinical synthesis*, New York, Wiley, 2000, pp. 269-315.

GABBARD G., *Psichiatria Psicodinamica*, Milano, Raffaello Cortina Editore, 2002.

GENOVESE C. (a cura di), *Setting e processo psicoanalitico*, Milano, Raffaello Cortina Editore, 1988, pp. 243-256.

GIUSTI E., *Psicoterapie: denominatori comuni*, Milano, Franco Angeli, 1997.

GOLDBERG S., MUIZ R., KERR J. (a cura di), *Attachment theory: social developmental and clinical perspectives,* Hillsdale, NJ, Analytic Press, 1995.

GOULDING M., GOULDING R., *Il cambiamento di vita nella terapia ridecisionale*, Roma, Astrolabio, 1983.

GRÜN A., *Lacerazioni. Il cammino verso l'unità personale*, Padova, Messaggero di Sant'Antonio, 2003.

GUARDINI R., *L'opposizione polare. Saggio per una filosofia del concreto vivente*, Brescia, Morcelliana, 1998.

Guida Kompass, n. 617.

GUIDANO V.F., *La complessità del Sé: un approccio sistemico-processuale alla psicopatologia e alla terapia cognitiva*, Torino, Bollati Boringhieri, 1988.

– *Il sé nel suo divenire*, Torino, Bollati Boringhieri, 1992.

– LIOTTI G., *Elementi di psicoterapia comportamentale*, Roma, Bulzoni, 1979.

– *Cognitive processes and emotional disorders: A structural approach to psychotherapy*, New York, Guilford, 1983.

HAIMOWITZ M., KUPFER D., *Gli elastici,* in «Riv. it. di A.T. e Metod. Psicoter.», 6, IV, 1984, pp. 103-111.

HILLMAN J., *Saggio su Pan*, Milano, Adelphi, 1972.

HOLLOWAY W.H., *Transactional Analysis after Eric Berne*, New York, Haspe's College, 1977.

HOYT M.F., *Psychodiagnosis of Personality Disorders*, in «T.A.J.», 19, 2, 1989, pp. 101-113.

JEAMMET P., *La thérapie bifocale*, in «Adolescence (Psychoterapie 2)», Tomo 10, 2, pp. 371-383.

KAHLERT T., CAPERS H., *Il Minicopione,* in «Riv. it. di A.T. e Metod. Psicoter.», 1, I, 1981, pp. 53-76.

KAPLAN H., SADOCK B.J., *Psichiatria Clinica Pocket Handbook*, Torino, Centro Scientifico Internazionale, 1997.

KARPMAN S., *Fairy tales and script drama analysis*, in «T.A. Bull.», 7, 26, 1968, pp. 39-43.

– *Options*, in «T.A.J.», 1, 1, pp. 79-87.

KELLY G.A., *The Psychology of Personal Constructs*, New York, Norton, 1955.

LAKOFF G., JOHNSON M., *Metaphors we live by*, Chicago, University of Chicago Press, 1980.

LALLA C., *Il dialogo socratico in psicoterapia*, in «Psicoterapia», 13, 1998, pp. 78-88.

LANDY R.J., *Drammaterapia, concetti, teorie e pratiche*, Roma, EUR, 1999.

LINGIARDI V., *L'alleanza terapeutica. Teoria, clinica, ricerca*, Milano, Raffaello Cortina Editore, 2002.

LIOTTI G., *La dimensione interpersonale della coscienza,* Roma, NIS, 1994.

– *Le opere della coscienza. Psicopatologia e psicoterapia nella prospettiva cognitivo-evoluzionista,* Milano, Raffaello Cortina Editore, 2001.

Livesley W.J., *Handbook of Personality Disorders, Theory, Research, and Treatment*, New York, Guiford, 2001.

Lo Russo A., *Evoluzione dei Servizi per le tossicodipendenze: quando l'équipe diventa terapeutica,* in Sava V., La Rosa E. (a cura di), *Lo spazio dei limiti. Prospettive psicoanalitiche nella psicoterapia delle tossicodipendenze*, Milano, Franco Angeli, 2006, pp. 44-60.

Lo Verso G., *Lavorare con i gruppi clinici: proposte per un inquadramento*, in Del Corno F., Lang M. (a cura di), *Elementi di psicologia clinica*, Milano, Franco Angeli, 2005, pp. 419-434.

Lorenzini R., Sassaroli S., *Attaccamento, conoscenza e disturbi di personalità*, Milano, Raffaello Cortina, 1995.

Louf A., *Generati dallo Spirito,* Magnano (BI), Qiqajon, Comunità di Bose, 1994.

MacKenzie K.R. (a cura di), *Classics in group psychotherapy*, New York, Guildford, 1994.

– *Psicoterapia breve di gruppo. Applicazioni efficaci 'a tempo limitato'*, Trento, Erickson, 2002.

Maffei C., *Dalla personalità alla psicopatologia: un problema evolutivo*, in «Quaderni di psicoterapia cognitiva», 8, 2001, pp. 86-101.

Magrograssi G., *Tipi di contratto nell'Analisi Transazionale*, in «Neopsiche», 4, 8, 1986, pp. 89-99.

Mahoney M.J., *Human change processes. The scientific foundations of psychotherapy*, New York, Basic Books, 1991.

McNeel J.R., *Le sette componenti della terapia della ridecisione*, in Scilligo P. (a cura di), *Gestalt e Analisi Transazionale. Principi e Tecniche – II*, Roma, LAS, 1983, pp. 168-185.

Meddi L. (a cura di), *Formazione e comunità cristiana. Un contributo al futuro itinerario*, Città del Vaticano, Urbaniana University Press, 2006.

Mellor K., *Impasse: a developmental and structural understanding,* in «T.A.J.», 9, 1980, pp. 213-221.

Metcalfe J., Shimamura J. (a cura di), *Metacognition: knowing about knowing*, Cambridge, MIT Press, 1994.

Moiso C., *Etica e narcisismo sociale*, in *Patologie limite e narcisismo nella teoria e nella pratica transazionale*, Napoli, Marotta, 1991.

Moiso C., *Il setting in psicoterapia di gruppo*, in Novellino M. (a cura di), *L'approccio clinico dell'analisi transazionale*, Milano, Franco Angeli, 1998, pp. 66-87.

– Novellino M., *Stati dell'Io: le basi teoriche dell'A.T. Integrata*, Roma, Astrolabio, 1982.

Montuschi F., *La tecnica della Ridecisione, secondo R. e M. Goulding*, in «Riv. it. di A.T. e Metod. Psicoter.», 4, III, 1983, pp. 25-31.

– *Ridecisione e processi di apprendimento*, in «Riv. it. di A.T. e Metodol. Psicoter.», 12, XXV, 2005, pp. 21-29.

– *Introduzione*, in Montuschi F., Attanasio Romanini S., Fornaro A., *Scoprire di esistere, decidere di vivere. Le molte facce della ingiunzione 'non esistere'*, Milano, Franco Angeli, 2009, pp. 9-11.

– Attanasio Romanini S., Fornaro A., *Scoprire di esistere, decidere di vivere. Le molte facce della ingiunzione 'non esistere'*, Milano, Franco Angeli, 2009.

Moreno J.L., *Manuale di psicodramma. Il teatro come terapia*, vol. I, Roma, Astrolabio, 1987.

Muriel J., *Self-Reparenting: teoria e procedimento*, in «Riv. it. di A.T. e Metod. Psicoter.», 4, III, 1983, pp. 32-42.

Muzzarelli F., *Guidare l'apprendimento. Metodologie e tecniche di formazione in azienda*, Milano, Franco Angeli, 2007.

Nanni C., *Antropologia della relazione e formazione*, in L. Meddi (a cura di), *Formazione e comunità cristiana. Un contributo al futuro itinerario*, Città del Vaticano, Urbaniana University Press, 2006, pp. 65-84.

Natoli N., Corrias E.T., Rosa C., *Il linguaggio figurato dei bambini. Una ricerca empirica alla scuole elementari,* in Pacciolla A., Natoli N. (a cura di), *Metafora e psicologia*, cit., pp. 49-66.

Neri C., *Gruppo*, Roma, Borla, 2004.

Novellino M., *Conflitto intrapsichico e ridecisione*, Roma, Città Nuova, 1990.

– (a cura di), *L'approccio clinico dell'Analisi Transazionale. Epistemologia, metodologia e psicopatologia clinica*, Milano, Franco Angeli, 1998.

– *Il cambiamento in analisi transazionale*, in Novellino M. (a cura di), *L'approccio clinico dell'analisi transazionale*, cit., pp. 35-54.

– Miglionico A., *Seminari clinici: tattiche e strategie in A.T.*, Ist. Osp. Opera "Don Uva", Roma, CDP Bisceglie, IAT, 1987.

Pacciolla A., *La comunicazione metaforica. Il linguaggio analogico in psicoterapia*, Roma, Borla, 1991.
- Natoli N. (a cura di), *Metafora e psicologia*, Roma, Laurus Robuffo, 2003.
- Allegrucci F., Carucci T., *Questionario sulle capacità di produzione metaforica,* in Pacciolla A., Natoli N. (a cura di), *Metafora e psicologia*, Roma, Laurus Robuffo, 2003, pp. 261-280.
- Greco O., *Linguaggio metaforico e TAT*, in Pacciolla A., Natoli N. (a cura di), *Metafora e psicologia*, cit., pp. 355-390.

Paluzzi S., *Metodica del colloquio clinico*, in Del Miglio C. (a cura di), *Manuale di psicologia generale*, Roma, Borla, 1997a, pp. 125-150.
- *Verso quale psicologia della personalità? L'antropologia dello psicologo nella 'costruzione' del mondo*, in AA.VV., *Antropologia e Bioetica. Ricerca interdisciplinare sull'enigma uomo* (Atti del XVI Convegno nazionale dell'ADIF, 6-8 settembre, Manoppello 1996), Milano, Massimo Editore, 1997b, pp. 230-242.
- *Manuale di Psicologia*, Città del Vaticano, Urbaniana University Press, 1999.

Perls F., *L'approccio della Gestalt. Testimone oculare della terapia*, Roma, Astrolabio, 1977.
- *La terapia gestaltica parola per parola*, Roma, Astrolabio, 1980.

Perris C., *Terapia cognitiva con i pazienti schizofrenici*, Torino, Bollati Boringhieri, 1996.

Porter K., *Combined individual and group psychotherapy*, in Alonso A., Swiller H.I. (a cura di), *Group therapy in clinical practice,* Washington D.C., American Psychiatric Press, 1993, pp. 309-341.

Resnick L. (a cura di), *The nature of intelligence*, Hillsdale, NJ, Erlbaum, 1976.

Ricoeur P., *La componente narrativa della psicoanalisi*, in «Metaxù», 5, 1988, pp. 7-19.

Rogers C., *La terapia centrata-sul-cliente*, Firenze, Martinelli, 1970.

Romanini M.T., *Riflessioni in tema di copione*, in «Riv. it. di A.T. e Metod. Psicoter.», 1, I, 1981, pp. 7-18.
- *Principi nelle pelli dei rospi*, in «Riv. it. di A.T. e Metod. Psicoter.», 4, III, 1983, pp. 7-22.
- *La frontiera della terapia transazionale oggi*, in *Atti del Secondo Convegno Italiano di A.T.*, Aiat-Irpin-Simpat, 1985, pp. 35-43.

– *Riflessione a proposito della struttura di secondo grado e suddivisione funzionale in Bambino*, in «Riv. it. di A.T. e Metod. Psicoter.«, 17, IX, 1989, pp. 5-17.
– *Io Reale*, in *A.T. Teorica e Applicata, Stato dell'Arte, Atti del congresso Italiano di A.T.*, 1991, pp. 93-110.
– *Il contratto. Introduzione alle Giornate Italiane di A.T.*, in «Riv. it. di A.T. e Metod. Psicoter.», 26-27, XIV, 1994, pp. 7-15.
– *Il copione e la vita*, in *Costruirsi Persona*, Milano, La Vita Felice, 1999, pp. 113-133.
– *La prima visita*, in *Costruirsi Persona*, Milano, La Vita Felice, 1999, pp. 319-326.
– *Transazioni e Pseudotransazioni*, in «Riv. it. di A.T. e Metod. Psicoter.», 10, VI, 1986, pp. 15-24.

ROTONDI M., *Outdoor magement training: la formazione fuori dalle mura*, in AMIETTA P.L. (a cura di), *I luoghi dell'apprendimento. Metodi, strumenti e casi di eccellenza delle nuove formazioni*, Milano, Franco Angeli, 2000, pp. 209-249.
– *Facilitare l'apprendere. Modi e percorsi per una formazione di qualità*, Milano, Franco Angeli, 2002.

RUSKIN J., *Pittori moderni*, II, sez. II, cap. IV, §§ 31-34, 342-345; *Works*, 3, 415-419 (cit. in FERRAZZA M., *Cattedrali della terra. John Ruskin sulle Alpi*, cit., p. 108).
– *Pittori moderni. Prefazione-1844*, § 32, 29; *Works*, 4, 37 (cit. in FERRAZZA M., *Cattedrali della terra. John Ruskin sulle Alpi*, cit., p. 104).

RUSSO T., *Metafore come ipoicone nelle lingue dei segni e nelle lingue vocali*, in PACCIOLLA A., NATOLI N. (a cura di), *Metafora e psicologia*, cit., pp. 391-434.

SAFRAN J.D., MURAN J.C., *Negotiating the Therapeutic Alliance: a Relational Treatment Guide*, New York, Guildford, 2000.
– (a cura di), *L'alleanza in psicoterapia a breve termine*, Roma, ASPIC Edizioni Scientifiche, 2001.

SAGLIO G., ZOLA C., *In su e in sé. Alpinismo e psicologia*, Scarmagno (TO), Priuli & Verlucca, 2007.

SALONIA G., *Quando raccontarsi è terapia*, in «Quaderni di Gestalt», 5,1987, pp. 119-132.
– *Odòs la Via della vita. Genesi e guarigione dei legami fraterni*, Bologna, EDB, 2007.

SALVARANI B., *In principio era il racconto*, Bologna, EMI, 2004.

SAVA V., LA ROSA E. (a cura di), *Lo spazio dei limiti. Prospettive psicoanalitiche nella psicoterapia delle tossicodipendenze*, Milano, Franco Angeli, 2006.

SCHIFF J.L., *Analisi transazionale e cura delle psicosi*, Roma, Astrolabio, 1980

– *Personality development and symbiosis*, in «T.A.J.», 4, VII, 1977, pp. 310-316.

SCILLIGO P. (a cura di), *Gestalt e Analisi Transazionale. Principi e tecniche – II*, Roma, LAS, 1983.

SEMERARI A. (a cura di), *Psicoterapia cognitiva del paziente grave. Metacognizione e relazione terapeutica,* Milano, Raffaello Cortina Editore, 1999.

– CARCIONE A., NICOLÒ G., *Metafore e processi metacognitivi in psicoterapia*, in PACCIOLLA A., NATOLI N. (a cura di), *Metafora e psicologia*, Roma, Laurus Robuffo, 2003, pp. 243-259.

SEMI A.A., *Tecnica del colloquio*, Milano, Raffaello Cortina Editore, 1985.

SGRECCIA E., DI PIETRO L.M., *Persona. Approccio etico-giuridico*, in G. CINÀ, E. LOCCI, C. ROCCHETTA, L. SANDRIN (a cura di), *Dizionario di Teologia Pastorale Sanitaria*, Torino, Edizioni Camilliane, 1997, pp. 902-911.

STEINER C., *Script people live*, New York, Grove Press, 1974.

STEWART I., JOINES V., *L'Analisi Transazionale. Guida alla psicologia dei rapporti umani*, Firenze, Garzanti, 2000.

STONE M.H., *Pazienti trattabili e non trattabili. I disturbi di personalità*, Milano, Raffaello Cortina Editore, 2007.

VANINI P., *Potenziare la mente? Una scommessa possibile*, Gussago (BS), Nannini Editrice, 2003.

VENDER S., *Esperienze nei gruppi di formazione alla relazione*, in «Koinos», XII, 1, 1992, pp. 117-128.

WELLS A., *Trattamento cognitivo dei disturbi d'ansia,* Milano, McGraw-Hill, 1999.

WEXLER D.A., RICE L.N. (a cura di), *Innovations in client-centered therapy*, New York, Wiley, pp. 421-463.

WINNICOTT D.W., *La famiglia e lo sviluppo dell'individuo*, Roma, Armando Editore, 1970.

– *I bambini e le loro madri*, Milano, Raffaello Cortina Editore, 1987.

WOOLLAMS S., BROWN M., *Analisi transazionale,* Assisi, Cittadella, 1985.

YALOM I.D., *Teoria e pratica della psicoterapia di gruppo*, Torino, Bollati Boringhieri, 1985.

ZAZZO R., *Où en est la psychologie de l'enfant?*, Paris, Denoel, 1983.

ZOLLNER H., *Fede cristiana e psicologia*, in «La Civiltà Cattolica», 2004, I, pp. 456-469.

Made in United States
Orlando, FL
04 November 2026

90203573R10184